DIE QUARZLAMPE
UND IHRE MEDIZINISCHE ANWENDUNG

MIT EINEM ANHANG ÜBER
WÄRMELAMPEN

EIN LEHRBUCH
VON
Dr. ERICH WELLISCH
ASSISTENT DES INSTITUTES FÜR PHYSIKALISCHE HEILMETHODEN
IM KRANKENHAUS DER STADT WIEN

MIT EINEM GELEITWORT
VON
PRIMARARZT Dr. JOSEF KOWARSCHIK

MIT 80 ABBILDUNGEN

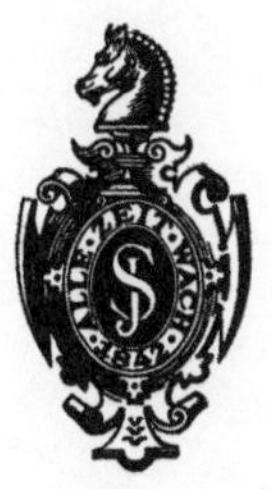

WIEN UND BERLIN
VERLAG VON JULIUS SPRINGER
1932

ISBN-13:978-3-7091-9643-4   e-ISBN-13:978-3-7091-9890-2
DOI: 10.1007/978-3-7091-9890-2

Geleitwort.

Es ist das unsterbliche Verdienst N. R. Finsens, die biologischen und therapeutischen Wirkungen des Sonnenlichtes, die ja bereits seit langem bekannt und praktisch verwertet wurden, wissenschaftlich erforscht und begründet zu haben. Er war der Erste, der erkannte, daß es vor allem der ultraviolette Anteil des Lichtes ist, dem seine therapeutische Wirkung zukommt. Er ist also der Begründer der Therapie mit ultraviolettem Licht. Finsen war aber auch der Erste, der in systematischer Weise das uns nicht immer und überall zur Verfügung stehende Sonnenlicht durch künstliche Lichtquellen zu ersetzen suchte. Er war somit auch der Begründer der künstlichen Lichttherapie oder besser gesagt der Therapie mit künstlichem Licht. Wenn er als Ersatz des Sonnenlichtes die Kohlenbogenlampe empfahl, so entsprach dies dem technischen Standpunkt seiner Zeit. Die Bogenlampe hat wohl in der Heimat Finsens, in den skandinavischen Ländern eine ziemliche Verbreitung gefunden, konnte sich aber mit Rücksicht auf ihre hohen Betriebskosten und andere Unvollkommenheiten keine allgemeine Anerkennung verschaffen. Die Popularisierung der Lichtbehandlung, wie sie Finsen vorschwebte, blieb einer anderen Lampe vorbehalten, die erst viele Jahre später in die Therapie eingeführt wurde: es ist die Quarzlampe. Durch sie wurde in kurzer Zeit die Lichttherapie zum Gemeingut aller Ärzte und fand eine Verbreitung, wie man sie früher kaum für möglich gehalten hätte. Seit zwei Jahrzehnten beherrscht nun die Quarzlampe die Lichtbehandlung in der Heilkunde und konnte aus dieser Monopolstellung trotz der Bemühungen der technischen Konkurrenz bisher nicht verdrängt werden. Spricht man von Lichtbehandlung kurzweg, so meint man damit in erster Linie die Behandlung mit der Quarzlampe.

Bei der ungeheuren Verbreitung, die diese Lampe nicht nur in Ärzte-, sondern auch in Laienkreisen fand, konnte es natürlich nicht ausbleiben, daß sie auch mißbräuchlich angewendet wurde, ja daß vielfach ein Unfug mit Quarzlichtbestrahlungen getrieben wurde. Dazu trug nicht nur die grandiose Geschäftsreklame in allen Tages- und Wochenblättern bei, sondern auch die medizinische Literatur, die sich die wissenschaftliche nennt. Es ist wohl heute schwer, eine Krankheit zu finden, die nicht auch von ärztlicher Seite als besonders geeignet für Quarzlichtbestrahlungen befunden worden wäre. Diese allseitige Anpreisung mußte zu einer Verwirrung der Begriffe führen und den Arzt, der sich eine Quarzlampe kaufte, in Verlegenheit setzen, was er denn eigentlich mit dieser

Lampe behandeln soll. Man müßte glauben, daß heute nach 20 Jahren
Quarzlichttherapie der Indikationskreis dieser Methode bereits klar um-
rissen und allgemein bekannt sei. Nichts weniger als das ist der Fall.
Wie ich aus meinen Kursen und zahlreichen Anfragen immer wieder
erkenne, sind sich sehr viele Ärzte darüber im unklaren, bei welchen
Erkrankungen das Quarzlicht einen Erfolg, bei welchen es keinen Erfolg
verspricht. Viele Hand- und Lehrbücher, welche man aufschlägt, geben
darauf nicht die gewünschte klare Antwort. Sie bringen eine fleißige,
möglichst vollkommene Zusammenstellung aller in der Literatur auffind-
baren Indikationen und sind in ihrer kritiklosen Objektivität wenig
geeignet, den Unerfahrenen zu beraten. Eine kritisch gesichtete Auswahl der therapeutischen Anzeigen für den Praktiker schien mir daher
eine der ersten Forderungen für ein brauchbares Lehrbuch zu sein.

Aber nicht nur das. Noch eine andere Frage ist es, die den praktischen
Therapeuten lebhaft interessiert, es ist die Frage: wie wende ich meine
Quarzlampe an?, welche ist die beste Bestrahlungsart? Wohl gehen die
Ansichten darüber, wie begreiflich, in verschiedenen Punkten etwas auseinander, im großen und ganzen aber haben sich heute die meisten
erfahrenen Forscher auf einer mittleren Linie geeinigt. Um so bedauer-
licher ist es, zu sehen, wie in der Praxis, in Kuranstalten und Instituten
in Unkenntnis der elementarsten Grundlagen der Lichtbehandlung darauf
los bestrahlt wird. Glücklicherweise wird in den meisten Fällen nicht
weiter geschadet, der Kranke wird nur insoferne benachteiligt, als der
bei richtiger Technik mögliche Erfolg ausbleibt. Das ist immerhin noch
das kleinere Übel gegenüber der Gefahr, daß durch eine unzweckmäßige
Anwendung des Lichtes dem Kranken auch geschadet werden kann.
Auch das kommt leider vor. In Erkenntnis dieser Verhältnisse wurde
daher in diesem Buch sowohl der Apparatur wie ihrer sachgemäßen
Handhabung eine eingehende Besprechung zuteil.

Und schließlich noch eines und nicht das Unwichtigste, mag es vielleicht auch dem in der Praxis stehenden Arzt nicht so unmittelbar
interessieren wie die Technik der Quarzlichtbehandlung und ihre Indika-
tionsstellung; es sind dies die wissenschaftlichen Grundlagen der Lichttherapie, die Einwirkung des Lichtes auf den Stoffwechsel, das Blut-,
das Nervensystem, das Wesen der Pigmentbildung, der Lichtgewöhnung
u. a. Seit 20 Jahren ergießt sich ein Strom von Veröffentlichungen
über uns, die alle die Wirkungen des Quarzlichtes behandeln. Wenige
von diesen zahllosen Arbeiten haben uns eine wirkliche Klärung, einen
Fortschritt gebracht, die meisten von ihnen haben nur durch die Aufstellung von immer wieder neuen und unerwiesenen Behauptungen die
Widersprüche und damit die Konfusion, die auf diesem Gebiete herrscht,
vermehrt, so daß es selbst dem Wissenschaftler schwer fällt, sich hier
zurechtzufinden. Wie erst dem praktischen Arzt, der doch sicherlich
etwas Besseres zu tun hat, als seine Zeit mit einem unfruchtbaren Lite-
raturstudium zu vergeuden. Er will knapp und klar Auskunft darüber,
was die Wissenschaft in der ihn interessierenden Frage weiß und was
noch nicht. Auch diese Auskunft soll ihm das vorliegende Buch geben.

Von diesen Gesichtspunkten ausgehend habe ich meinen Assistenten
und Mitarbeiter, Herrn Dr. WELLISCH, trotz der nicht geringen Literatur,

die über die Quarzlampe bereits vorliegt, zur Abfassung dieses Werkes angeregt. Daß bei der Ordnung und Sichtung des großen vorliegenden Stoffes eine strenge Auswahl getroffen werden mußte und daß diese eine subjektive Färbung trägt, liegt in der Natur des Gegenstandes. Das Zusammentragen von allen in der Literatur niedergelegten Behauptungen und Anschauungen ist Sache der wissenschaftlichen Handbücher, Aufgabe eines Lehrbuches ist es, aus dem Wust der widersprechenden Ansichten das Richtige und therapeutisch Wichtige auszuwählen. Das hat der Verfasser, gestützt auf eine jahrelange Tätigkeit in meinem Institut, im nachfolgenden versucht.

Wien, im Januar 1932.

J. KOWARSCHIK.

Inhaltsverzeichnis.

Fünfter Teil.
Die Anzeigen der Quarzlichtbehandlung.

Anhang.
Die Wärmelampen.

Einleitung.

Dieses Buch will vor allem **praktischen Zwecken** der Lichttherapie dienen. Es bespricht daher vorzugsweise die für die allgemeine Praxis bedeutungsvollen Lichtheilgeräte. Dabei erfährt die Darstellung der **Technik** der Lichtbehandlung, die für den Therapeuten von größter Wichtigkeit ist, eine besonders eingehende Bearbeitung. Aber auch die **theoretischen Probleme** der Lichtbiologie werden einer umfassenden Sichtung unterzogen, insoferne deren Kenntnis für das Verständnis der Heilanwendung des Lichtes von Belang ist.

Wenn die Darstellungsart des Buches eine gewisse subjektive Note trägt, so geht diese zum großen Teil auf die Verarbeitung der jahrelangen Erfahrungen meines Lehrers zurück, dem ich auch an dieser Stelle für die Anregung zur vorliegenden Arbeit und für deren tatkräftige Förderung meinen ergebenen Dank erstatte. So darf dieses Werk sich als das Lehrbuch der Lichtheilkunde der Schule KOWARSCHIK bezeichnen.

Geschichte der Lichtbehandlung.

Der Aufschwung der Lichtheilkunde in den letzten Jahrzehnten geht auf die Entdeckung der Heilkraft des ultravioletten[1] Lichtes zurück. Unsere wichtigste künstliche UV-Lichtquelle ist vom praktischen Standpunkt aus gegenwärtig die Quarzlampe, der dieses Buch gewidmet ist. Wir beginnen unsere Ausführungen mit der Geschichte der gesamten Lichtbehandlung, innerhalb welcher die Geschichte der Quarzlampe einen hervorragenden Platz einnimmt.

Natürliche Lichtbehandlung. Die älteste Form der Lichttherapie war die Bestrahlung mit der natürlichen Lichtquelle unserer Erde, mit der Sonne. Sie war innig verbunden mit der Sonnenanbetung der Naturvölker und lag daher vor allem in den Händen der Priester. Die Assyrer, Babylonier und Ägypter besaßen ihre Sonnentempel und Sonnenterrassen, die Römer ihre „Solarien", in Griechenland wurde von HIPPOKRATES die Heilkraft des Sonnenkultus gelehrt und in Amerika von den Inkaindianern eine der großartigsten Sonnenkulturen geschaffen. Im mystischen Dunkel des Mittelalters versank dann die ursprüngliche Freude am Lichte, die erst um die Mitte des 19. Jahrhunderts allmählich wieder zu erwachen begann. Um diese Zeit gründete ARNOLD RIKLI, ein genialer Laie, in Veldes in Krain eine weithin berühmt gewordene Sonnenheilanstalt. Den Grund zu unserer modernen wissenschaftlichen

---

[1] Wir werden in Hinkunft statt des Wortes „ultraviolett" die übersichtliche Formel „UV" gebrauchen.

Heliotherapie haben dann anfangs des 20. Jahrhunderts BERNHARD und ROLLIER im Schweizer Hochgebirge gelegt. Aber nicht nur die wissenschaftliche Erforschung der Sonnenheilkraft hat in jüngster Zeit große Fortschritte gemacht, sondern auch ihre allgemeine Verehrung in Laienkreisen, die sich besonders nach dem Krieg in der Touristik und Sportbetätigung äußert und manche Ähnlichkeiten mit der Sonnenfreudigkeit vergangener Zeiten erkennen läßt.

Künstliche Lichtbehandlung. Die Entwicklung der modernen Lichtbehandlung hängt aber vor allem mit der Einführung künstlicher Lichtquellen zusammen. Diese ist erst durch die Errungenschaften der modernen Technik, besonders auf dem Gebiete der Elektrizität möglich geworden. Die Verwertung künstlicher Lichtquellen zu therapeutischen Zwecken geht auf das Genie FINSENs zurück. Es ist eigenartig, daß N. R. FINSEN[1], welcher durch seine Entdeckungen der ganzen Menschheit den Segen der neuzeitlichen Lichtheilkunde brachte, seiner Abstammung nach gerade ein Isländer, ein Sohn des lichtarmen Nordens war. FINSEN fand in den Jahren 1893—1896, daß die bedeutendsten biologischen Lichtwirkungen nicht von den wärmenden und auch nicht von den sichtbaren Strahlen herrühren, sondern von den unsichtbaren, chemisch wirksamen UV-Strahlen, die er aktinische Strahlen nannte. Wir verstehen daher seit FINSEN unter Lichtbehandlung im engeren Sinn die Behandlung mit UV-Licht. Die Behandlung mit Wärmestrahlen rechnen wir nur in erweitertem Sinne zur Lichtbehandlung dazu. Die künstliche UV-Lichtquelle, welche FINSEN zur Therapie heranzog, ist die elektrische Kohlenbogenlampe. Sie ist bis heute noch in den skandinavischen Ländern führend. Im übrigen Europa ist aber an ihre Stelle eine andere, einfachere und ökonomischere UV-Lichtquelle getreten, die Quarzlampe.

Geschichte der Quarzlampe. 1860 fand WAY, daß man zwischen Quecksilberelektroden eine Bogenlichtentladung erzeugen kann. Da es dabei zur Entwicklung von Quecksilberdämpfen kommt und WAY seine Versuche an der Luft unternahm, zog er sich durch die Einatmung der Quecksilbergase eine Vergiftung zu. Ein solcher Unfall war nicht mehr möglich bei der 1892 von L. ARONS gebauten Quecksilberdampflampe, deren Lichtbogen er im glasgeschlossenen Vakuum erfolgen ließ. Die ARONSsche Lampe war schon nach demselben Prinzip gebaut, wie die heutigen Quecksilberdampflampen. Sie lieferte ein an UV-Licht reiches grelles Licht, das sich zwar wegen seiner unangenehmen blaugrünen Farbe zur gewöhnlichen Beleuchtung nicht eignete, das man aber seiner Auffälligkeit halber zu Reklamezwecken, besonders für die Schaufenster von Juweliergeschäften verwendete. Die Lampe wurde 1901 von P. COOPER HEWITT verbessert. Der Lichtbogen der Lampe war bis dahin von gewöhnlichem Glas umschlossen, welches Glas aber die Eigenart hat, kein UV-Licht nach außen hin durchtreten zu lassen. Es war daher eine medizinische Verwertung der kräftigen UV-Strahlung an die Erzeugung eines für diese durchlässigen Glases gebunden. Als das der Firma Schott in Jena durch ihr Uviolglas bis zu einem gewissen

---

[1] PEEMÖLLER, F., NIELS RYBERG FINSEN: Strahlenther. **34** (1929).

Grade möglich wurde, konnten nun die ersten medizinischen Versuche gemacht werden. Zur vollen medizinischen Bedeutung gelangte die Quecksilberdampflampe aber erst, als es 1905 dem Physiker R. Küch nach mühsamer Arbeit glückte, aus Bergkristall ein Glas, das Quarzglas, zu erzeugen, das die Fähigkeit hat, UV-Licht in reichstem Maße durchzulassen. Nun wurde 1906 von der Firma Hanau die erste mit einem Quarzglas ausgestattete medizinische Quecksilberdampflampe erzeugt. Da auf diesem Quarzglas die medizinische Verwertbarkeit der Lampe beruht, so wurde diese daher kurz „Quarzlampe" genannt. Die erste Quarzlampe war nach dem Vorbild der Finsenschen Kohlenbogenlampe mit Wasserkühlung versehen und diente gleich dieser nur für Lokalbehandlungen, vor allem von Hautleiden. Diese Lampe wurde später von Kromayer verbessert, in welcher Form sie auch noch heute für die Dermatologie einen wichtigen Heilbehelf darstellt. 1911 führte H. Bach eine Lampentype mit Luftkühlung ein, die auch für Allgemeinbestrahlungen geeignet ist. Es war zu jener Zeit, als die aufsehenerregenden Heilerfolge Bernhards und Rolliers durch Sonnenbäder im Schweizer Hochgebirge bekannt wurden, welche Erfolge man dem Reichtum der Höhensonne an UV-Licht zuschrieb. In Anlehnung daran erhielt die von Bach eingeführte Lampe den Namen „künstliche Höhensonne". Es ist nicht zuletzt diesem geschickt gewählten Namen zu verdanken, wenn die Quarzlampe in den folgenden Jahren eine bis in weite Laienkreise hineinreichende Volkstümlichkeit zu erreichen vermochte. Warum diese Bezeichnung allerdings nicht einwandfrei ist, wird im nächsten Abschnitt noch ausgeführt werden. 1916 schuf Jesionek zur gleichzeitigen Bestrahlung mehrerer Personen eine besonders große Lampenform, die „Hallenlampe". Da das Patent der Hanauer Quarzlampengesellschaft nunmehr abgelaufen ist, werden ganz ähnliche Quarzlampen letzthin auch von anderen Firmen erzeugt.

Neueste Lichtheilgeräte. In letzter Zeit sind kombinierte Quecksilberdampf-Wolframbogenlampen und Quarzlampen neuer Konstruktion aufgekommen, die voraussichtlich in der Zukunft eine große therapeutische Bedeutung gewinnen werden. Es sind dies die Solarcalampe und die Ultrakontaktlampe, über die später noch gesprochen wird.

Die Bedeutung der Quarzlampe für die Lichtbehandlung.

Die Quarzlampe ist als künstliche UV-Lichtquelle vielfach nur ein Ersatz der natürlichen Sonne. Das gilt vor allem für Bestrahlungen des ganzen Organismus, wie sie besonders bei der Therapie der Tuberkulose von Bedeutung sind. Denn die wirkliche Sonne besitzt zum Unterschied von der sog. „künstlichen Höhensonne" außer UV-Licht noch einen bedeutsamen Gehalt an Wärmestrahlen. Dann sind wirkliche Sonnenbäder mit wichtigen klimatischen Heilfaktoren verbunden, wie mit der Feuchtigkeit, dem Elektrizitätsgehalt und der sonstigen Beschaffenheit der Luft, mit der Windbewegung u. a. m. Als künstliche Lichtquelle hat aber wieder die Quarzlampe der Sonne gegenüber den Vorteil, unabhängig von jeder Witterung und bei jeder Tageszeit bereit zu stehen und außerdem leicht dosiert werden zu können.

1*

Was das Verhältnis der Quarzlampe zu den anderen künstlichen UV-Lichtquellen anbelangt, die bisher in der Therapie verwendet wurden, so kommt ihr unter diesen eine hervorragende praktische Bedeutung zu[1]. Das gilt besonders für ihre Verwendbarkeit für den praktischen Arzt. Unter den anderen künstlichen UV-Lichtquellen sind zunächst die Kohlenbogenlampen (S. 10) von Wichtigkeit. Diese haben den Quarzlampen gegenüber den Vorzug, neben der UV-Strahlung noch eine beträchtliche Wärmestrahlung zu besitzen, weshalb sie in manchen Fällen, wie bei der Ganzbestrahlung Tuberkulöser, den Quarzlampen überlegen sind. Doch trifft diese Überlegenheit nur für die großen leistungsstarken Typen der Kohlenbogenlampen zu, welche aber im Betrieb so teuer sind, daß sie nur für einzelne Institute in Betracht kommen. Sie benötigen nämlich eine Stromstärke von 70—100 Ampere, gegenüber der viel kleineren Stromstärke von höchstens 4 Ampere für die Quarzlampen. Abgesehen davon, ist auch ihre Wartung umständlicher als die einfache der Quarzlampen, da die Kohlen öfters erneuert werden müssen und weil der Behandlungsraum wegen entstehender Giftgase eine sorgfältige Lüftung benötigt. Bezüglich der jüngst aufgekommenen Solarcalampe und der Ultrakontaktlampe sei auf die Ausführungen auf S. 11 und S. 30 verwiesen.

Wenn wir nun im folgenden an die Beschreibung der Quarzlampe näher herantreten, so wird es zunächst förderlich sein, einige grundlegende physikalische Begriffe zu erörtern. Dabei wollen wir mit der naheliegenden Frage beginnen, was denn das Licht eigentlich ist?

---

[1] KOWARSCHIK, J.: Wien. klin. Wschr. **1926**, Nr 49. — LAQUEUR, A.: Strahlenther. **39**, 643 (1931).

Erster Teil

Lichtphysik.

I. Das Wesen des Lichtes.

Die Anschauung vom Wesen des Lichtes hat im Laufe der Jahrhunderte eine mannigfaltige Wandlung durchgemacht. Die **primitivste Vorstellung vom Lichte**[1] geht auf die Meinung der alten Inder zurück, daß dem Auge, als dem Mittelpunkt des Menschen, der wieder als der Mittelpunkt der Welt galt, ein ewiges Feuer innewohne. Diesem Feuer sollten nach EUKLID und PTOLEMÄUS als ein feiner Dunst die Sehstrahlen entströmen, welche nach Art von Fühlfäden die Dinge gewissermaßen betasteten (Sehstrahlentheorie). Mit dieser anthropozentrischen Anschauung trat allerdings bald die Überlegung in Widerspruch, daß doch auch die Sonne und andere leuchtende Körper als strahlenaussendende Lichtquellen angesehen werden müßten. PLATO meinte daher, daß das Licht durch das Zusammentreffen der Sehstrahlen mit von leuchtenden Körpern entsendeten Strahlen entstehe; es war dies der Leitgedanke seiner Lehre von der „Synaugie". Eine andere primitive Auffassung vom Lichte, die bereits Ansätze zur heutigen enthält, war die von ARISTOTELES. Dieser stellte sich das Licht als eine Erscheinung vor, bei der ein feinster, zwischen allen Körpern befindlicher Stoff die vermittelnde Rolle spiele. Diesen Stoff nannte er den Äther; seine Lehre war die älteste Äthertheorie. Solche primitive Vorstellungen herrschten auch das Mittelalter hindurch und reichten selbst bis in die Neuzeit hinein. Erst im 17. Jahrhundert entstanden auf dem Boden der damals aufblühenden Mechanik die ersten modernen Lichttheorien.

Die mechanischen Lichttheorien[2]. Der Begründer der klassischen Mechanik, I. NEWTON, hielt das Licht für eine Substanz, die von einer Lichtquelle in Form kleinster Körperchen geradlinig ausgeschleudert wird (Korpuskular- oder Emissionstheorie). Verglich NEWTON die Bewegung dieser Lichtkörperchen mit der geradlinigen Fortbewegung der Luftteilchen beim Winde, so sah HUYGENS die Bewegung der Lichtteilchen als einen analogen Vorgang zur Wellenbewegung der Luftteilchen beim Schall an (Wellentheorie). Der Schall entsteht durch Verdichtungen und Verdünnungen der Luft, wobei die einzelnen Teilchen aber fast an Ort und Stelle verbleiben. Was sich daher beim Schall auf die

---

[1] WIENER, O.: Die Kultur der Gegenwart, 3. Teil, Bd. 1: Physik. Wien: J. B. Teubner 1915.

[2] PLANCK, M.: Vortrag, gehalten in der Hauptversammlung der Kaiser-Wilhelm-Gesellsch., am 18. Okt. 1919. Berlin: Julius Springer 1920.

Entfernung hin ausbreitet, ist gar nicht das Luftteilchen selbst, sondern die Wellenbewegung der Verdichtungen und Verdünnungen, ist also nicht die Materie selbst, sondern ein bestimmter Zustand derselben. Als eine ganz ähnliche Erscheinung faßte nun HUYGENS das Licht auf, nämlich als die Wellenbewegung eines aus den Lichtteilchen bestehenden Mediums, welches den ganzen Raum erfüllen soll und dem er den Namen Äther gab. Es wurde bald erkannt, daß die Wellenbewegung dieses Äthers nicht wie die Schallwellen im Rohr einer Flöte in der Richtung der Fortpflanzung, nicht longitudinal verlaufen, sondern wie die Schwingungen einer Saite beim Violinspiel senkrecht auf die Fortpflanzungsrichtung, also transversal in der Form von Wellenbergen und Wellentälern. Entscheidend für die allgemeine Anerkennung der Wellentheorie wurde, daß diese allein eine eigentümliche Erscheinung des Lichtes zu erklären vermochte: die Interferenz. Diese besteht darin, daß 2 Lichtstrahlen gleicher Farbe bei ihrem Zusammentreffen sich in manchen Fällen verstärken, in anderen aber abschwächen, ja sogar gänzlich vernichten können. Das ist nach NEWTONs Theorie unverständlich, nach welcher stets eine Addition beider Lichtmengen erfolgen müßte. Hingegen erklärt die Wellenlehre, daß zwei Lichtstrahlen sich bei ihrem Zusammentreffen nur dann verstärken werden, wenn sich gerade ihre Wellenberge und Wellentäler miteinander decken, daß aber bei einer gegenseitigen Verschiebung ihrer Phasen ihre Intensitätsabschwächung und unter Umständen sogar ihre Auslöschung erfolgen müsse.

Weitere Fortschritte in der Erkenntnis des Lichtes brachte dann der Anfang des 19. Jahrhunderts. Es war schon von NEWTON her bekannt, daß das Licht, wenn es durch ein Glasprisma hindurchbricht, in die Farben des Regenbogens zerlegt wird. Nun wies F. W. HERSCHEL 1800 mit geschwärzten Thermometern nach, daß es noch jenseits des sichtbaren Rots dem Auge nicht erkennbare wärmende Strahlen gebe, die als infra- oder ultrarote Strahlen bezeichnet wurden. Dazu entdeckten J. W. RITTER 1801 und WOLLASTON 1802 auch jenseits des Violetts eine ebenfalls dem Auge nicht sichtbare Lichtart, die aber durch ihre chemische Wirkung auf die photographische Platte erkenntlich ist. Diese wurde ultraviolettes Licht genannt. Der Nachweis, daß es sich sowohl beim Infrarot als auch beim Ultraviolett um eine dem sichtbaren Lichte analoge Strahlung handle, wurde dadurch erbracht, daß sie ebenso Interferenz und Brechung zeigten wie dieses. Eine ganz neuartige, alles bisherige Denken von Grund auf umwälzende Theorie trat um die Mitte des 19. Jahrhunderts auf.

Die elektromagnetische Lichttheorie. J. C. MAXWELL, einer der genialsten Theoretiker aller Zeiten, berechnete um 1850 die Geschwindigkeit der Elektrizität mit 300 000 km in der Sekunde. Nun war aber seit den Versuchen OLAF RÖMERS aus dem Jahre 1670 her bekannt, daß 300 000 km pro Sekunde die Lichtgeschwindigkeit beträgt. Dies war der Anstoß zu dem kühnen Schlusse MAXWELLs, daß das Licht und die Elektrizität in ihrem Wesen miteinander identisch seien. Für beide sollten dieselben physikalischen Gesetze gelten, beide sollten transversale Schwingungen sein, aber nicht mehr mechanische der Äthermaterie, sondern elektromagnetische, wie sie durch die Schwankungen der Feldstärken bedingt werden. Die Richtigkeit dieser von MAXWELL intuitiv vorausgesehenen Erkenntnis wurde ein Menschenalter nach ihm von H. HERTZ in großartiger Weise bewiesen, indem es diesem gelang, tatsächlich elektrische Wellen, die allen Gesetzen der Lichtwellen entsprachen, zum erstenmal zu erzeugen. Damit war die Einheit der bisher als etwas Verschiedenes angesehenen optischen und elektrischen Energie hergestellt. Diese erfuhr am Ende des 19. Jahrhunderts eine neuerliche Erweiterung durch die Anreihung der neu entdeckten, ebenfalls Wellencharakter aufweisenden Röntgen- und Radiumstrahlung. So besaß der Beginn des 20. Jahrhunderts durch die Zusammenfassung aller gestrahlter Energieformen zu einem elektromagnetischen Vorgang ein physikalisches Weltbild von noch nie gekannter Größe und Einheitlichkeit.

Der heutige Stand des Lichtproblems. Da schlug die Entdeckung des sog. Photoeffektes in dieses stolze Gebäude eine solche Bresche, daß es bis heute noch nicht möglich war, diese wieder zur Gänze auszufüllen. Der Photoeffekt besteht in der Erscheinung, daß sich Licht, wenn es unter gewissen Bedingungen auf Metall fällt, in Elektrizität umwandelt, die in Form von Elektronen mit einer bestimmten Geschwindigkeit vom Metall weggeschleudert wird. PH. LENARD untersuchte nun, wie sich diese Geschwindigkeit bei zunehmender Entfernung der Lichtquelle vom Metall verhält. Die Wellentheorie besagt, daß sich das Licht in seinem Lauf fortschreitend verdünne, so wie die Wasserwellen nach dem Hineinwerfen eines Steines von der Einwurfstelle aus auch immer kleiner und kleiner werden, bis sie endlich ganz verschwinden. Es wäre daher nach der Wellentheorie zu erwarten, daß bei zunehmender Entfernung der Lichtquelle das beleuchtete Metall schwächeres Licht empfangen wird und die Elektronen daher langsamer fortfliegen werden. Dies ist aber nicht der Fall. Was bei größerer Entfernung abnimmt, ist bloß die Zahl der entstehenden Elektronen, ihre Geschwindigkeit bleibt unabhängig von jeder Entfernung immer dieselbe, sie ändert sich nur mit der Farbe, das ist mit der Wellenlänge des Lichtes. Die einzig mögliche Erklärung dieses unverständlichen Befundes verdanken wir PLANCK. Dieser zog daraus den Schluß, daß die Lichtenergie sich nicht verdünnen könne, ,,sondern daß sie stets in gewissen bestimmten, nur von der Farbe abhängigen Quanten konzentriert bleibt‘‘. Da man sich diese Lichtquanten auch als unmittelbar ausgeschleuderte Körperchen vorstellen kann, so ähnelt diese Vorstellung wieder der bereits als erledigt gegoltenen NEWTONschen Korpuskulartheorie. Aber ebensowenig wie diese die Erscheinung der Interferenz zu erklären vermochte, ist es auch die Quantentheorie bis heute nicht imstande. Die hervorragendsten Physiker unserer Zeit bemühen sich um die Beantwortung dieser offenen Frage. Es handelt sich hierbei um nichts Geringeres, als um die Eingliederung auch der Mechanik in das elektromagnetische Weltbild, womit die letzte Phase der Vereinheitlichung der Physik vollzogen wäre.

II. Das ultraviolette Licht im Energiespektrum.

Das Energiespektrum. Nachdem wir gehört haben, daß alle Strahlenarten in ihrem Wesen miteinander identisch, nämlich Schwingungen der elektromagnetischen Energie sind, erhebt sich nun die Frage: wodurch unterscheiden sich die verschiedenen Strahlen voneinander? Die Antwort lautet: durch ihre verschiedene Wellenlänge. Die elektromagnetische Wellenbewegung besteht aus zwei Phasen, und zwar aus dem Wellenberg und aus dem Wellental. Erst beide Phasen zusammen ergeben eine vollständige Schwingung. Unter Wellenlänge λ verstehen wir nun jene Wegstrecke, die bei einer vollständigen Schwingung zurückgelegt wird. Die Zeit, welche zum Durchlaufen einer Wellenlänge erforderlich ist, nennen wir die Schwingungsdauer oder die Periode T. Die Anzahl der Schwingungen, die in einer Sekunde ausgeführt werden, bezeichnen wir als Schwingungszahl oder Frequenz n. Der Weg, der in einer Sekunde zurückgelegt wird, beträgt, wie wir bereits aus der Geschwindigkeit c der elektromagnetischen Energie wissen, 300 000 km. Diese enorme Strecke ist ein Vielfaches der Wellenlänge. Je kleiner diese ist, d. h. je öfter λ in 300 000 km enthalten ist, desto mehr Schwingungen werden in der Sekunde stattfinden, desto größer wird die Frequenz sein. Wie groß die Frequenz sein wird, geht unmittelbar aus dem Quotienten 300 000 km durch λ hervor. Das heißt kurz, daß $n = \dfrac{c}{\lambda}$. Frequenz und Wellenlänge sind also einander umgekehrt proportional.

Die Größe der verschiedenen Wellenlängen schwankt außerordentlich. Sie beträgt in manchen Fällen viele Kilometer, um in anderen nur kleinste Bruchteile eines Millimeters auszumachen. Sehr kleine Wellenlängen messen wir in Mikren (1 Mikron $= 1\,\mu = {}^1/_{1000}$ mm) oder in Millimikren (1 Millimikron $= 1\,\text{m}\mu = {}^1/_{1000}\,\mu = {}^1/_{1000000}$ mm). Die kleinsten Wellenlängen werden auch in Ångströmeinheiten angegeben (1 Ångströmeinheit $= 1\,\text{ÅE} = {}^1/_{10}\,\text{m}\mu$). Wenn wir die einzelnen Energieformen nach der Größe ihrer Wellenlänge ordnen, so erhalten wir das sog. Energiespektrum, das Strahlenband, in dem unser elektromagnetisches Weltbild ausgedrückt ist. Es sei in nachstehender Tabelle wiedergegeben.

Die längsten Wellenlängen besitzen die elektrischen Wellen, deren kürzeste HERTZ zu Ehren benannt werden. An diese schließen sich die infraroten Strahlen an. Diese gehen mit abnehmender Wellenlänge in die sichtbaren Lichtstrahlen und in der Folge in die ultravioletten Strahlen über. Es folgen dann die Röntgenstrahlen, deren längste die BUCKYschen Grenzstrahlen darstellen. Hierauf schließen sich die Radium-γ-Strahlen an. Die kleinsten bisher bekannten Wellenlängen besitzen schließlich die Höhenstrahlen, welche aus dem Kosmos stammen sollen.

Die verschiedenen Bedeutungen des Wortes Licht. Das Licht ist also ein Teil des elektromagnetischen Spektrums. Nun versteht man aber unter dem Worte Licht von verschiedenen Standpunkten aus verschiedene Teile des Spektrums. Vom physikalischen Standpunkt aus meint man darunter die ultravioletten, die subjektiv wahrnehmbaren optischen und die infraroten Strahlen. Es ist nun keineswegs so, daß der UV-Teil des Spektrums ausschließlich chemische, der optische allein leuchtende, der infrarote nur thermische Eigenschaften aufweist, sondern es überschneiden sich diese sog. Hauptwirkungen. Auch die UV-Strahlen senden etwas Wärme aus und sind sogar unter gewissen Bedingungen mit dem

Tabelle 1. Das Energiespektrum.

Strahlung	Wellenlänge λ		Frequenz n in sec
	in cm	in km bis ÅE	
Drahtlose Telegraphie und Radio	1 000 000 000	10 000 km	$3 \cdot 10$
	10 000	100 m	$3 \cdot 10^6$
HERTZsche Wellen			
	0,1	1 mm	$3 \cdot 10^{11}$
Infrarotes Licht			
	0,000 08	800 mμ oder 8000 ÅE	$3{,}75 \cdot 10^{14}$
Sichtbares Licht			
	0,000 04	400 mμ oder 4000 ÅE	$7{,}5 \cdot 10^{14}$
Ultraviolettes Licht			
	0,000 01	100 mμ oder 1000 ÅE	$3 \cdot 10^{15}$
BUCKYsche Grenzstrahlen			
	0,000 000 1	1 mμ oder 10 ÅE	$3 \cdot 10^{17}$
Röntgenstrahlen			
	0,000 000 002	0,02 mμ oder 0,2 ÅE	$1{,}5 \cdot 10^{19}$
Radium γ-Strahlen	um 0,000 000 000 1	um 0,01 ÅE	um $3 \cdot 10^{20}$
Höhenstrahlen	um 0,000 000 000 01	um 0,001 ÅE	um $3 \cdot 10^{21}$

Auge als lavendelgrauer Schimmer erkenntlich, wie HELMHOLTZ zeigte und auch die infraroten und die sichtbaren Strahlen haben eine gewisse chemische Wirkung. Was man im gewöhnlichen Sprachgebrauch „Licht“ nennt sind nur die sichtbaren Strahlen zwischen den Wellenlängen 400 mμ und 800 mμ, welche von der Netzhaut wahrgenommen werden. Diese sichtbaren Lichtstrahlen gliedern sich je nach ihren Wellenlängen in die Farben des Regenbogens und zwar derart, daß den Strahlen mit der größten Wellenlänge die rote Farbe, denen mit der kleinsten die violette Farbe zukommt. Vom Standpunkt der Therapie aus gebraucht man den Ausdruck „Licht“ im weitesten Sinne sowohl für die ultravioletten, sichtbaren und infraroten, als auch für die Röntgen- und Radiumstrahlen. Im engeren Gebiet der physikalischen Therapie bedeutet aber „Licht“ nach FINSEN ausschließlich den UV-Spektralanteil und fällt der Begriff der „Photo“- oder „Aktinotherapie“ mit dem der UV-Therapie zusammen.

Das Spektrum des UV-Lichtes reicht etwa von der Wellenlänge 400 mμ oder 4000 ÅE bis zur Wellenlänge 100 mμ oder 1000 ÅE. Die verschiedenen Wellenlängen bedingen verschiedene biologische Wirkungen. Die biologisch bedeutungsvollsten Wellenlängen liegen etwa zwischen 320 mμ (3200 ÅE) und 290 mμ (2900 ÅE). Ihnen kommen vor allem starke erythembildende und antirachitische Wirkungen zu. Sie führen dem Lichtforscher C. DORNO zu Ehren den Namen Dornostrahlen. Die Quarzlampe ist an dieser Strahlung besonders reich. Aber auch außerhalb der Dornostrahlung liegende UV-Gebiete besitzen bedeutsame biologische Wirkungen. So kommt nach C. Sonne[1] den Strahlen um die Wellenlänge 260 mμ eine eiweißkoagulierende und bakterientötende Fähigkeit zu und haben die Strahlen um die Wellenlänge 250 mμ eine hämolysierende Eigenschaft. Letztere Strahlen weisen nach K. W. Hausser und W. Vahle auch eine beträchtliche erythembildende Eigenschaft auf (S. 64).

III. Die künstlichen Ultraviolett-Lichtquellen.

Unsere üblichen künstlichen UV-Lichtquellen sind entweder Kohlenbogen- oder Quecksilberdampf-Quarzlampen. Zu diesen treten nun in letzter Zeit noch Glühlampen, bzw. Wolframbogen-Quecksilberdampf-Lampen mit für UV-Licht durchlässigem Glas hinzu.

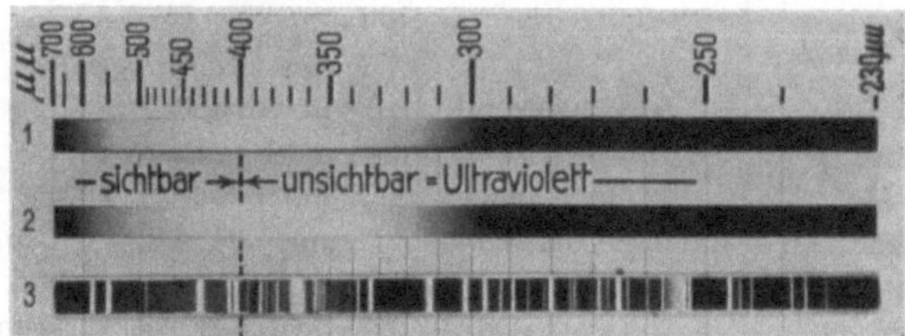

Abb. 1. Spektra: 1 der Sonne, 2 der Kohlenbogenlampe, 3 der Quarzlampe. (Aufnahmen der Quarzlampenges. m. b. H. Hanau.)

Die Kohlenbogenlampen beruhen auf der Erscheinung des elektrischen Lichtbogens. Wenn man 2 Kohlenstäbe, deren Spitzen sich berühren, mit den Polen einer elektrischen Leitung verbindet, einen Strom von entsprechender Spannung durchschickt und dann die Enden der Kohlen etwas voneinander entfernt, so wird der Strom keineswegs unterbrochen, sondern es wird zwischen den Elektroden ein andauerndes, außerordentlich helles Licht entstehen, ein sog. elektrischer Lichtbogen. Dieser bildet sich dadurch, daß infolge der hohen Temperatur der Kohlen auch die zwischen ihnen liegende Luft erhitzt und für den elektrischen Strom leitend gemacht wird. Die beim Stromdurchgang ausgeschleuderten Kohleteilchen kommen dabei, ebenso wie die Luft selbst, zum Glühen. Solche Bogenlampen senden neben den sichtbaren sowohl ultraviolette als auch sehr kräftige infrarote Strahlen aus. Ihr Licht ist daher dem der natürlichen Sonne verhältnismäßig ähnlich. Das drückt sich auch im Spektrum der Kohlenbogenlampen aus, das wie das Sonnenspektrum kontinuierlich ist (Abb. 1). Auf diesem Bild kommt allerdings nicht zum Ausdruck, daß die Wärmemaxima der Kohlenbogenlampen und der Sonne bei verschiedenen Wellenlängen liegen. Nicht jede Kohlenbogenlampe ist für die Therapie in gleicher Weise geeignet. Die von der Finsenschule erzielten vorzüglichen Erfolge werden nur mit starken Gleichstromlampen (Abb. 2) erreicht. Denn nur bei diesen kommt es zur Entwicklung des aus der dicken Anodenoberkohle strahlenden

---

[1] Sonne, C.: Strahlenther. **28**, 45 (1928).

Kraterlichtes, das für die Wirkung ausschlaggebend ist. Imprägniert man reine Kohlen mit gewissen Metallsalzen, so kann man dadurch ihre UV-Ausstrahlung vergrößern.

Die Quecksilberdampf-Quarzlampen sind ebenfalls elektrische Lichtbogenlampen. Sie benützen als Elektrodenmaterial Quecksilber. Der durch Verdampfung des Quecksilbers entstehende Lichtbogen enthält eine außerordentlich kräftige UV-Strahlung. Er ist dabei auch an sichtbarem Lichte sehr reich und besitzt prozentuell auch eine große Menge infraroter Strahlen. Die Wärmewirkung der Quarzlampen ist jedoch bei größeren Entfernungen nur sehr gering und spielt für die meisten therapeutischen Anwendungen keine Rolle. Das Spektrum des Quecksilberbogenlichtes ist kein kontinuierliches, sondern setzt sich aus zahlreichen Linien zusammen, es ist ein sog. Linienspektrum (Abb. 1).

Neuestens wurde eine Quecksilberdampf-Quarzlampe gebaut, die auf der Erscheinung der Glimmlichtentladung beruht, die Ultrakontaktlampe (S. 30).

Eine Glühlampe mit einem für UV-Licht durchgängigen Spezialglas ist die Osram-Vitaluxlampe. Sie besitzt einen Wolframfaden und hat eine Leistung von 500 Watt. Die Lampe sendet wie jede Glühlampe leuchtende Wärmestrahlen, außerdem aber auch noch UV-Licht aus. Der UV-Gehalt der Vitaluxlampe ist jedoch so gering, daß bei einem Lampenabstand von 1 m und einer Bestrahlungszeit von 80 Minuten noch kein UV-Erythem (S. 61) auftritt [1]. Nun ist aber ein solches für den therapeutischen Erfolg häufig erforderlich. Aber auch für jene Bestrahlungen, bei denen ein Heilerythem nicht angestrebt wird, ist die UV-Lichtkraft der Lampe in für Behandlungen in Betracht kommenden Zeiten meist zu schwach. Die Vitaluxlampe ist daher, von wenigen Ausnahmen abgesehen, therapeutisch als Wärmelampe anzusprechen.

Die Wolframbogen-Quecksilberdampflampe (Solarcalampe [2]) der Osramgesellschaft besitzt ein Hartglas, das für UV-Strahlen oberhalb von 270 mμ durchlässig ist. Sie sieht äußerlich einer zu Beleuchtungszwecken dienenden Glühbirne gleich und wird auch ebenso einfach wie eine solche durch einen Schalter zum Leuchten gebracht. Die Solarcalampe unterscheidet sich aber von einer gewöhnlichen Glühlampe in ihrem Inneren wesentlich (Abb. 3). Sie birgt nämlich keinen geschlossenen Metallfaden in sich, sondern enthält zwei Wolframzylinder, die einander im Abstand von 1 cm gegenüberstehen. Diese Wolfram-

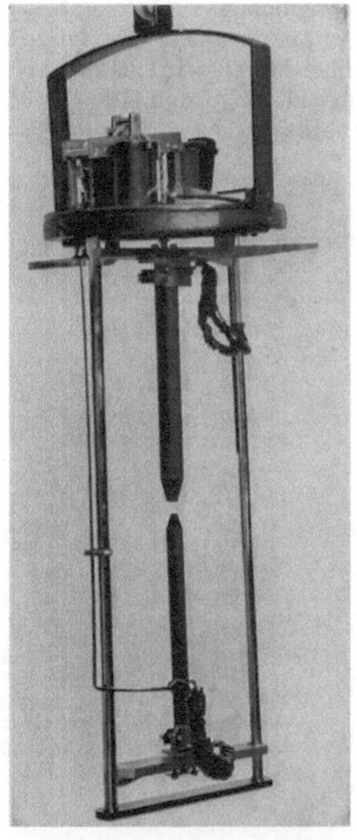

Abb. 2. 75-Amp.-Kohlenbogenlampe für Gleichstrom. (Nach O. STRANDBERG, aus Handbuch der Lichttherapie. Herausgeg. von W. HAUSMANN u. R. VOLK.)

---

[1] WELLISCH, E.: Z. physik. Ther. **39**, H. 1 (1930).
[2] WELLISCH, E.: Z. physik. Ther. **42**, H. 1 (1932).

zylinder stellen die beiden Pole eines zwischen ihnen entstehenden Lichtbogens vor. Die Zündung dieses Lichtbogens erfolgt mit Hilfe eines die Wolframpole verbindenden Zündwendeldrahtes, der sich gleich nach der Einschaltung der Lampe derart erhitzt, daß dadurch das Bogenlicht ausgelöst wird. Der Glaskolben ist mit Edelgas gefüllt. Er enthält aber auch noch einen großen frei beweglichen Quecksilbertropfen. Der aus diesem sich bildende Quecksilberdampf wird in der Wolframbogenstrecke zum Glühen gebracht. Die Lampe ist von einem Reflektor

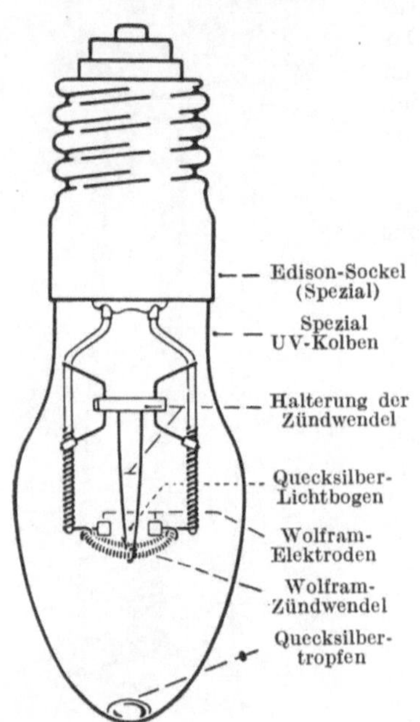

Abb. 3. Leuchtkörper der Solarcalampe.

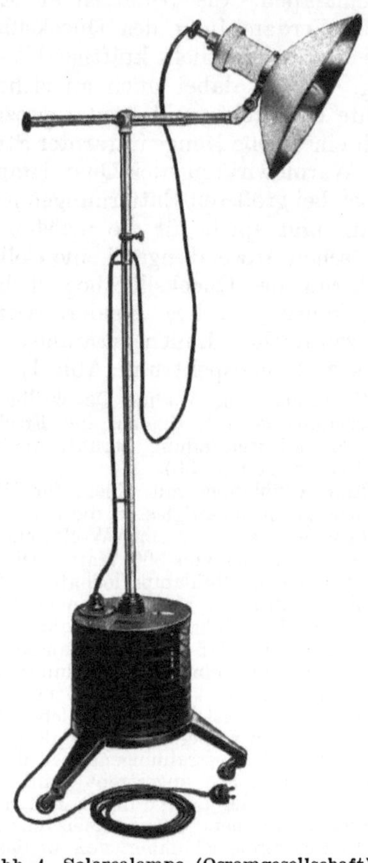

Abb. 4. Solarcalampe (Osramgesellschaft).

umgeben. Sie kann nur an Wechselstrom angeschlossen werden. Da die Solarcalampe zu ihrer Einschaltung eine Spannung von 35 Volt benötigt, besitzt sie einen Transformator, der die Netzspannung, die ja gewöhnlich 110—220 Volt beträgt, entsprechend reduziert. Dieser Transformator ist ähnlich wie bei der Quarzlampe am Lampenstativ befestigt. An der oberen Fläche des Transformators ist die Ein- und Ausschaltvorrichtung angebracht. Die Gesamtansicht der Solarcalampe zeigt Abb. 4.

Das von der Solarcalampe gelieferte Licht[1] ist reich an UV-Strahlen. Diese entstehen einerseits durch die Weißglut der Wolframelektroden, andererseits durch den im Wolframbogenlicht glühenden Quecksilber-

---

[1] RÜTTENAUER, A.: Manuskript der Osramgesellschaft.

dampf. Das UV-Licht ist besonders im Gebiet der Dornostrahlung sehr kräftig. Das Wolframbogenlicht besitzt außerdem noch eine starke Wärmewirkung, so daß die Solarcalampe einen kombinierten UV- und Infrarotstrahler darstellt.

Die biologische Wirkung der Solarcalampe am Menschen äußert sich in einer außerordentlich starken Erythemwirkung. Wird die in ihrem Reflektor verschiebbare Lampe so eingestellt, daß ihre Strahlung die größte Konzentration erreicht, dann übertrifft ihre erythemerzeugende Kraft sogar die der Quarzlampe. Die dabei ausgeleuchtete Fläche besitzt einen Durchmesser von 10—15 cm. Wir erblicken daher den Hauptwert der Solarcalampe in ihrer hervorragenden Verwendbarkeit zu örtlichen Erythembestrahlungen. Zu Allgemeinbestrahlungen erscheint uns die Lampe in ihrer derzeitigen Form weniger geeignet, da der von ihrem Reflektor erzeugte Strahlenkegel nur etwa $^2/_3$ der Oberfläche des ausgestreckt liegenden Körpers bestreicht. Der Quarzlampe gegenüber ist der gleichzeitige Gehalt der Solarcalampe an Wärmestrahlen in vielen Fällen von Vorteil. Diese Eigenschaft kann allerdings dann, wenn eine Erwärmung des Kranken nicht erwünscht ist, im Verhältnis zum kalten Quarzlampenlicht auch einen Nachteil bedeuten. Ein Fortschritt gegenüber der Quarzlampe ist in der leichteren Handhabung zu erblicken. Außerdem sind ihre Stromkosten geringer als die der Quarzlampe. Doch beträgt dafür die Brenndauer der Solarcalampe bloß 300 Stunden, gegenüber der der Quarzlampe von etwa 900 Stunden. Den Kohlenbogenlampen ist die Solarcalampe vor allem durch ihre einfache Handhabung überlegen, aber auch durch ihre größere Wirtschaftlichkeit, da der Stromverbrauch der Kohlenbogenlampen sehr groß ist. Ferner treten bei der Solarcalampe keine Giftgase auf, wie das beim Betrieb der Kohlenbogenlampen der Fall ist.

IV. Die Meßmethoden des ultravioletten Lichtes.

Die Messung des UV-Lichtes ist eine Vorbedingung zur therapeutischen Dosierung. Nun sind wir noch davon entfernt[1], das Gesamtspektrum unserer UV-Lichtquellen so zu messen, daß uns das Resultat einen vollständigen Ausdruck für die Summe aller vom Organismus zu empfangenden Lichtreaktionen bietet. Wir beschränken uns daher darauf, den Gehalt einer Lichtquelle an jenen Strahlen zu messen, denen praktisch die größte Heilkraft zukommt. Das sind aber die Dornostrahlen. Unsere wichtigsten Meßmethoden sind:

1. Die chemische Methode nach BERING und MEYER, welche von PH. KELLER[2] verbessert wurde. Sie beruht auf der Ausscheidung von freiem Jod aus einer angesäuerten Jodkalilösung durch die UV-Strahlung. Die Methode ist wohl sehr genau, erfordert aber eine wiederholte Herstellung und Überprüfung von Meßflüssigkeiten, weshalb sie für den praktischen Betrieb wenig geeignet ist.

---

[1] KELLER, PH.: Strahlenther. **34**, 129 (1929).
[2] KELLER, PH.: Strahlenther. **26**, 52 (1923).

2. Die photographische Methode. Aus dieser Erwägung heraus hat Ph. Keller einen stets gebrauchsfertigen Meßapparat erdacht, das Erythemdosimeter (Abb. 5a—c). Dieses ist seiner Einfachheit, Genauigkeit und Billigkeit wegen für den Praktiker derzeit das beste UV-Lichtmeßgerät.

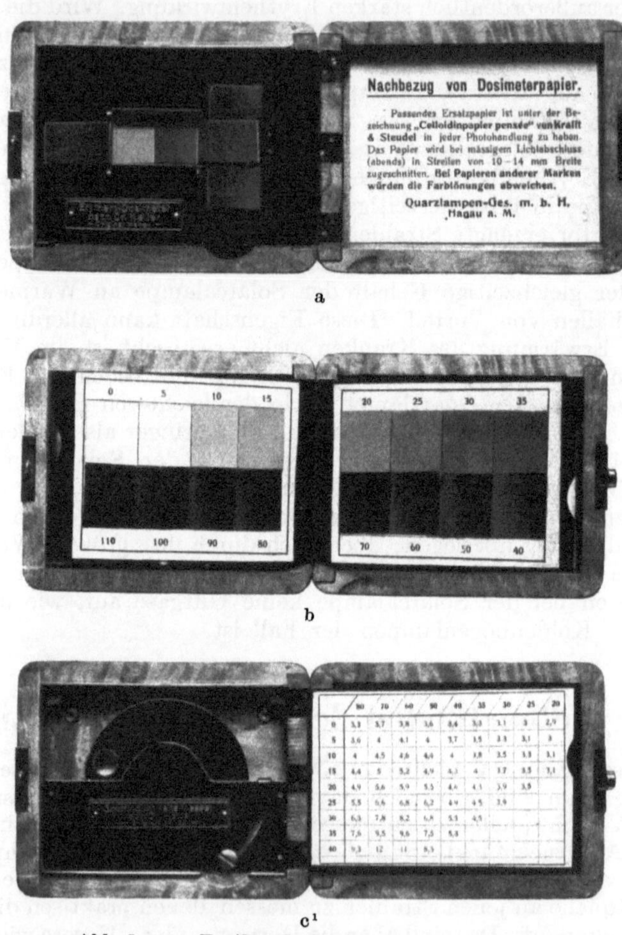

Abb. 5 a—c. Erythemdosimeter von Ph. Keller.

Es benützt die Schwärzung eines photographischen Papiers, aus welcher auf die erythemerzeugende Kraft einer Lichtquelle geschlossen wird. Diese Schwärzung erfolgt durch verschiedene Glasfilter hindurch. Als Filter werden zwei Gläschen von etwa 1 qcm benützt (Abb. 6). Das erste besteht aus einem Spezialglas, welches außer dem sichtbaren Licht nur den langwelligen Teil des UV-Lichtes bis 280 mμ durchläßt und seinen kurzwelligen Teil absorbiert. Das zweite besteht aus gewöhnlichem, für UV-Licht überhaupt nicht durchlässigem Glas, das nur die sichtbaren Lichtstrahlen passieren läßt. Unter diese Gläschen wird nun ein etwa 1 cm breiter und 6 cm langer Streifen eines Tageslichtpapieres (Celloidin-

---

¹ Siehe auch S. 50.

papier pensée von Krafft & Steudel) im Halbdunkel eingeschoben. Ein Teil des Papieres muß so herausragen, daß er über einer schwarzvioletten Testfärbung zu liegen kommt. Man erteilt zur Messung dem Brenner jenen Abstand vom Dosimeter, in welchem man später die therapeutische Bestrahlung durchzuführen gedenkt. Nun wird solange bestrahlt, bis der herausragende Papierteil den Tonwert der Testschwärzung erreicht hat (Abb. 5a). Das ist gewöhnlich in einer halben Minute bis in einigen Minuten der Fall. Es ist zweckmäßig diese Zeitmessung mit Hilfe einer Stoppuhr vorzunehmen. Zieht man jetzt den Streifen heraus, so sieht man beim Vorhandensein erythemerzeugender Strahlen nebeneinander drei verschieden intensive Farbflächen (Abb. 6). Die erste (1), welche unbedeckt dem

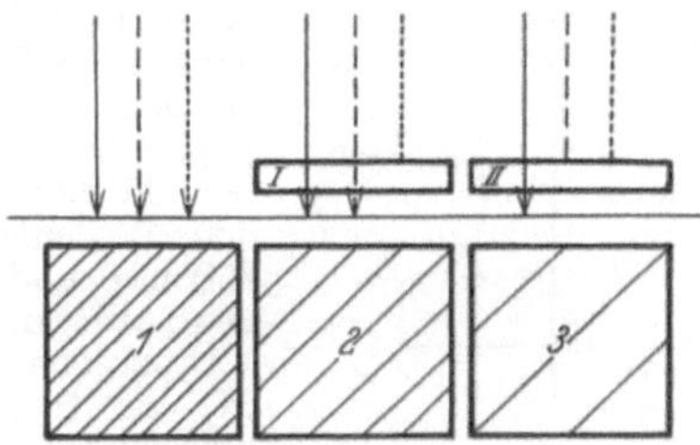

Abb. 6. Die Schwärzungen des Erythemdosimeterpapieres.
———⟶ sichtbares violettes und blaues Licht;
— — — ⟶ langwelliges UV-Licht über 280 mµ;
⋯⋯⋯⋯⟶ kurzwelliges UV-Licht unter 280 mµ.
I Gläschen aus Spezialglas; II Gläschen aus Fensterglas.

Lichte ausgesetzt war, rührt von der Gesamtstrahlung her, die aus dem sichtbaren und dem ultravioletten Lichte besteht. Die zweite (2), welche unter dem Spezialglas gelegen war, stammt vom sichtbaren Licht und von den langwelligen UV-Strahlen her. Die dritte (3), die sich unter dem gewöhnlichen Glas befunden hatte, wurde nur vom sichtbaren Licht erzeugt. Die Differenz zwischen 1. und 2. Schwärzung wird um so größer sein, je mehr kurzwelliges Licht vom Spezialglas absorbiert wurde; sie ist daher zunächst ein Zeichen für das Vorhandensein überhaupt und dann auch ein Maß für die Menge der kurzwelligen erythemerzeugenden Strahlen. Der Unterschied zwischen 2. und 3. Schwärzung wird um so deutlicher

Abb. 7. Ultraviolett-Schnellmesser (Original Hanau).

sein, je mehr die 2. durch langwelliges UV-Licht geschwärzt ist; sie gibt also einen Anhaltspunkt ab für die Menge der langwelligen UV-Strahlen. Die erhaltenen Unterschiede müssen nun zahlenmäßig festgelegt werden. Dazu dient eine dem Instrument beigegebene Schwärzungsskala (Abb. 5b), auf welcher die Testschwärzung den Wert von 100 hat. Man sucht durch Vergleichen jene Tonwerte der Skale auf, welche den unter den beiden Filtergläsern gelegenen Farbflächen 2 und 3 am ehesten entsprechen und findet neben jedem Tonwert eine Zahl. Diese beiden Zahlen muß man jetzt in einer empirisch gewonnenen Tabelle (Abb. 5c) aufsuchen, aus der sich eine dritte Zahl ergibt, der „Korrektionsfaktor“. Mit diesem Faktor muß nun jene Zeit multipliziert werden, welche zur Angleichung des Papieres an die Testschwärzung benötigt wurde. Das Produkt ergibt die Zeit, die notwendig ist, um beim vorliegenden Lampenabstand auf einer noch nicht bestrahlten durchschnittlich empfindlichen Haut ein mittelstarkes Erythem zu erzeugen. Wir nennen eine Dosis von dieser Wirkung nach PH. KELLER eine Höhensonneneinheit (1 HSE). Bestimmen wir die HSE für einen gewissen Abstand wie im beschriebenen Fall, so stellt sie praktisch eine in Minuten gemessene Zeiteinheit dar. So kompliziert die Ermittlung der HSE in der Beschreibung auch erscheint, nimmt sie doch nur etwa 10 Minuten in Anspruch.

Ebenfalls auf dem Prinzip der Schwärzung eines photographischen Papieres beruht auch der jüngst aufgekommene Ultraviolettschnellmesser (Original Hanau)[1]. Er besteht (Abb. 7) aus einer Hartpapierkassette, die einen kleinen fensterartigen Ausschnitt besitzt.

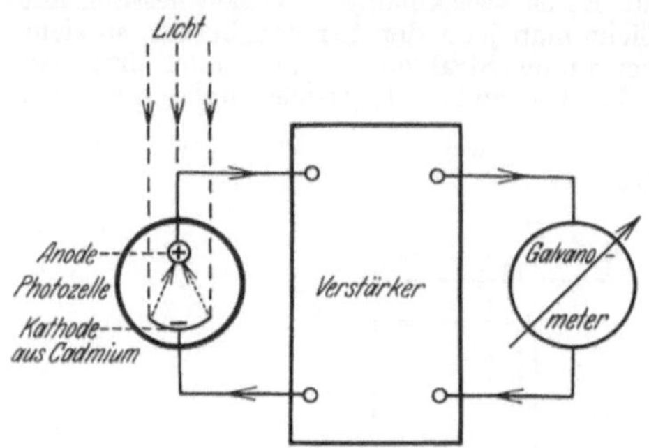

Zur Untersuchung wird auch hier ein Streifen des normalen Tageslichtkopierpapieres von Krafft & Steudel verwendet, der von der Seite in die Kassette eingeschoben wird, so daß er unter dem Fenster erscheint. Ein solches Celloidinpapier ist für den ganzen Lichtbereich empfindlich, der zwischen den Wellenlängen von ungefähr 250 mμ und etwas über 400 mμ liegt, es vermag also beide HAUSSER-VAHLESchen Erythembereiche (S. 64) zu registrieren, mißt aber unerwünschterweise auch die sichtbaren violetten Lichtstrahlen mit. Den Hauptwert des Schnellmessers erblicken wir darin, daß man mit seiner Hilfe die relativen Lichtstärken zweier verschiedener Quarzbrenner miteinander auf das rascheste vergleichen oder die Abnahme der Lichtstärke eines und desselben Brenners im Laufe der Zeit auf das einfachste beurteilen kann. Zur Bestimmung einer KELLERschen Höhensonneneinheit (s. oben) ist der Schnellmesser nur näherungsweise befähigt. Man

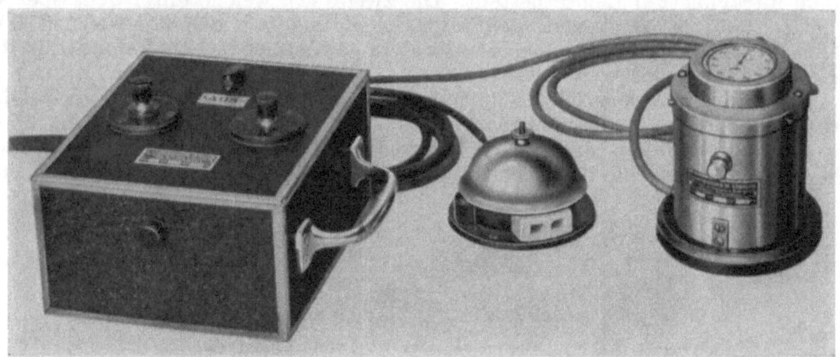

Abb. 9. STRAUSSsches Mekapion. (Aus S. STRAUSS: Der Röntgendosimeter Mekapion, Wien 1930.)

bringt ihn zu diesem Zwecke in jenen Abstand von der Lichtquelle, in dem man später die Bestrahlung des Patienten vorzunehmen gedenkt und belichtet so lange, bis das photographische Papier die Färbung der das Fensterchen umrahmenden Testfärbung angenommen hat. Diese wurde empirisch so gewählt, daß die Multiplikation der zu ihrer Erlangung nötig gewesenen Zeit mit zehn die für eine HSE erforderliche Bestrahlungszeit annähernd ergibt.

3. Die elektrische Methode, welche das Prinzip der Photozelle benützt. Sie wurde besonders von DORNO zu wissenschaftlichen Zwecken empfohlen. Denn sie ist nicht wie die anderen Methoden auf subjektive Urteile angewiesen, sondern mißt in objektiver Weise.

---

[1] BUSSE, L. J.: Z. physik. Ther. **42** (1932).

Die Photozelle beruht auf der Tatsache, daß gewisse Metalle bei ihrer Belichtung Elektronen aussenden. Diese Erscheinung wird Photoeffekt (S. 7) genannt und führt nach ihren Entdeckern auch den Namen HERTZ-HALLWACHS-Effekt. Eine UV-lichtempfindliche Zelle besteht (Abb. 8) aus einer für UV-Licht durchlässigen Glasbirne. Diese ist häufig evakuiert, kann aber auch gasgefüllt sein. Die Kathode stellt eine Kalotte aus Cadmium dar, welches Metall die wertvolle Eigenschaft besitzt, gerade bei Belichtungen mit der Dornostrahlung Elektronen zu emittieren. Diese Elektronen werden von der gegenüberliegenden Anode empfangen. Der entstandene sog. Photostrom ist jedoch so schwach, daß man ihn mittels einer Vorrichtung, die auf dem Prinzip der Elektronenröhre beruht, verstärkt. Nun kann man den Strom mit Hilfe eines Galvanometers deutlich messen. Der Ausschlag des Galvanometerzeigers ist das Maß für die Lichtintensität. Eine schöne Ausführung eines solchen Lichtmessers ist die an ein STRAUSSsches Mekapion (Abb. 9) angeschlossene lichtelektrische Cadmiumzelle (Abb. 10). An diese ist ein Läutwerk anzuschließen, welches bei intensiver Belichtung in kurzen, bei schwacher Belichtung aber in langen Intervallen ertönt, so daß man die Lichtstärke auch akustisch beurteilen kann.

Leider sind derartige Instrumente derzeit für den gewöhnlichen Gebrauch des Arztes noch zu kostspielig und kompliziert. Es

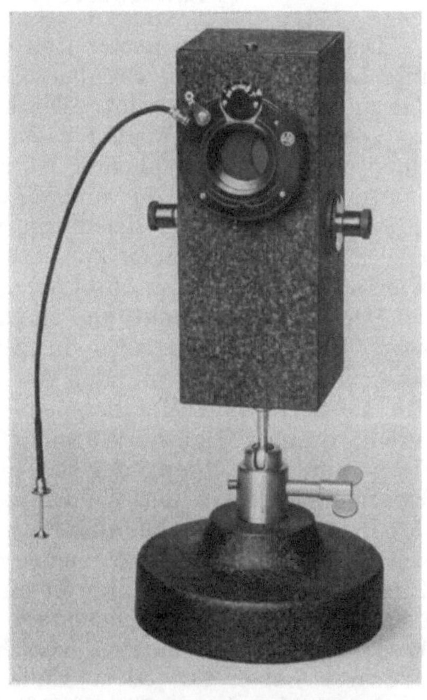

Abb. 10. Lichtelektrische Cadmiumzelle zum Anschluß an ein STRAUSSsches Mekapion. (Aus S. STRAUSS: Der Röntgendosimeter Mekapion. Wien 1930.)

ist jedoch zu erwarten, daß die Photozelle in der Zukunft auch in der allgemeinen therapeutischen Praxis Eingang finden wird.

Zweiter Teil.

Der Bau der Quarzlampen.

Es gibt kleine, mittlere und große Typen von Quarzlampen. Die für die allgemeine Praxis wichtigste und am häufigsten verwendete Lampentype ist die mittlere, weil sie sowohl zur Bestrahlung einzelner Körperteile, als auch des ganzen Körpers geeignet ist. Sie wurde von BACH angegeben und ist unter dem Namen „Künstliche Höhensonne" allgemein bekannt. Diese mittlere Type stellt das Normalmodell der Quarzlampen dar. Die große Type der Quarzlampen, welche nach Angaben JESIONEKs hergestellt wurde, ist zur gleichzeitigen Behandlung mehrerer Patienten bestimmt. Die kleinen Typen sind die sog. „Kleine Höhensonne" und die wassergekühlte nach KROMAYER benannte Lampe, die zur Bestrahlung kleiner Haut- und Schleimhautstellen dient.

I. Der Bau des Normalmodelles der Quarzlampe ("Künstliche Höhensonne").

Der wesentlichste Bestandteil der von BACH eingeführten Lampe ist ihre Leuchtquelle, der Brenner. Dieser befindet sich in einem Gehäuse, das auf einem Stativ ruht. Die Lampe wird sowohl für den Anschluß an Gleichstrom, als auch für Wechselstromanschluß gebaut und zwar für jede der gebräuchlichen Netzspannungen. Es gibt also Gleichstromlampen (Abb. 11) und Wechselstromlampen (Abb. 12). Diese unterscheiden sich in der Form ihres Brenners und darin, daß die Gleichstromlampen einen Vorschaltwiderstand, die Wechselstromlampen aber einen Transformator besitzen.

Der Brenner besteht aus einem aus Quarzglas erzeugten Vakuumrohr. Die Rohrenden gehen in Näpfe über, die mit Quecksilber gefüllt sind. In diese Näpfe münden die Zuleitungsdrähte ein. An den Enden des Brenners sind Metallrippen in strahliger Anordnung angebracht, welche durch ihr gutes Wärmeleitungsvermögen und ihre große Oberfläche zur Luftkühlung des sich stark erhitzenden Quarzrohres dienen. Etwas einwärts von den Kühlrippen befinden sich Ösen zum Aufhängen des Brenners an zwei Metallstifte im Gehäuse. Diese Stifte haben ebenso wie die Ösen verschiedene, zueinander passende Durchmesser, so daß das Einsetzen des Brenners nur in einer Richtung möglich ist. Die Form der Brenner ist nun, je nachdem es sich um eine Gleich- oder um eine Wechselstromlampe handelt, verschieden (Abb. 13). Die Gleichstrombrenner haben an jedem Ende einen Quecksilbernapf. Von vorne gesehen bildet das rechte Gefäß den negativen Pol, die Kathode und das linke Gefäß den positiven Pol, die Anode. Die Länge des Brenners ist von der vorliegenden Netzspannung abhängig. Sie beträgt bei 110 Volt 14 cm, bei 220 Volt 22 cm; die Länge des im Brenner entstehenden Lichtbogens beträgt bei der 110 Voltlampe 6 cm, bei der 220 Voltlampe genau das Doppelte, also 12 cm. Anders verhalten sich die Wechselstrombrenner. Ihr Rohr ist an einem Ende in zwei Schenkel geteilt, so daß die Brenner drei Polgefäße besitzen. Außerdem sind die Wechselstrombrenner unabhängig von der Netzspannung, also gleichgültig, ob wir es etwa mit 110 Volt oder 220 Volt zu tun haben, stets 22 cm lang und haben immer eine Lichtbogenlänge von 12 cm.

Das Lampengehäuse[1]. Es besteht aus zwei halbkugeligen Metallkappen, die den Brenner umgeben. Die obere Gehäusekappe ist starr befestigt, während die untere, kleinere, beweglich ist. Letztere dient zum Verschluß. Der obere Gehäuseteil hat an seiner Kuppe eine kreisförmige, von einem Dach gedeckte Öffnung, die zum Entweichen der heißen Luft bestimmt ist. Seitlich außen münden die stromzuleitenden Kabel ein, die vom Vorschaltwiderstand oder vom Transformator heraufkommen. Im Inneren des Gehäuses befinden sich auf einer Kippschiene, die durch Winkelgelenke zu bewegen geht, zwei Metallstifte zur Befesti-

---

[1] Dieses, das Stativ und die Stromzufuhr wurden im Laufe der Zeit vielfach verändert. Unsere Beschreibung bezieht sich auf die gebräuchlichsten Modelle. Die allerletzte Lampenform zeigt Abb. 18.

gung des Brenners, welche verschieden dick gehalten sind. Im Gehäuseinneren sind ferner die Klemmen zum Anschluß der zum Brenner

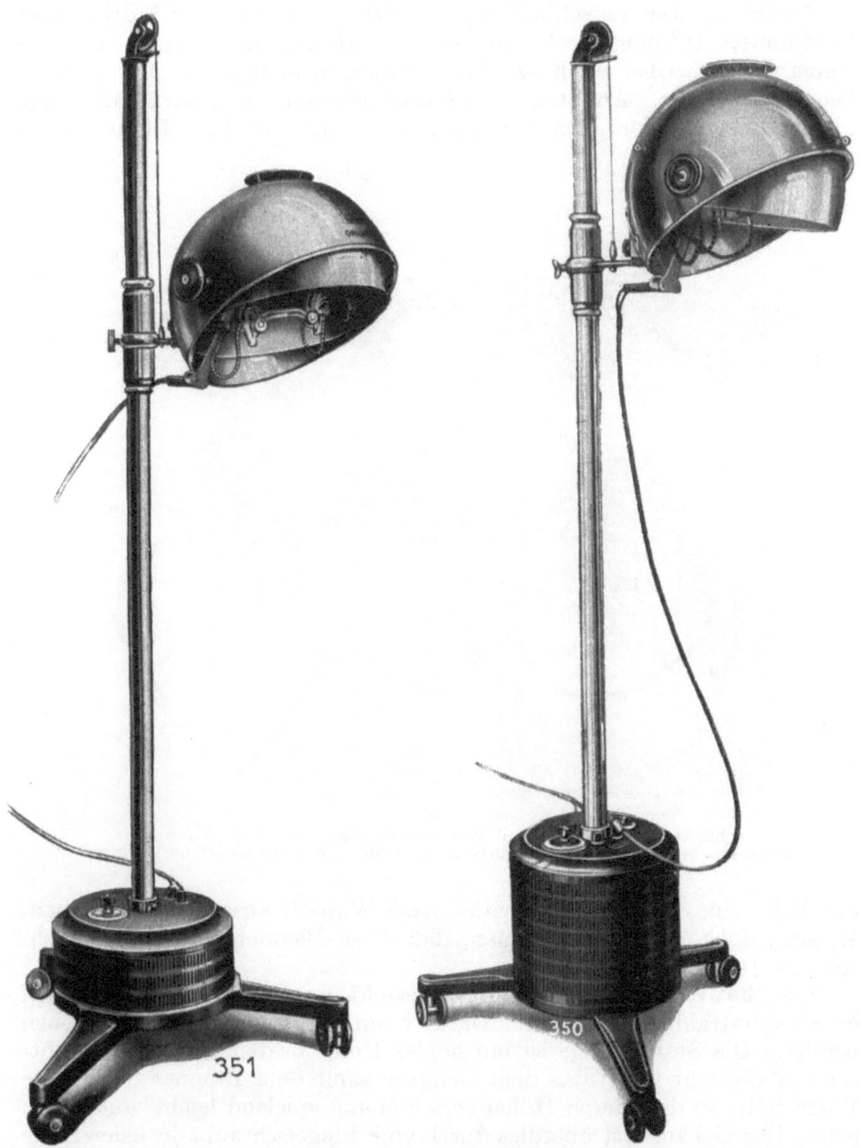

Abb. 11. Normalmodell der Quarzlampe
(Bachlampe) für Gleichstrom.
(Quarzlampenges. m. b. H. Hanau.)

Abb. 12. Normalmodell der Quarzlampe
(Bachlampe) für Wechselstrom.
(Quarzlampenges. m. b. H. Hanau.)

führenden Kabel angebracht. Um die Lampe zu zünden, wird die Schiene durch ein Rad gekippt, das sich rechts außen am Gehäuse befindet.

Ein ebensolches, außen links vorhandenes Rad bewirkt die Öffnung
und Schließung der unteren Verschlußkappe des Gehäuses. Eine Sperr-
vorrichtung neben diesem Rad gestattet das Festhalten jeder gewünschten
Spaltöffnung. Die Verschlußkappe besitzt außer einer zur Luftkühlung
bestimmten Öffnung noch eine zweite Öffnung, durch die man, von
einem dunklen Glas geschützt, bei geschlossenem Gehäuse den Brenner
beobachten kann. An Stelle des Glases können zur Bestrahlung ganz
kleiner Körperstellen auch Blenden eingeschaltet werden. Diese können

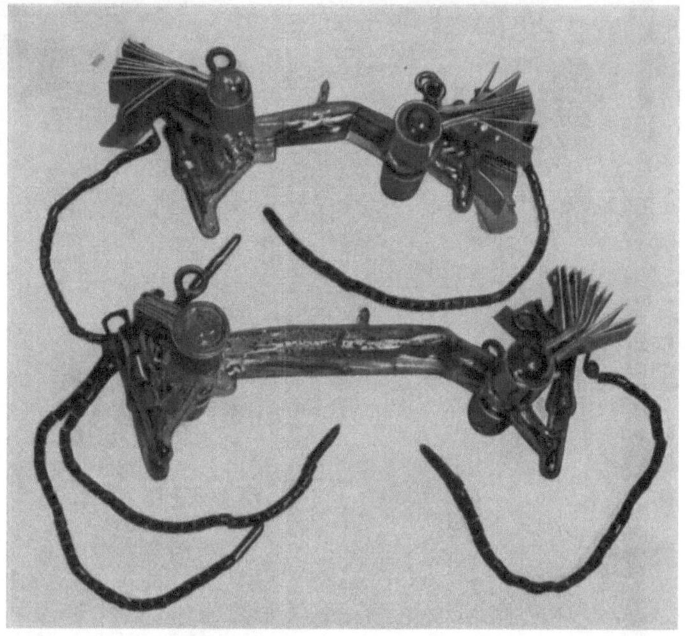

Abb. 13. Gleichstrom- und Wechselstrombrenner der Bachlampe.
Oben ein 110 Volt-Gleichstrombrenner und unten ein Wechselstrombrenner.

mit Hilfe eines kleinen Handgriffes nach Wunsch ausgetauscht werden.
Es sei jedoch vorweg genommen, daß diese Blendeneinrichtung Nach-
teile hat (S. 49).

Das Stativ. Das Lampenstativ besteht aus einer Stange, die auf
einem vierstrahligen Fuß ruht. Dieser kann auf Rollen leicht verschoben
werden. Die Stativstange ist ein hohles Rohr, in dem an einem Draht-
seil ein Gewicht läuft, das dem Gehäuse samt dem Brenner gerade die
Wage hält, so daß deren Höhenverschiebung spielend leicht vonstatten
geht. Das Gehäuse ist überdies durch eine Flügelschraube in jeder Höhe
festzuklemmen.

Es sei erwähnt, daß außer Lampen mit einem Stativ auch Hängelampen
erzeugt werden. Diese haben jedoch den Nachteil, daß sie nicht so wie die Stativ-
lampen bequem nach jeder gewünschten Stelle hin verschoben werden können.
Da die Hängelampen meist senkrecht über dem Behandlungsbett angebracht
werden, bedeutet ferner die Möglichkeit des Bruchs des Quarzrohres eine Gefahr,

da sich dabei das glühende Quecksilber über den Patienten ergießen könnte. Außerdem ist auch ein Abreißen der ganzen Hängelampe von der Decke nicht ausgeschlossen. Ein Vorteil der Hängelampen würde in der Raumersparnis bestehen, die durch den Wegfall des Stativs erzielt wird. Ist eine solche notwendig, so ist es jedoch sicherer und zweckmäßiger, sich der von der Quarzlampengesellschaft erzeugten „Wandarme" zu bedienen, das sind Schienen, an denen Quarz- (oder Sollux-)lampen befestigt und je nach Bedarf verschoben werden können. Diese Einrichtung gestattet jedoch nur Allgemeinbestrahlungen, kommt also für den praktischen Arzt, der seine Lampe bald für solche, bald aber auch für Lokalbestrahlungen benötigt, seltener in Betracht als für größere Heilanstalten.

Der Vorschaltwiderstand, bzw. der Transformator. Die Quarzlampen brauchen zu ihrem Betriebe noch einen Zusatzapparat und zwar benötigen die Gleichstromlampen einen Vorschaltwiderstand, die Wechselstromlampen einen Transformator. Bei den modernen Lampen ist dieser Apparat auf dem Fuß des Stativs, rund um die Stativstange befestigt. In ihm münden die Zuleitungskabel von der Wanddose her, während eine zweite Leitung vom Apparat hinauf zum Brenner zieht. Ein Dosenschalter, der sich an der oberen Fläche des zylindrisch gebauten Vorschaltwiderstands oder Transformators befindet, dient zum Ein- und Ausschalten des Stromes. Aus dem Transformator ragt ein Knopf heraus, durch dessen Niederdrücken ein Widerstand ausgeschaltet und die Lichtstärke des Brenners vermehrt wird.

Tabelle 2. Daten für die Brenner des Normal- (BACH-) und des großen (JESIONEK-) Modells der Quarzlampen.

= bedeutet Gleichstrom, ∿ bedeutet Wechselstrom. (Die Daten sind der technischen Anleitung zur Quarzlampe „Künstliche Höhensonne", Original Hanau, Neudruck November 1929 entnommen.)

Lampenmodelle	Netzspannung	Klemmenspannung am Brenner im Betrieb	AnlaufStromstärke	BetriebsStromstärke	Länge des Lichtbogens	Lichtstärke des Brenners	Stündlicher Stromverbrauch
	Volt	Volt	Amp.	Amp.	cm	Kerzen	KW
Normal- (BACH-) Lampe	110 = 220 = 120 ∿ 220 ∿	70—80 150—160 170—180 170—180	11 8 11 9	4,0 2,5 7,5 3,7	6 12 12 12	1200 2000 2500 2500	0,44 0,55 0,70 0,70
Große (JESIONEK-) Lampe	110 = 220 = 120 ∿ 220 ∿	70—80 150—160 170—180 170—180	16 11 11 9	6,0 4,0 7,5 3,7	7 13 12 12	2000 3000 2500 2500	0,70 0,90 0,70 0,70

Die Installation der Normallampe. Die Lampe kann nicht ohne weiteres an die gewöhnlichen zur Wohnungsbeleuchtung dienenden Steckkontakte angeschlossen werden. Diese sind nämlich bei 220 Volt durchschnittlich für 3 Ampere und bei 110 Volt für höchstens 6 Ampere gesichert, während die Normaltype der Quarzlampe zu Beginn ihres Betriebes bei einer Netzspannung von 220 Volt Stromstärken bis 9 Ampere und bei 110 Volt sogar solche bis 11 Ampere benötigt. Man braucht daher Leitungen, die bei 220 Volt mit 10 Ampere, bei 110 Volt mit 15 Ampere gesichert sein müssen. Außerdem müssen die Stromzähler für die Messung solcher

Stromstärken geeignet sein. Die Wanddosen sollen zur leichten Bedienung der Lampe in etwa 1 m Höhe angebracht sein. Um bei Gleichstrom Falschpolung zu vermeiden, was zur Schädigung des Brenners führen würde, müssen die Löcher der Dose und dementsprechend die Stifte des Steckers von verschiedener Dicke sein.

Wer größere Installationsänderungen vermeiden will, der kann ihnen durch Anschaffung eines sog. Elfa-Automaten (AEG) aus dem Wege gehen. Diese Vorrichtung wird an Stelle der gewöhnlichen Abschmelzsicherungen angebracht und gestattet es, durch Leitungen die für z. B. nur 6 Ampere gesichert sind, kurzfristig, d. i. 3—5 Minuten lang, die doppelte Stromstärke, also 12 Ampere hindurchzuschicken. Das genügt aber für die kurze Dauer des Anlaufstromes der Quarzlampen vollkommen.

Die Leistungen der verschiedenen Formen des Normalmodells seien zu ihrem Vergleich, gemeinsam mit den Leistungen des großen Modells der Quarzlampen, ihren wichtigsten Daten nach, in obenstehender Tabelle 2 angegeben. Die Lichtstärken der Brenner sind ihrer UV-Intensität annähernd proportional.

II. Die Hilfsapparate.

Mehrere Hilfsapparate dienen entweder zur Ausführung besonderer Bestrahlungsarten oder erleichtern als Meß- bzw. als Kontrollinstrument die Technik der Quarzlampenbestrahlung.

Der Abstandsmesser (Abb. 14). Für die Wirkung einer Bestrahlung ist der jeweilige Abstand der Lichtquelle vom Körper des Patienten von entscheidender Bedeutung. Man kann ihn in bequemer Weise mit einem Meßband bestimmen, das an einem an der Lampe befestigten Rohrbügel angebracht ist. Der Rohrbügel ist über den Achsen der am Gehäuse befindlichen Räder anzuhängen. Die Skala des Meßbandes ist so eingeteilt, daß sie stets die Entfernung des Bandendes von der Achse des Leuchtrohres anzeigt. Das Bandmaß wird nach Gebrauch durch eine Federung wieder von selbst aufgerollt.

Die Kontrolluhr (Abb. 15). Um die Behandlungszeit einer Quarzlichtbestrahlung genau einzuhalten, bedient man sich einer Kontrolluhr mit selbsttätigem Läutwerk, wie sie allgemein in der physikalischen Heilkunde Anwendung findet. Man stellt den Zeiger auf die zur Bestrahlung erforderliche Zeit ein, zieht die Uhr auf und betätigt einen Hebel, der das Uhrwerk in Gang setzt. Der Zeiger zeigt während seines Ganges jeweils die zur Vollendung der Bestrahlung noch fehlende Minutenzahl an, um nach Ablauf derselben eine Klingel zum Läuten zu bringen.

Die Kontrolluhr mit selbsttätigem Ausschalter[1] (Abb. 16). Es ist dies eine Kontrolluhr, welche mit der Quarzlampe derart elektrisch verbunden ist, daß sie diese nach Ablauf der eingestellten Zeit automatisch zum Erlöschen bringt. Eine solche Einrichtung kann besonders für große Betriebe mit wenig Personal von Vorteil sein, weil sie unerwünschte Überdosierungen verhütet. Man kann das Läutwerk der Kontrolluhr auch so einstellen, daß es eine Minute vor Ablauf der Behandlungszeit ertönt, so daß man noch genügend Zeit hat, um durch ein Zurückdrehen

---

[1] KOWARSCHIK, J.: Wien. klin. Wschr. **1931**, Nr 5. Erzeugt von der Firma K. Marholt, Wien IX, Garnisongasse 7.

des Uhrzeigers das Erlöschen der Lampe zu verhindern, falls man die Bestrahlung desselben Patienten an einer anderen Körperstelle oder die Behandlung eines weiteren Patienten sofort anschließen will.

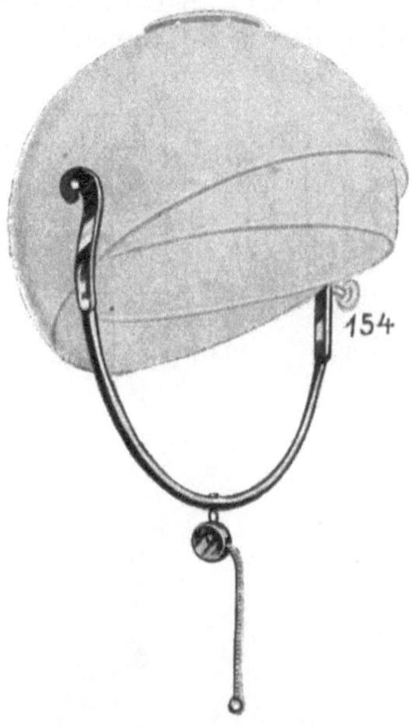

Abb. 14. Abstandsmesser
(Quarzlampenges. m. b. H. Hanau).

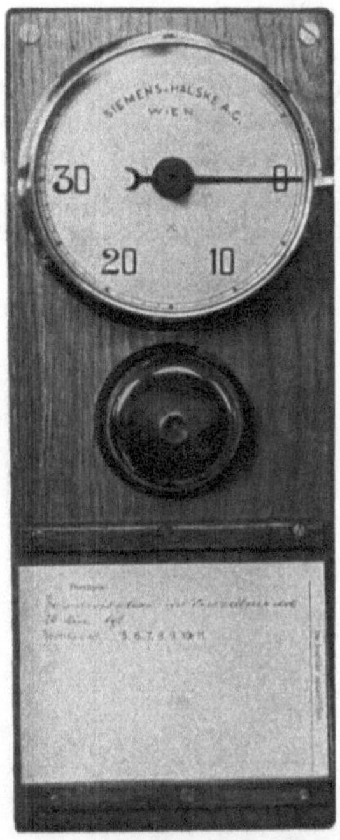

Abb. 15. Kontrolluhr. (Nach
J. KOWARSCHIK: Elektrother., 3. Aufl.)

Die Polprüflampe. Die häufigste Ursache der Zerstörung eines Brenners bildet bei den Gleichstromlampen die falsche Polung. Ein Kontrollinstrument, das sowohl die richtige, als aber auch die falsche Polung anzeigt, ist die Polprüflampe.

Sie schaut äußerlich einer Glühlampe ähnlich (Abb. 17), unterscheidet sich aber von einer solchen dadurch, daß sie zwei miteinander nicht verbundene, parallel zueinander verlaufende Drahtspiralen besitzt, eine längere und eine kürzere, deren Enden frei in das Lampeninnere hineinragen. Jede Spirale stellt einen Pol dar. Die Lampe ist mit Neongas gefüllt. Wird

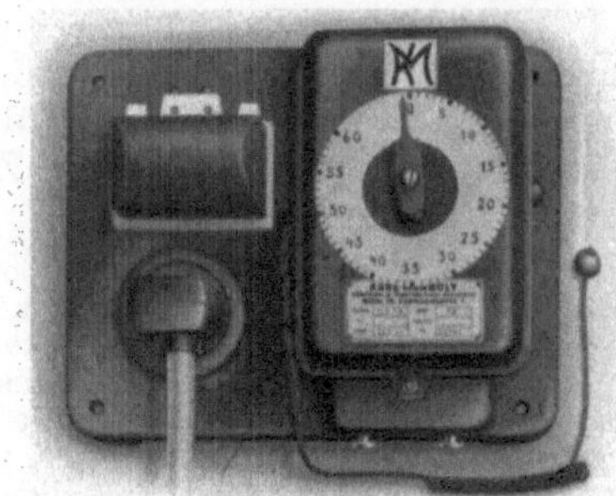

Abb. 16. Kontrolluhr mit selbsttätigem
Ausschalter.

sie an ein Gleichstromnetz angeschlossen, so zeigt sie die Eigenschaft, schon bei geringen Spannungen das Neongas in der Umgebung derjenigen

Spirale zum Leuchten zu bringen, welche gerade den negativen Pol, die Kathode darstellt. Es entsteht ein hellroter eigentümlich glimmender Lichtmantel um die Spirale, nach dem die Lampe den Namen „Glimmlampe" führt.

Zur Prüfung, ob richtig gepolt ist, wird die Polprüflampe an die außen am Lampengehäuse befindlichen Stifte, zu denen das Kabel vom Widerstand zieht, oder, bei den neuesten Modellen der Quarzlampen[1], wie Abb. 18 zeigt, angesteckt. Die Polprüflampe ist nun so gebaut, daß bei richtiger Netzpolung die längere Drahtspirale als Kathode aufleuchtet, so daß die ganze Lampe von Licht erfüllt wird. Bei falscher

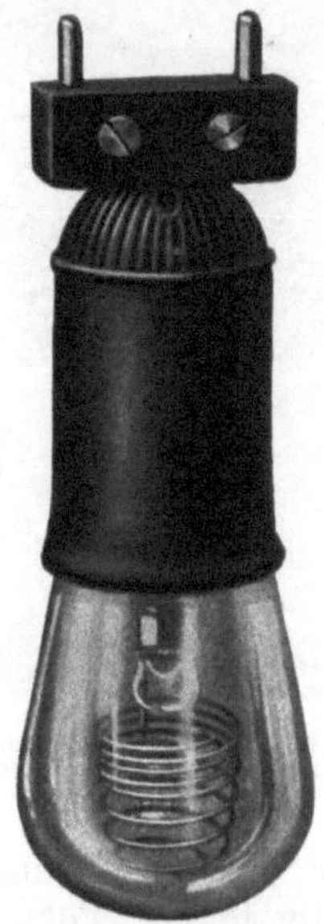

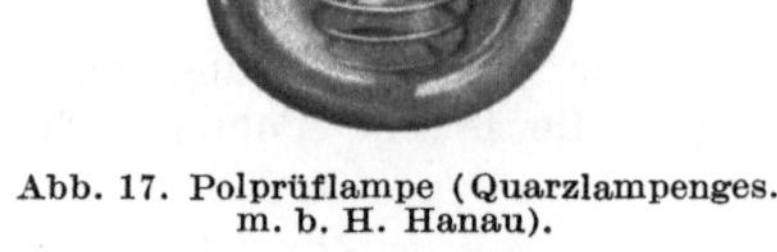

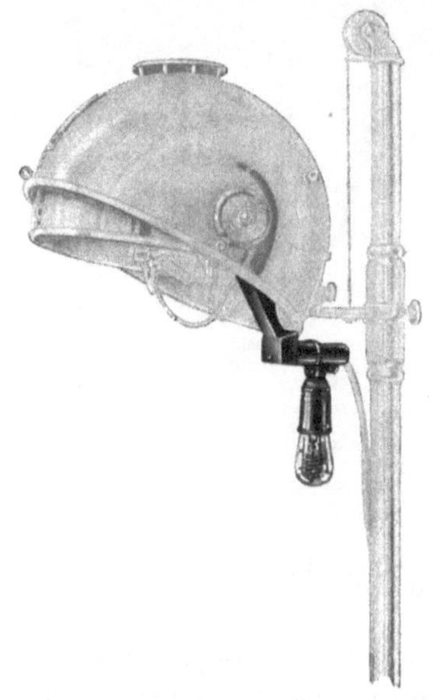

<table>
<tr><td>Abb. 17. Polprüflampe (Quarzlampenges. m. b. H. Hanau).</td><td>Abb. 18. Polprüflampe an der Quarzlampe befestigt (Quarzlampenges. m. b. H. Hanau).</td></tr>
</table>

Netzpolung leuchtet aber bloß die kurze, aus zwei Windungen bestehende Spirale auf, während der übrige Teil der Lampe dunkel bleibt. Die Lampe leuchtet nur vor dem Zünden des Brenners und verlöscht bei seiner Zündung.

Die Filter. Die unterhalb von 280 mμ liegenden UV-Strahlen üben auf wachsende Zellen schädigende Reizwirkungen aus. Will man diese, etwa bei der Behandlung von Wunden vermeiden, so kann man zu diesem Zweck in den Strahlenkegel der Quarzlampe eine Scheibe aus Uviolglas einschalten (Abb. 19). Das geschieht mit Hilfe zweier am Gehäuse zu befestigender Arme. Das Uviolglas filtert die unerwünschten unterhalb 280 mμ liegenden Strahlen ab. Da aber Bestrahlungen von sich neu bildenden Zellen selten sind und eine Reizwirkung sonst meist erwünscht ist, so ist die Anwendung des Uviolglasfilters sehr beschränkt.

Der Diagnoseansatz (Abb. 20). Das UV-Licht hat die Eigenschaft, gewisse Körper bei ihrer Belichtung zum Selbstleuchten, zum Fluoreszieren zu bringen. Man kann dies jedoch unter gewöhnlichen Umständen nicht sehen, weil die intensive Helligkeit der Quarzlampe die Fluoreszenzerscheinung überstrahlt. Der Diagnose-

---

[1] Siehe die Fußnote auf S. 18.

ansatz ist nun ein Filter, der alle Strahlen der Quarzlampe, die eine größere Wellenlänge als 366 mμ haben, absorbiert, also alle sichtbaren Strahlen des grellen Quecksilberdampflichtes zurückhält und nur unsichtbare UV-Strahlen hindurchläßt.

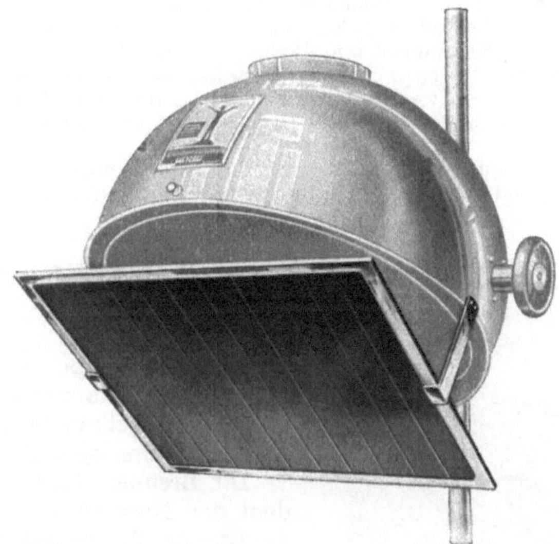

Abb. 19. Filter für kurzwellige UV-Strahlen (Quarzlampenges. m. b. H. Hanau).

Bringt man in diesen unsichtbaren Strahlenkegel gewisse Körper, so sieht man sie jetzt fluoreszieren. Man erkennt die Fluoreszenz besonders deutlich, wenn man noch über den Kopf ein schwarzes, das Tageslicht abhaltendes Tuch hängt. Das Filterglas besteht aus einer fast schwarzen Glassorte. Es ist in einen Metallrahmen eingebaut, der am Gehäuse einer jeden Normallampe mit Schrauben befestigt werden kann. Ein Ventilationsrohr sorgt für die Kühlung des Brenners.

Man kann mit Hilfe des durch den Diagnoseansatz hindurchgelassenen unsichtbaren UV-Lichtes Hauterkrankungen, wie eine Pityriasis versicolor[1] oder gewisse Formen der Lues, ferner beginnende Röntgenschädigungen auf Grund von Fluoreszenzerscheinungen diagnostizieren, die bei sichtbarem Licht nicht wahrnehmbar sind. Ferner hat in jüngster Zeit O. Reche[2] gefunden, daß das Blutserum gesunder Personen im dunklen UV-Licht nur gering fluoresziert, während das Serum kranker Menschen auffallende, in mannigfaltigen Farben leuchtende Fluoreszenzerscheinungen zeigt. Da Reche außerdem oft

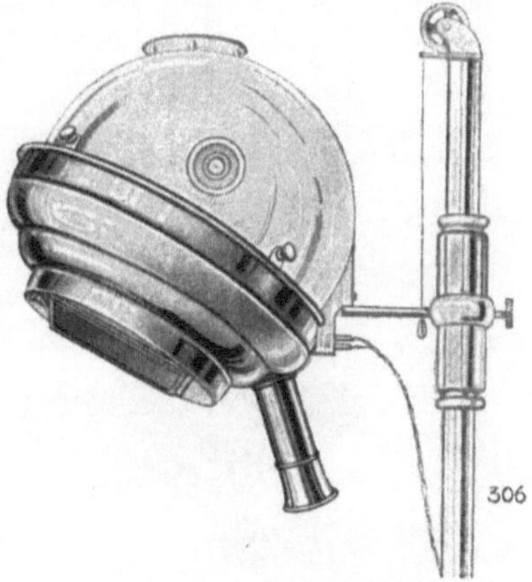

Abb. 20. Diagnoseansatz
(Quarzlampenges. m. b. H. Hanau).

eine deutliche Übereinstimmung bei den Seren gleicher Krankheiten fand, besteht die Möglichkeit, nach weiteren, umfangreichen Untersuchungen, in Zukunft

---

[1] Keller, Ph.: Dermat. Wschr. **82**, Nr 14, 457 (1926).
[2] Reche, O.: Z. Rassenphysiol. **4**, H. 3/4, 97—118 (1931).

bestimmte Krankheiten mittelst der „Fluoreszenzdiagnostik" erkennen zu können.

Länger bekannt als in der Medizin ist die Verwendbarkeit der durch die unsichtbaren UV-Strahlen kenntlich gemachten Fluoreszenz auf anderen Gebieten. So bedient man sich ihrer zur Wiedersichtbarmachung verlöschter Pergamenthandschriften, zur Unterscheidung falscher von richtigen Banknoten, zur Erkennung gewisser Sorten von Edelsteinen und Perlen u. a. m.

Die Ansätze für therapeutische Zwecke. Zur Bestrahlung von Schleimhäuten in Körperhöhlen werden verschiedene Ansätze zum Normalmodell der Quarzlampe verwendet, deren nähere Beschreibung im speziellen Teil erfolgen soll (S. 131).

Die UV-Lichtmeßgeräte und zwar das Erythemdosimeter, der UV-Schnellmesser und die Cadmiumzelle sind schon auf S. 14—17 geschildert worden.

III. Der Bau der großen Quarzlampe (Jesioneklampe).

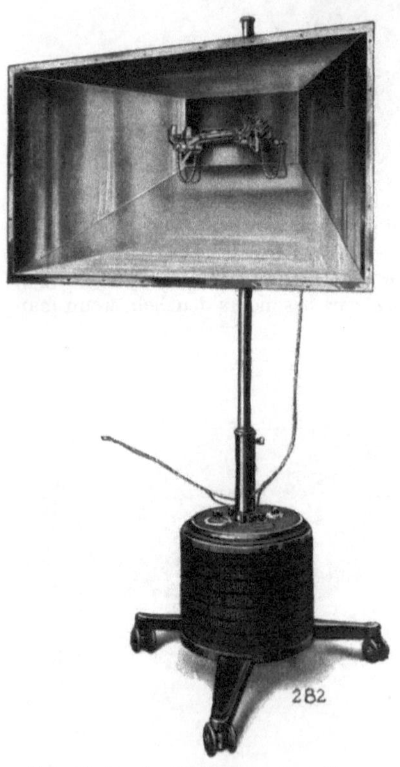

Abb. 21. Großes Modell der Quarzlampe (Jesioneklampe) für Wechselstrom (Quarzlampenges. m. b. H. Hanau).

Auch die große, von JESIONEK angegebene Quarzlampe (Abb. 21) ist für jede gebräuchliche Stromart und Spannung gebaut.

Ihr **Brenner** gleicht in der Form dem der Normallampe. Doch sind die Brenner der großen Gleichstromlampen länger und darum auch lichtstärker als die der Normallampe. Die Wechselstrombrenner sind denen des Normalmodells vollständig gleich.

Das **Gehäuse** der Jesioneklampe besteht aus einem vorne offenen Kasten, der von schräggestellten Wänden gebildet wird. Die Wände sind aus spiegelndem Magnalium hergestellt. Magnalium ist ein Metall, das UV-Licht in besonders hohem Maße reflektiert. Es wird daher das Licht der großen Quarzlampe durch ihren starken Reflektor in einem breiten Kegel in den Raum gestrahlt. An der Rückseite des Gehäuses befindet sich das Rad zum Kippen des Brenners. Das **Stativ** ist wie bei der Normallampe beschaffen. Ebenso der um dieses herumgebaute Widerstand bzw. Transformator.

IV. Der Bau der kleinen Quarzlampe.

Die kleine Quarzlampe, die auch den Namen „Kleine Höhensonne" führt (Abb. 22), schaut einer verkleinerten Normallampe ähnlich. Ihre Besonderheit besteht darin, daß sie an jeden gewöhnlichen Steckkontakt, wie er zu Lichtleitungen benutzt wird, angeschlossen werden kann. Sie benötigt nicht über 6 Ampere. Daher sind auch ihre Brenner kleiner gehalten. Ihre Gleichstrombrenner unterscheiden sich von denen der Normallampe dadurch, daß sie durch Falschpolung nicht zerstört werden. Sie brennen bei Falschpolung entweder ohne Schaden zu erleiden weiter, oder sie verlöschen. In letzterem Fall vertauscht man einfach die Stifte der Steckdose.

Das Gehäuse besteht aus einer starren Metallhalbkugel ohne Verschlußkappe. Es ist mittels eines Querbalkens mit dem Stativ verbunden. Am Knie zwischen Querbalken und Stativ befindet sich das Rad zum Kippen des Brenners. Der

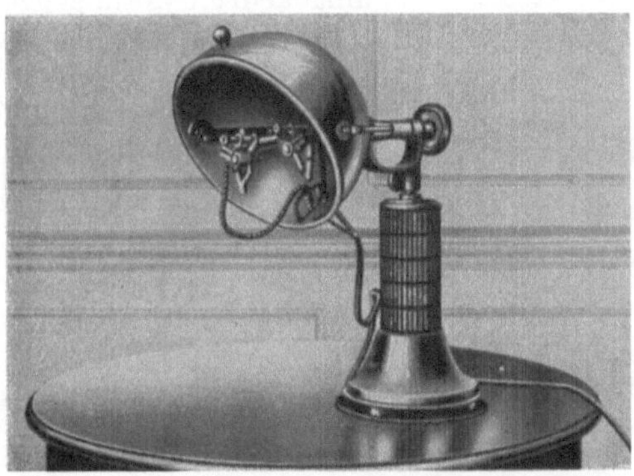

Abb. 22. Kleine Quarzlampe, Modell für Gleichstrom (Quarzlampenges. m. b. H. Hanau).

Querbalken ist zu einem Handgriff ausgestaltet, an dem die Lampe getragen werden kann. Das Stativ besitzt ein breites Fußende und birgt bei der Gleichstromlampe im Inneren einen Widerstand. Für die Wechselstromlampe ist noch ein von der Lampe getrennter Transformatorkasten nötig, der ebenfalls zum Transport einen Handgriff besitzt.

Lampenkoffer. Es gibt zum Transport der Lampe außer Hause eigene kleine Koffer. Bei Wechselstromlampen braucht man zum Transport des Transformators einen zweiten Koffer.

Dentalhöhensonne. Für zahnärztliche Zwecke wurde ein eigenes Modell der kleinen Quarzlampe gebaut, das im speziellen Teil abgebildet und näher besprochen ist (S. 140).

V. Der Bau der wassergekühlten Quarzlampe (Kromayerlampe).

Die wassergekühlte, nach KROMAYER benannte Quarzlampe (Abb. 23) war, wie schon im geschichtlichen Teil erwähnt wurde, die erste medizinische Quarzlampe. Sie ist nach den Grundsätzen der FINSENschen Lichtbehandlung gebaut. Das heißt, sie besitzt die Einrichtung, unmittelbar an eine erkrankte Körperstelle angepreßt zu werden, wodurch die Eindringungsmöglichkeit des UV-Lichtes ins Gewebe erhöht wird. Denn durch die Kompression wird die Dicke der zu durchdringenden Schichten verringert und das für die Tiefenwirkung hinderliche Blut weggedrückt. Das rote Blut absorbiert nämlich, als ein Filter, die blauen und die UV-Strahlen und läßt nur, wie seine Farbe zeigt, die roten Strahlen hindurch. Nun ist es aber, um diese Kompression zu ermöglichen, nötig, den heißen Brenner zu kühlen. Das geschieht durch fließendes kaltes Wasser. Durch die Wasserkühlung unterscheidet sich die Kromayerlampe von allen anderen Quarzlampen, die Luftkühlung besitzen. Auch die Kromayerlampe wird für jede Stromart und Spannung gebaut.

Der **Brenner** besteht aus einem umgekehrt U-förmig gekrümmten luftleeren Rohr aus Quarzglas (Abb. 24). Dieses trägt zum Schutz vor einer allzu starken Abkühlung um sein Leuchtrohr noch einen, ebenfalls aus

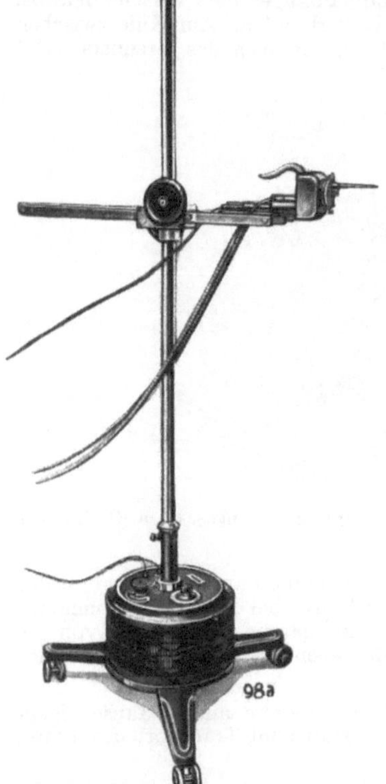

Abb. 23. Wassergekühlte Quarzlampe
(Kromayerlampe)
(Quarzlampenges. m. b. H. Hanau).

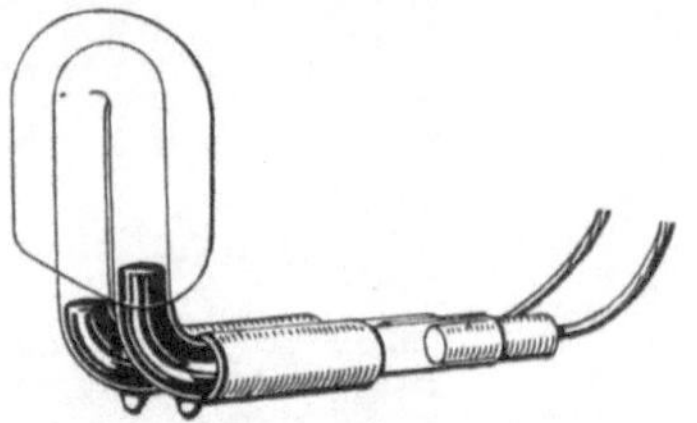

Abb. 24. Brenner der Kromayerlampe.
(Nach G. Stümpke: Die medizinische Quarzlampe, 3. Aufl.)

Quarzglas hergestellten und ebenfalls luftleeren Mantel. In den Schenkeln des Leuchtrohres befindet sich das Quecksilber. Die Wechselstrombrenner sind wieder dreipolig.

Das **Gehäuse** (Abb. 25), welches den Brenner umgibt, besteht aus Metall und ist nicht größer als eine Faust. Es hat vorne ein 5 cm im Durchmesser betragendes Fenster aus Quarzglas. An der hinteren Gehäusefläche befindet sich ein Griff, an dem die Lampe bei der Kompressionsbestrahlung gehalten werden kann. Unterhalb des Griffes münden die elektrischen Kabel ein und geht der Zu- und der Ableitungsschlauch für das Kühlwasser durch. Der Kühlstrom umkreist den im Gehäuse befindlichen Brenner. Die Kippung des Brenners erfolgt durch Neigung der ganzen Lampe nach vornüber.

Das **Stativ.** Die Kromayerlampe braucht eine besonders genaue Verstellungsmöglichkeit, welche von dem von Cemach angegebenen Stativ geboten wird. Dieses besteht aus einer Vertikal- und aus einer Horizontalstange, welch letztere an ihrem einen Ende die Lampe trägt. Beide Stangen sind gekerbt und können durch Zahnräder, die sich an ihrer Kreuzung befinden, gegeneinander nach jeder Richtung hin auf das Feinste eingestellt werden. Der Widerstand, bzw. der Transformator, umgibt wie bei der Normal- und bei der großen Lampe das Stativ.

Blaufilter. Will man die stark reizenden kurzwelligen UV-Strahlen abhalten, so kann man das Fenster des Gehäuses mit Hilfe eines Schlüssels herausnehmen

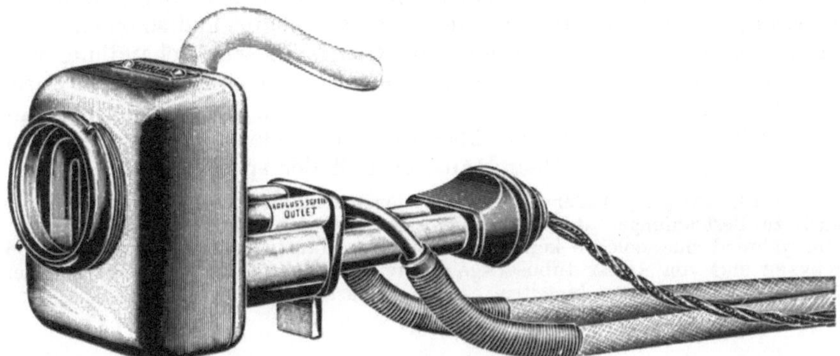

Abb. 25. Kromayerlampe mit ihrem Gehäuse (Quarzlampenges. m. b. H. Hanau).

und durch ein Blau-Uviolglas ersetzen, das nur die milderen langwelligen UV-Strahlen durchläßt. Wenn man eine noch stärkere Filterung haben will, so kann man eine solche durch Zwischenscheiben erreichen, die man in das Wasserbad zwischen Fenster und Brenner einsetzt, welcher Raum etwa 13 mm tief ist. Die Zwischenscheiben werden durch das vorher zu öffnende Fenster eingeführt und gehalten.

Ansätze. Bei der Kompressionsbehandlung wird das Fenster der Lampe an die Haut angepreßt. Ist aber die zu bestrahlende Gegend

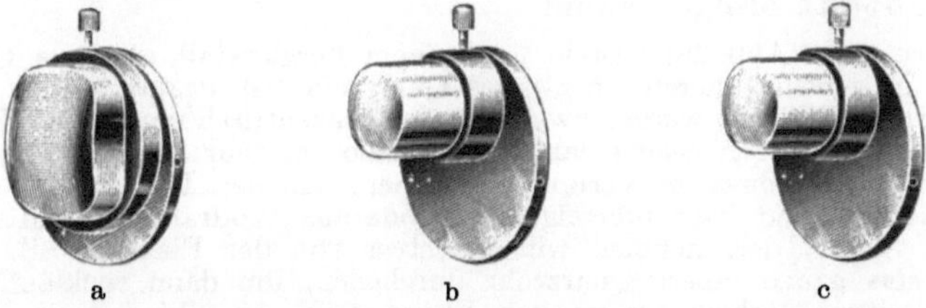

Abb. 26a—c. Quarzansätze für Kompressionsbehandlungen mit der Kromayerlampe
(Quarzlampenges. m. b. H. Hanau).

kleiner als das Fenster oder ist sie uneben wie im Gesicht, so ist das nicht ohne weiteres möglich. Man würde sonst nicht erwünschte Stellen mitbestrahlen oder müßte diese vorher erst mühsam abdecken. Diesem Übelstand helfen Ansätze aus Quarzglas ab (Abb. 26a—c), die kleiner als das Fenster sind. Sie sind von einer metallenen Fassungsscheibe umschlossen, welche den überflüssigen Teil der Fensteröffnung zudeckt. Die allgemein üblichen Formen der Ansätze wurden von Kromayer angegeben. Zur Befestigung eines Ansatzes muß man zunächst an den Fensterring der Lampe einen eigenen Metallrahmen, den Ansatzhalter, anschrauben. In diesen ist dann die Fassungsscheibe des Ansatzes leicht einzulegen.

Quarzstäbe. Das Quarzlicht pflanzt sich auch in Quarzstäben fort, die mehrere Zentimeter lang sind. Die Befestigung eines Quarzstabes am Lampenfenster erfolgt so wie die eines Quarzansatzes, d. h. es wird zuerst der früher erwähnte Ansatzhalter an den Fensterring angesteckt und dann die Fassungsscheibe des Stabes in diesen eingelegt. Die dünnsten Stäbe ruhen noch auf einer Spiralfeder, welche bei plötzlichen Bewegungen des Patienten oder der Lampe nachgibt und so einen Glasbruch vermeidet. Man verwendet die Quarzstäbe zur Behandlung von Körperhöhlen, indem man sie in diese einführt. Es werden so die Nase, der Gehörgang und die Mundhöhle einer direkten Bestrahlung zugänglich. Näheres darüber, sowie über die verschiedenen, diesen Zwecken dienenden Formen der Quarzstäbe, enthält der spezielle Teil.

Lokalisatoren. Außer zur Kompressionsbehandlung ist die Kromayerlampe auch zu Bestrahlungen der Haut von einer gewissen Entfernung aus geeignet. Um während einer solchen keine unerwünschten Hautteile zu treffen wurden von Keyser und von Assmy tubusartige Röhren angegeben, die das Licht von der Lampe direkt zur Haut hinleiten, es also lokalisieren sollen.

VI. Neue Quarzlampenmodelle.

Die kalte Quarzlampe (Ultrakontaktlampe[1]), (Abb. 27), die in jüngster Zeit aufgekommen ist, beruht zum Unterschied von den bisher üblichen Quarzlampen, die das Prinzip des elektrischen Lichtbogens benützen, auf dem Prinzip der Glimmlichtentladung. Während unter der Einwirkung des elektrischen Lichtbogens das Quarzrohr außerordentlich heiß wird, erwärmt sich der Brenner bei der Glimmlichtentladung nur so wenig, daß man ihn mit der Haut oder Schleimhaut in unmittelbaren Kontakt bringen kann.

Der Brenner (Abb. 28) besteht aus reinem Bergkristall, also aus Quarzglas. Er besitzt in seinem Inneren ein zweites Quarzrohr (L), das an seinem vorderen Ende offen ist. Dadurch werden zwei einander konzentrisch umfassende Kammern gebildet, die im übrigen gegeneinander abgeschlossen, nur an dem offenen Ende des inneren Quarzrohres in Verbindung stehen. An den Enden jeder Kammer befindet sich je eine flächenförmige Elektrode aus Wolfram (E_1 und E_2). Der elektrische Strom, der, nehmen wir an, etwa von der Elektrode E_1 ausgeht, muß also das ganze innere Quarzrohr durcheilen, um dann rückläufig an der Außenseite dieses Rohres zur zweiten Elektrode E_2 zu gelangen. Es ist daher die Entladungsstrecke doppelt so lang als der Brenner selbst. An den beiden Enden befindet sich je ein Tropfen freien Quecksilbers (Hg), das durch die sich erwärmenden Elektroden zum Verdampfen gebracht wird. Das Brennerinnere ist bis auf 1—2 mm Quecksilber evakuiert und enthält eine kleine Menge chemisch gereinigten Argons, um die Zündspannung herabzusetzen. Um die im Quarzrohr befindlichen Quecksilberdämpfe durch eine Glimmlichtentladung zum Leuchten zu bringen, reicht die normale Netzspannung von 110—220 Volt nicht aus, sie muß durch einen Transformator (T) auf etwa 800—900 Volt erhöht werden. Der Umfang und das Gewicht dieses Transformators sind so gering, daß er mit dem Brenner zu einem Ganzen verbunden werden konnte. Der Austausch der für verschiedene Zwecke notwendigen Brenner geschieht einfach mit Hilfe eines Steckkontaktes, durch den der Brenner an den Transformator angesteckt wird. Die Notwendigkeit eines Transformators bedingt, daß die

---

[1] Kowarschik, J.: Med. Klin. **1932**, Nr 6. Hersteller der Lampe: Österreichische Quarzwerkstätte, Wien XIX, Grinzinger Allee 46.

Lampe unmittelbar nur an Wechselstrom angeschlossen werden kann. Die Lampe ist an einem fahrbaren Stativ befestigt. Der Brenner mit dem Transformator ist durch ein Gegengewicht so ausbalanciert, und durch Kugelgelenke frei beweglich, daß er spielend leicht in jede Lage gebracht werden kann. Der Stromverbrauch der Lampe ist so gering, daß sie an jeden gewöhnlichen Lichtkontakt angeschlossen werden kann. Sie wird durch einen gewöhnlichen Schalter zum Zünden gebracht. Der Brenner zeichnet sich durch eine fast unbegrenzte Lebensdauer aus.

Da die Strahlung der Ultrakontaktlampe durch glühende Quecksilberdämpfe zustande kommt, so ist ihr Lichtspektrum dem der anderen Quarzlampen weitgehend ähnlich. Was die Quantität der UV-Strahlung betrifft, so kann sie am besten aus der erythemerzeugenden Kraft der Lampe ermessen werden. Setzt man einen Brenner direkt auf die Haut auf, so erzeugt, eine normale Empfindlichkeit vorausgesetzt, eine Bestrahlung von 2 Minuten bereits ein schwaches, aber deutliches UV-Erythem.

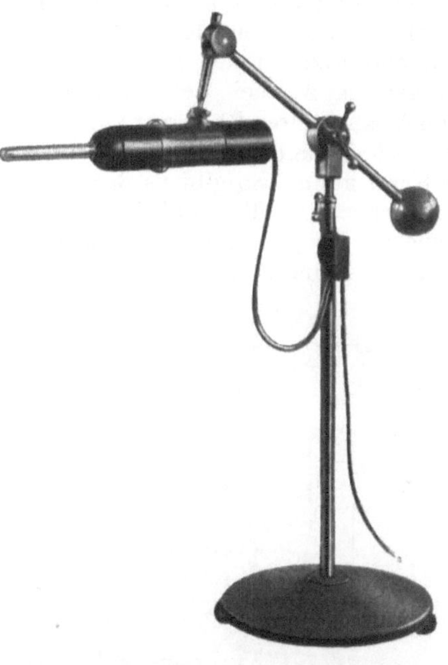

Abb. 27. Ultrakontaktlampe mit Vaginalbrenner.

Bestrahlungen von 5—10 Minuten bewirken ein intensives Erythem, dem eine monatelang anhaltende Pigmentierung folgt.

Das Anwendungsgebiet der Ultrakontaktlampe erstreckt sich auf örtliche Bestrahlungen der Haut und der Schleimhäute, d. h. es fällt mit dem der Kromayerlampe zusammen. Ihr Vorteil gegenüber dieser

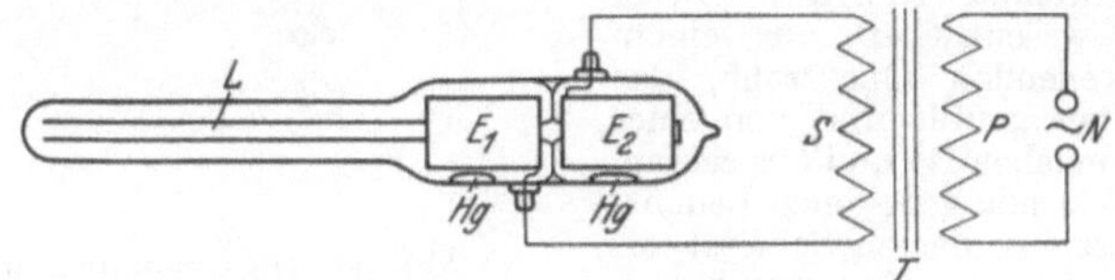

Abb. 28. Brenner der Ultrakontaktlampe.

Lampe besteht darin, daß der Brenner nur wenig warm wird, so daß er ohne besondere Wasserkühlung der zu bestrahlenden Körperstelle direkt aufgesetzt werden kann. Die Lampe ist daher bei Lupus, Hauttuberkuliden, psoriatischen und ekzematösen Plâques nicht zu großer Ausdehnung, Akneinfiltraten, Alopecia areata u. dgl. angezeigt. Man kann sie aber auch zur Setzung von starken Hautreizen bei schmerzhaften Erkrankungen der Nerven, Muskeln und Gelenke, wie Neuralgien,

Myalgien, Arthritis, Bursitis, Epikondyloiditis usw. mit gutem Erfolg benutzen. Diesen Zwecken dienen scheibenförmige Hautbrenner. Als besonderer Vorteil der Ultrakontaktlampe ist es zu werten, daß man, im Gegensatz zu den bisher üblichen Quarzlampen, bei denen man zur Ausleuchtung von Körperhöhlen Quarzansätze an den Brenner benutzen muß, bei der „kalten" Quarzlampe ihren Brenner selber direkt in Körperhöhlen einführen kann. So gibt es Spezialbrenner zur Bestrahlung der Scheide, des Rektums, der Nasen- und der Mundhöhle.

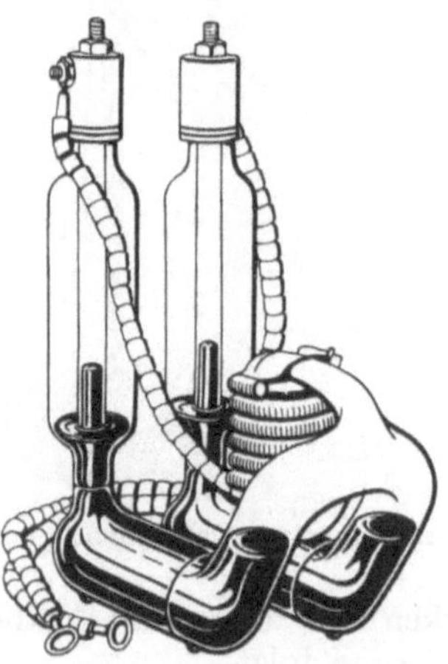

Abb. 29. Brenner der Jaenickelampe.
[Nach E. UHLMANN, Strahlenther. 29 (1928).]

Die Jaenickelampe[1] unterscheidet sich von den Hanauer Lampen vor allem durch ihren Brenner (Abb. 29). Dieser besteht im wesentlichen aus einem senkrecht stehenden Quarzrohr, das mit Quecksilber gefüllt und von einer Heizspirale umgeben ist und aus seinem umgekehrt U-förmig gebogenen Leuchtrohr aus Quarzglas, dessen Scheitel mit dem „Heizgefäß" in Kommunikation steht. Das Leuchtrohr setzt sich in zwei horizontale Polgefäße fort, die in zwei

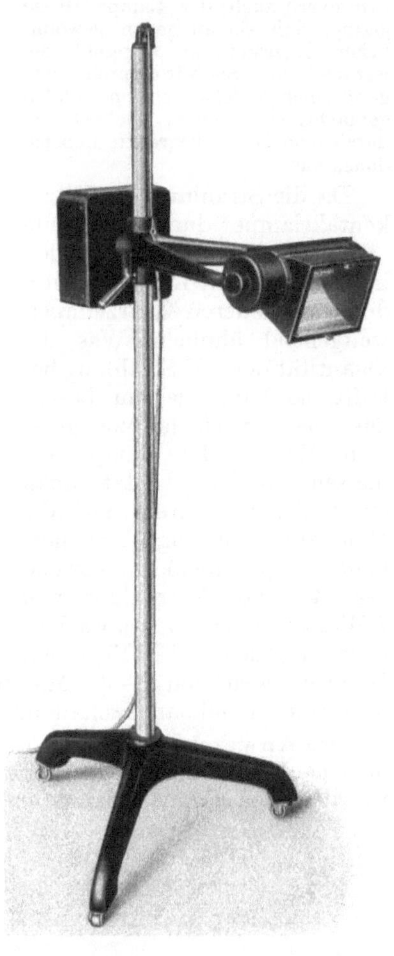

Abb. 30. Quarzcadmiumlampe
(Siemens-Reiniger-Veifa).

vertikale Steigrohre übergehen. Der Brenner enthält kein Vakuum. Seine Zündung erfolgt einfach durch die Einschaltung des Stromes mittelst eines Schalters. Dadurch entsteht zunächst eine Erhitzung der Heizspirale und des im Heizgefäß befindlichen Quecksilbers. Das sich bei der Erwärmung ausdehnende Quecksilber wird nun durch das Verbindungsrohr in die beiden Schenkel des U-förmigen Leuchtrohres herabgedrückt, wobei es zur Trennung des Quecksilbers in zwei Pole und zur Entstehung eines Lichtbogens kommt. Dieser leuchtet sofort in

---

[1] UHLMANN, E.: Strahlenther. **29**, 349 (1928).

voller Stärke. Die Inbetriebsetzung, welche also ohne Kippung des Brenners erfolgt, nimmt bloß 1 Minute in Anspruch, gegenüber der ungefähr 10 Minuten langen Einbrennzeit der Hanauer Lampen. Der Jaenickebrenner ist für den Anschluß an ein Gleichstromnetz gebaut. Er kann jedoch nach Vorschaltung eines Gleichrichters auch an Wechselstrom angeschlossen werden. Die Lampe ist gegen Falschpolung unempfindlich.

Die Quarzlampe „Kwarza" der Firma Sanitas gleicht der Hanauerlampe weitgehend. Sie unterscheidet sich von dieser vorwiegend durch Änderungen des Gehäuses und des Stativs. So ist die Stativstange nicht in der Mitte des Fußes aufgesetzt, sondern am Rande desselben, wodurch aber nur die Gefahr vergrößert wird, daß die Lampe so nahe ans Bestrahlungsbett herangeschoben wird, daß der Brenner senkrecht über dem Körper des Kranken zu hängen kommt (S. 41).

Die Quarzcadmiumlampe von Siemens-Reiniger-Veifa[1] (Abb. 30) besitzt einen Brenner aus Quarzglas, dessen Pole statt aus Quecksilber aus Cadmium bestehen. Das Metall Cadmium ist der nächste Verwandte des Quecksilbers, es ist in kaltem Zustand fest. Der Brenner stellt ein geradegestrecktes Leuchtrohr dar, ist 14 cm lang und enthält eine Füllung von Argongas. Er ist mit Gleichstrom zu betreiben. Die Zündung des Brenners erfolgt ohne seine Kippung einfach durch Betätigung eines Schalters. Dadurch wird ein Hochfrequenzapparat in Betrieb gesetzt, dessen elektrisches Feld in der Argonfüllung des Brenners eine Entladung und einen Argongasbogen erzeugt. Infolge der zunehmenden Erwärmung im Brenner entstehen zunächst Cadmiumdämpfe und kommt das Cadmium schließlich zum Schmelzen. Dabei bildet sich ein blendend leuchtender Cadmiumlichtbogen. Dieser Vorgang dauert 3 Minuten, nach welcher Zeit die Lampe „eingebrannt" ist. Der Cadmiumbrenner wird im Betrieb um etwa 200° heißer als ein Quecksilberbrenner. Ob das in bezug auf seine Haltbarkeit einen Nachteil bedeutet wird die Erfahrung lehren.

Das Cadmiumlicht ist zum Unterschied vom fahlgrünen Quecksilberlicht angenehm rosig. Das Spektrum des Cadmiumlichtes ist besonders an den Linien zwischen 330 mμ und 350 mμ reich, welche beim Quecksilberlicht nur schwach vertreten sind. Nun haben aber GÁBOR und REITER gefunden, daß diesen Strahlen eine starke zellteilungsfördernde Wirkung innewohnt. Die genannten Forscher haben auch mit Strahlen dieser Wellenlänge bei Tuberkulose der Haut auffallende Zellneubildungen feststellen können. Das Licht der Cadmiumlampe ist auch reich an den erythem- und Vitamin D-bildenden Strahlen von 280 mμ bis 298 mμ.

Dritter Teil.

Die Technik der Quarzlampenbestrahlung.

Vorbedingung für den Erfolg der Quarzlichtbehandlung ist, wie bei jeder physikalischen Therapie, die gründliche Beherrschung der Behandlungstechnik. Mit Rücksicht darauf soll auch auf ihre Einzelheiten genau eingegangen werden. Diese sind vielfach nur Kleinigkeiten, aber wie auf allen Gebieten, in denen es auf technische Leistungen ankommt, beruht auch hier das Geheimnis des Erfolges zu einem großen Teil nur in der gewissenhaften Beachtung aller dieser „Kleinigkeiten".

I. Der Betrieb der Quarzlampe.

Beim Einsetzen eines Brenners ist strenge darauf zu achten, daß kein Glasteil mit den Fingern berührt wird. Denn die Hände sind stets etwas fett und hinterlassen am Quarzglas Abdrücke. Werden diese nicht

---

[1] GÁBOR, D.: Strahlenther. **40** (1931).

augenblicklich etwa mit Spiritus oder zumindest mit reinem Wasser abgewaschen, so brennen sie beim Betrieb der Lampe ein, behindern den Durchtritt des Lichtes und sind nachher nicht mehr zu entfernen. Man darf daher einen Brenner nur an seinen metallenen Kühlrippen angreifen.

Der Brenner wird mit seinen Ösen in die zwei für ihn bestimmten Tragstifte des Gehäuses eingehängt. Das ist, da sowohl die Ösen wie die Stifte von verschiedener Größe sind, nur in einer Richtung möglich. Zur Festhaltung des Brenners werden an den Enden der Tragstifte Schraubenmuttern angebracht. Dann schließt man die Brennerkabel an die für sie bestimmten im Gehäuse befindlichen Klemmen an. Ist das geschehen, so macht man zum Abschluß einige Probekippungen des Brenners, ohne Stromeinschaltung. Sie haben den Zweck, eine richtige Verteilung der Quecksilbermengen in den Polgefäßen herbeizuführen und dienen der Erkennung eines allenfalls vorhandenen Hindernisses, wie eines verwickelten Kabels, an welchem der Brenner unter Umständen beim Kippen hängen bleiben kann.

Ist der Brenner richtig eingehängt, so muß die Längsachse seines Leuchtrohres nach links gesenkt sein und muß seine Querachse horizontal stehen. Es kann nämlich bei einer anderen Leuchtrohrlage zur Zerstörung des Brenners kommen, wie das auf S. 39 genauer geschildert wird.

Das Zünden. Die Zündung erfolgt durch Drehbewegungen des dazu bestimmten Rades, welches sich bei der Normallampe links am Gehäuse befindet. Eine Drehbewegung besteht aus zwei Teilen: dem Vor- und dem Rückbewegen des Rades. Jede Teilbewegung soll etwa $^1/_2$ Sekunde in Anspruch nehmen. Haben wir es mit Gleichstromlampen zu tun, so genügen meist ein bis zwei Kippbewegungen, um die Zündung zu bewerkstelligen. Wechselstromlampen brauchen zuweilen drei oder noch mehr Bewegungen dazu. Man kann eine Lampe zuweilen dadurch zum rascheren Zünden bringen, daß man entweder die Vor- oder die Rückbewegung besonders rasch oder besonders langsam ausführt, oder daß man zwischen den beiden Bewegungen eine Pause von gewisser Länge einschaltet. Hat man eine Gleichstromlampe, so ist es nach dem Einsetzen des Lichtbogens empfehlenswert, sogleich einen Blick auf das rechtsliegende Polgefäß zu werfen. Wenn in diesem das Quecksilber kocht, so ist die Polschaltung richtig (S. 40).

Was zu tun ist, wenn die Zündung versagt und welche Ursachen dieses Versagen haben kann, soll im Abschnitt über Betriebsstörungen behandelt werden.

Das Einbrennen. Die Lampe sendet nach der Zündung zunächst ein bläuliches, nicht sehr helles Licht aus; dieses wird im Laufe von 5—10 Minuten weißlich und erreicht nach dieser Zeit seine stärkste Helligkeit. Der Quecksilberdampf hat seine höchste Temperatur und das Quecksilberdampflicht seine volle UV-Wirkung erreicht: die Lampe ist nun „eingebrannt". In welchem Maße die UV-Strahlung in den ersten Minuten ansteigt, um dann schließlich konstant zu bleiben, zeigt die nebenstehende Kurve (Abb. 31), die in unserem Institut mittelst einer an einem STRAUSSschen Mekapion angeschlossenen Cadmiumzelle von den Physikern R. KOBLER und A. RAZDOWITZ gewonnen wurde. Die Dauer des Einbrennens beträgt etwa 10 Minuten.

Man kann die für das Einbrennen erforderliche Zeit bei der Normallampe dadurch abkürzen, daß man die Verschlußkappe herabläßt. Dadurch tritt eine raschere Erwärmung des Brenners ein. Ist die Lampe eingebrannt, soll aber das Gehäuse offen sein, weil eine längere Überhitzung dem Brenner schadet. Eine kürzere Einbrennzeit hat der Brenner auch dann, wenn er von einem früheren Gebrauch her noch warm ist.

Die therapeutische Bestrahlung muß stets mit eingebrannter Lampe erfolgen, denn nur diese spendet eine gleichbleibende Lichtmenge. Die Konstanz der Lichtintensität ist aber eine Voraussetzung für unsere Dosierung. Würde man einen Patienten, unter sonst gleichen Bedingungen das eine Mal sofort nach dem Zünden mit noch uneingebrannter Lampe, das andere Mal aber mit eingebrannter Lampe bestrahlen, so würde er das zweite Mal eine größere Lichtdosis erhalten. Diese Mehrdosierung kann unter Umständen eine unerwünschte Hautverbrennung zur Folge haben.

Bei Wechselstromlampen kann man nach erfolgtem Einbrennen den Knopf des Transformators herunterdrücken, um durch das Ausschalten eines Widerstandes die Lichtintensität der Lampe zu steigern. Beim Ausschalten der Quarzlampe schnappt der Knopf selbsttätig wieder zurück. Durch die stärkere Belastung des Brenners wird aber nicht nur eine größere Lichtstärke erzielt, sondern es wird dabei auch der Brenner rascher abgenützt. Man wird daher, wenn man den Brenner schonen will, vom Herunterdrücken des Transformatorknopfes absehen. Dann brennt die Lampe eben etwas weniger hell. Nie darf der Knopf vor Ablauf von 4—6 Minuten herabgedrückt werden. Es könnte sonst durch die Vermehrung der ohnedies hohen Anlaufstromstärke zum Durchbrennen der Sicherungen kommen.

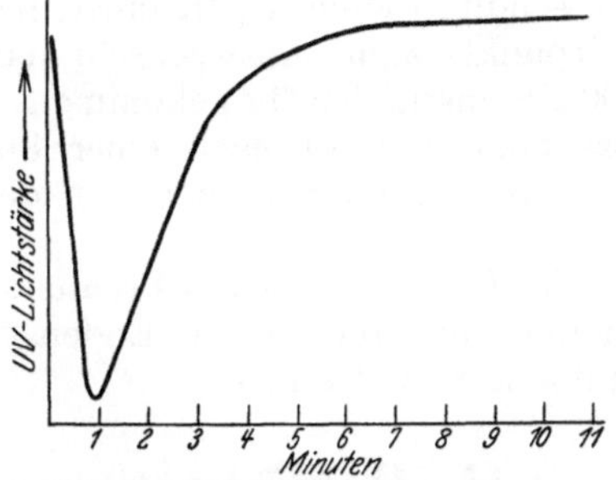

Abb. 31. Sogenannte „Einbrennkurve", die das Verhalten der UV-Lichtstärke in den ersten Minuten nach der Zündung anzeigt. Die UV-Lichtstärke ist im Augenblick des Zündens außerordentlich groß, weil das kalte Quarzglas des Brenners sehr UV-lichtdurchlässig ist. Nach 1 Minute hat die Lichtintensität ihr Minimum erreicht, um von da ab allmählich anzusteigen bis sie nach 10—11 Minuten auf ihrem Maximum angelangt ist. (Nach Messungen von R. Kobler und A. Razdowitz in unserem Institut.)

Das Ausschalten der Lampe erfolgt einfach durch Herausziehen des Steckkontaktes aus der Wanddose oder durch Öffnung des am Vorschaltwiderstand bzw. am Transformator angebrachten Dosenschalters. Man soll die Quarzlampe bei fortlaufendem Betrieb so selten als nur möglich ausschalten, insbesondere nicht, wenn zwischen den einzelnen Behandlungen nur Pausen von wenigen Minuten liegen. Denn jedes Zünden erfordert neuerlich einen größeren Anlaufstrom und kostet außerdem bis zum Wiedereinbrennen wertvolle Wartezeit. Läßt man während einer kürzeren Behandlungspause die Lampe brennen, so ist es zum Schutze der Augen zweckmäßig, die Verschlußkappe zur Hälfte herabzulassen. Ein völliges Schließen derselben würde, wie oben erwähnt, bald zur Überhitzung und zum Erlöschen des Brenners führen. Die Quarzlampe kann ohne Schaden stundenlang hintereinander brennen.

Die Pflege der Quarzlampe. Ist die Lampe außer Betrieb, so soll die Verschlußkappe zum Schutze des Brenners heruntergelassen werden.

Da sich am Brenner im Laufe der Zeit Staub ansetzt, der sich einbrennen kann, und dann die Durchlässigkeit des Leuchtrohres beeinträchtigt, so soll der Brenner zeitweise abgewischt werden. Es geschieht dies mit einem reinen Tuche, welches mit Spiritus oder mit destilliertem Wasser angefeuchtet wird. Das Gehäuse ist nicht nur außen, sondern auch innen öfters zu entstauben und auf Glanz zu putzen. Dabei muß vorher der Brenner herausgenommen werden.

Der Austausch des Brenners. Bei längerem Gebrauch der Lampe bildet sich an der Innenwand des Brenners ein matter gelblicher Siliziumbeschlag, der das Quarzglas für das UV-Licht immer undurchlässiger macht. Es läßt daher die Leuchtkraft des Brenners allmählich nach. Aus diesem Grunde wird es nach längerer Benützung eines Brenners notwendig, diesen gegen einen neuen zu vertauschen. Wir halten den Zeitpunkt zum Auswechseln eines Brenners durchschnittlich nach 800 Brennstunden für gekommen. Das heißt, bei einer täglich 4stündigen Brenndauer, etwa nach einer 8monatlichen Benützungszeit. „Ausgebrannte" Brenner können von der Quarzlampenfabrik wieder gereinigt werden.

Zur Herausnahme des Brenners sind seine Kabelanschlüsse im Gehäuse zu lösen und die an den Enden der Tragstifte befindlichen Schraubenmuttern zu entfernen.

II. Betriebsstörungen der Quarzlampe und ihre Behebung.

Störungen im Betrieb der Quarzlampe sind selten. Sie bestehen in der Regel darin, daß entweder der Brenner nicht zündet, oder daß er, nachdem er einige Zeit gebrannt hat, erlischt.

Die Lampe zündet nicht.

Hierfür kommen als häufigste Ursachen in Betracht: 1. eine Leitungsunterbrechung, 2. der Vakuumverlust des Brenners und 3. eine Überhitzung des Brenners. In seltenen Fällen kann auch 4. eine zu geringe Betriebsspannung vorliegen.

1. Eine sehr wichtige Ursache für das Nichtzünden ist die **Unterbrechung der Leitung** an irgendeiner Stelle ihres Verlaufes. Man wird beim Verdacht auf eine solche die ganze Leitung systematisch absuchen, um den Ort der Unterbrechung ausfindig zu machen.

Das geschieht zunächst durch eine Überprüfung der Stromleitung: man sieht nach, ob sich der Steckkontakt in der Wanddose befindet, ob der am Widerstand bzw. am Transformator befindliche Schalter geschlossen ist, ob das zum Gehäuse hinaufziehende Kabel an diesem angeschlossen ist und schließlich, ob die Perlkabel des Brenners auch an den im Gehäuse befindlichen Klemmen befestigt sind. Hat diese einfache Absuchung keine Aufklärung gebracht, so kann die Leitung an einer Stelle unterbrochen sein, die dem Auge nicht ohne weiteres erkenntlich ist und zu deren Auffindung man entweder eine Probierlampe oder ein Voltmeter benötigt.

Die Probierlampe ist eine gewöhnliche Glühlampe, die der Spannung des Netzes (110 Volt oder 220 Volt) entsprechen muß und an die zwei gut isolierte 10—20 cm lange Kabel anschließen; die blank gehaltenen Enden der Kabel stellen die beiden Pole dar. Will man nun untersuchen, ob die Leitung Spannung hat, so nimmt man je einen Kabel der Lampe an seinem isolierten Teile in die Hand (Abb. 32) und legt die blanken Enden an die Leitungsenden an. Führt die so untersuchte Leitung Spannung, so wird der Glühfaden der Probierlampe aufleuchten, während er im anderen Fall dunkel bleibt. Man kann das Vorhandensein von Spannung an einer Stelle der Leitung auch mittelst eines Voltmeters prüfen, welches Gerät auch gleichzeitig die Größe der vorliegenden Spannung mißt.

Man untersucht nun mit der Probierlampe systematisch die ganze Leitung ab (Abb. 33), wobei man an der Wanddose beginnt. Bleibt die hier angelegte Probierlampe dunkel, so besteht die Wahrscheinlichkeit, daß die vorgeschaltenen Sicherungen defekt sind. Es kann aber auch die Stromzufuhr vom Straßennetz unterbrochen sein. Durchgeschmolzene Sicherungen sind durch neue (Lamellen bzw. Patronen) zu ersetzen. Bei einer Störung im Straßennetz muß das Elektrizitätswerk verständigt werden. Leuchtet die Probierlampe an der Wanddose auf, so untersucht man weiter die Anschlußstelle des Kabels außen am Gehäuse, was nach Herausnahme der Kabelstifte erfolgt. Ein Dunkelbleiben der Lampe an dieser Stelle würde eine Unterbrechung im Kabel oder im Vorschaltwiderstand bzw. im Transformator bedeuten, eine Störung, die meist nur der Elektrotechniker beheben kann. Schließlich wird die Probierlampe an die Brennerklemmen angelegt. Ist keine Spannung vorhanden, so liegt der Fehler in dem im Gehäuse verlaufenden Leitungsstück bis zu den Brennerklemmen. Beim Vorhandensein von Spannung ist schließlich der Brenner selbst als die Ursache der Störung anzusehen.

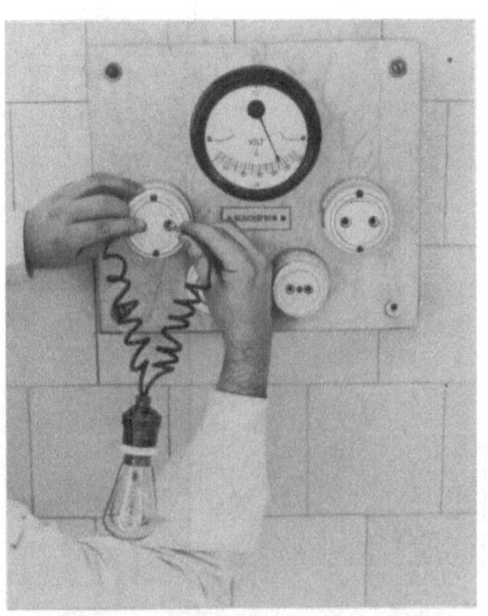

Abb. 32. Anlegen der Probierlampe.

In seltenen Fällen kann trotz vorhandener Spannung an den Brennerklemmen dennoch eine Leitungsstörung vorliegen. Dies ist beim sog. „Körperschluß" möglich. Unter Körperschluß versteht man den Kontakt zwischen der stromleitenden Drahtseele eines in der Isolierhülle beschädigten Kabels und einem metallenen Apparateteil. Man kann beim Vorhandensein eines Körperschlusses dann, wenn der Fußboden des Bestrahlungsraumes leitend ist, beim Anfassen des metallenen Lampenstativs einen elektrischen Schlag bekommen!

2. Ist das Nichtzünden durch einen Brennerdefekt bedingt, so kommt als Ursache der **Verlust des Vakuums** in Betracht. Dieser tritt durch

einen Sprung des Quarzglases ein, wodurch Luft ins Innere des Brenners dringt, was am Transport oder sonst durch mechanische Gewalt geschehen kann. Der Verdacht auf einen Vakuumverlust wird schon erweckt, wenn der Brenner beim Kippen nur aufblitzt, ohne zu zünden. Ein sicheres Zeichen für ihn ist ein schwarzer metallisch schillernder Beschlag an der Innenwand der Röhre. Ein weiteres Merkmal für den Verlust des Vakuums kann man finden, wenn man den Brenner aus dem Gehäuse nimmt und mit ihm leichte Schüttelbewegungen macht. Bei gutem Vakuum schlägt das Quecksilber hart knackend an die Wände an und fließt beim Neigen des Brenners rasch von einem Ende zum anderen. Bei fehlendem Vakuum aber schlägt das Quecksilber nur ganz matt an die Quarzwand an, rinnt beim Hin- und Herneigen nur langsam weiter und ist zuweilen mit Luftblasen gemischt. Manchmal sieht man direkt den feinen Sprung im Quarzglas.

3. In einem **zu heißen Brenner** wird beim Kippen die metallische Quecksilberbrücke, welche sich zwischen' den Quecksilberpolen zum Stromschluß bilden soll, sofort zum Verdampfen gebracht. Es kann daher auch die Zündung eines Brenners nicht gleich gelingen, der von einer eben stattgefundenen Bestrahlung her noch heiß ist. In diesem Falle muß man das Abkühlen des Brenners abwarten, was bei geöffnetem Gehäuse 3—5 Minuten Geduld erfordert.

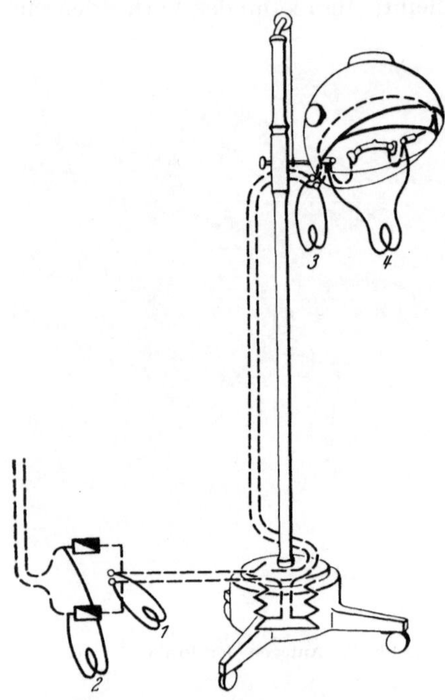

Abb. 33. Zur Erkennung einer Leitungsunterbrechung mit der Probierlampe.

Ein zu früher Versuch zum Zünden bei noch heißem Brenner ist auch schon deshalb zu vermeiden, weil er zum plötzlichen Zerspringen des Brenners führen kann. Da nämlich während des Betriebes im Leuchtrohr eine Temperatur von mehreren 1000° C, in den Polgefäßen aber nur eine solche von einigen 100° C herrscht, so kann beim Kippen das aus dem heißen Leuchtrohr in das verhältnismäßig kältere Polgefäß fließende Quecksilber das Polgefäß zum Springen bringen.

4. Die Lampe kann schließlich auch dann nicht zünden, wenn die Betriebsspannung zu gering ist. Das kommt meistens nur dort vor, wo der Betriebsstrom nicht dem Straßennetz entnommen, sondern selbst erzeugt wird. Ein Blick auf das Voltmeter, welches in diesem Fall vorhanden sein muß, zeigt an, um wieviel die Spannung jeweils nachzuregulieren ist.

Die Lampe erlischt, nachdem sie eine Zeitlang gebrannt hat.

Die hierfür wichtigsten Ursachen sind: 1. die Überhitzung des Brenners, 2. eine falsche Brennerlage und 3. die Falschpolung bei Gleichstrom. Seltenere Gründe können noch sein 4. eine plötzliche Leitungsunterbrechung und 5. eine zu hohe Spannung.

1. Läßt man bei der Normallampe das Gehäuse länger als 10 Minuten geschlossen, so kommt es zur **Überhitzung des Brenners,** die ihn schädigt und meist bald zu seinem Erlöschen führt.

2. Ein anderer Grund des Erlöschens des Brenners kann eine **falsche Brennerlage** sein. Diese kann sowohl in einer falschen Neigung des

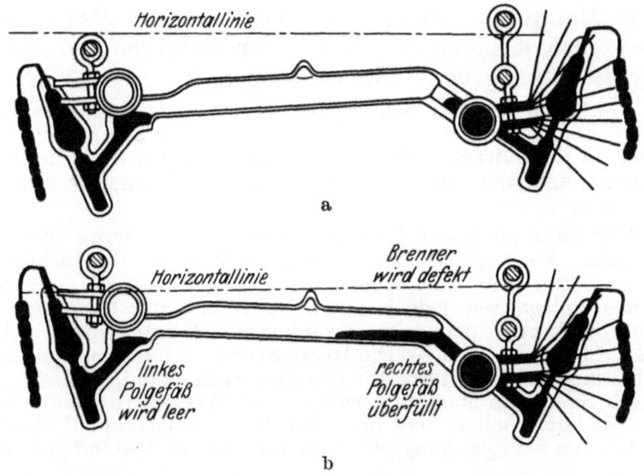

Abb. 34 a u. b.   a Richtige, b falsche Leuchtrohrlage.

Brenners um seine Quer- als auch um seine Längsachse bestehen. Bei richtiger Neigung des Brenners um seine Querachse muß er nach links gesenkt sein, so daß sein linker Pol tiefer als sein rechter hängt (Abb. 34a). Falsch ist das Leuchtrohr dann eingesetzt, wenn es horizontal hängt und somit seine Polgefäße sich auf ungefähr gleicher Höhe befinden (Abb. 34b). Denn dann enthält (bei Gleichstrom) das linke Polgefäß, bzw. enthalten (bei Wechselstrom) die linken Polgefäße zu wenig Quecksilber. Dieser seltene Fehler kommt meistens nur bei ungepflegten Lampen mit verbogenen Kippschienen vor, bei denen beim Kippen Reibung besteht, wodurch der Brenner halbhoch hängen bleiben kann. Eine falsche Lage des Brenners um seine Längsachse ist dann gegeben, wenn er nach vorne überhängt, was durch verbogene Tragstifte zustande kommen kann.

3. Bei Gleichstromlampen kann auch eine **Falschpolung** zur Schädigung und zum Erlöschen des Brenners führen. Bei Wechselstromlampen besteht diese Gefahr nicht. Es ist daher wichtig, die Anzeichen dieser Falschpolung zu einem Zeitpunkt zu erkennen, in dem man die drohende Zerstörung des Brenners noch verhüten kann. Dazu dient die auf S. 24 beschriebene Polprüflampe. Man kann die falsche Polung auch durch

die direkte Beobachtung des Brenners erkennen. Betrachtet man diesen sofort nach dem Zünden, so sieht man bei richtiger Polung, wie im rechten Polgefäß (der Kathode) das Quecksilber kocht. Das Kochen ist nur in den ersten paar Minuten, bei noch verhältnismäßig kaltem Brenner zu sehen und verschwindet mit dem Heißwerden desselben. Bei falscher Polung bleibt nun das rechte Polgefäß ganz ruhig. Dafür sieht man das linke aufwallen. Ein durch Falschpolung zerstörter Brenner ist an grauen Brandmarken am (rechten) Minuspol erkenntlich. Als Ort der Falschpolung kommt vor allem die Wanddose bzw. der Stecker in Betracht, da ja ein verkehrtes Einhängen des Brenners wegen seiner verschieden großen Ösen und Tragstifte nicht möglich ist. Eine weitere Ursache der Falschpolung ist ferner die Vertauschung der Hauptleitungen des Hauses, wie das z. B. beim Aufstellen eines neuen Zählers möglich ist. Da solche Manipulationen ohne Wissen des Arztes geschehen können, so bietet den einzig sicheren Schutz vor den Gefahren der Falschpolung die ständige Benützung einer Polprüflampe.

4. Zuweilen können sich während des Betriebes lockere Kontakte lösen, so daß eine Leitungsunterbrechung zustande kommt und die Lampe erlischt. Davon, daß das vorzeitige Herabdrücken des Transformatorknopfes vor dem Eingebranntsein die Wechselstromlampe durch Kurzschluß auslöschen kann, ist schon auf S. 35 gesprochen worden.

5. Schließlich kann auch eine Spannungsüberschreitung zur Ursache des Erlöschens werden. Sie zeigt sich meist durch ein Flackern des Lichtes bald nach dem Zünden an. Man kann sie mit einem Voltmeter feststellen, das man an die Brennerklemmen anlegt, was jedoch erst bei eingebrannter Lampe zu geschehen hat. Wie groß die Normalspannungen zwischen den Klemmen sein sollen, ist aus der Tabelle 2 auf S. 21 ersichtlich. Die Herabsetzung der Brennerspannung erfolgt durch Umschaltung im Transformator bzw. im Widerstand, die man am besten einem technisch geschulten Monteur überläßt. Bei Wechselstromlampen kann man sich zuweilen dadurch helfen, daß man den Transformatorknopf nicht herunterdrückt, wodurch von der Spannungserhöhung im Brenner Abstand genommen wird.

Brummen des Transformators.

Während ein leichtes Summen des Transformators der Wechselstromlampe zum normalen Betrieb gehört, stellt ein lauteres Brummen desselben eine Störung dar, die man beheben muß. Sie rührt von locker oder unrichtig sitzenden Bestandteilen her, und erfordert fast immer das Öffnen des Transformatorgehäuses. Auch das wird meist Sache des Elektrotechnikers sein.

III. Die Technik der Allgemeinbestrahlung.

Wir unterscheiden bei der Bestrahlung mit der Quarzlampe zwei Behandlungsmethoden: Erstens die Bestrahlung des ganzen Körpers oder die Allgemeinbestrahlung und zweitens die Bestrahlung einzelner Körperteile oder die Lokalbestrahlung. Weitaus die größte Zahl aller Quarzlichtbestrahlungen sind Allgemeinbestrahlungen. Soll die Bestrahlung Erfolg versprechen, so muß eine Reihe von Bedingungen erfüllt werden: es muß zunächst der Bestrahlungsraum entsprechend beschaffen sein, dann muß die Aufstellung der Lampe und die Lage des Kranken richtig angeordnet werden und schließlich muß eine sachkundige Dosierung das Ausmaß der Bestrahlung regeln. Wir schildern zunächst den

Vorgang bei einer Allgemeinbestrahlung, also bei einer Bestrahlung des ganzen Menschen. Eine solche kann mit der Normallampe oder mit der großen Quarzlampe ausgeführt werden.

Der Bestrahlungsraum. Da der Patient unbekleidet bestrahlt wird und das Quarzlicht selbst so gut wie nicht erwärmt, muß für eine genügend hohe Lufttemperatur Vorsorge getroffen werden. Man kann die Erwärmung des Patienten durch gleichzeitige Bestrahlung mit Solluxlampen verstärken. An kalten Tagen muß auch schon deshalb gut geheizt werden, weil der Raum gut gelüftet werden muß. Das UV-Licht bildet nämlich bei seinem Durchtritt durch die Luft Ozon und nitrose Gase. Diese können zuweilen sowohl Hustenreiz wie Kopfschmerzen und selbst

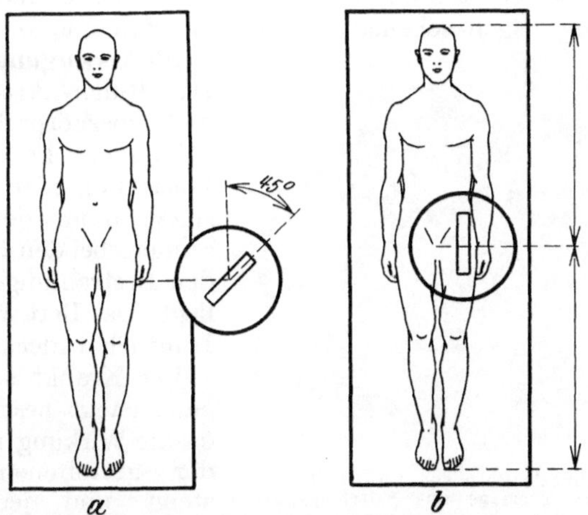

Abb. 35. a Richtige Lampenstellung: Lampe in der Höhe des proximalen Drittels der Oberschenkel. Brenner abseits vom Ruhebett. Brenner „schräg". b Falsche Lampenstellung: Lampe in Leibesmitte. Brenner senkrecht über dem Patienten. Brenner „längs".

Übelsein hervorrufen. Ihre Entwicklung ist besonders bei Verwendung neuer Brenner stark. Wenn man dem häufigen Öffnen der Fenster ausweichen will, so ist es zweckmäßig, für gute Ventilation zu sorgen und etwa einen Exhauster zu benützen. Ist ein solcher aber nicht anzubringen, so kann man zur Reinigung der Luft behelfsmäßig eine Perolinspritze verwenden, mit der man gewöhnliches Wasser im Raum zerstäubt. Die Wassernebel reißen die nitrosen Gase mit und filtrieren so die Luft, wobei ein sauer reagierender Niederschlag entsteht. Da aber durch den Sprühregen die Gegenstände etwas feucht werden, so kann man den Vorgang nicht oft wiederholen. Für die Wände der Räume ist ein weißer Kalkanstrich und für die nötigen Vorhänge weißer Leinenstoff empfehlenswert, damit das UV-Licht gut reflektiert wird. Denn auch das reflektierte Licht soll therapeutisch ausgenützt werden.

Die Aufstellung der Lampe. Die Normallampe muß neben dem Ruhebett so aufgestellt werden, daß der Brenner nicht direkt über dem Körper des Patienten hängt. Die Lampe muß also etwas vom Bett weggerückt werden. Das geschieht deshalb, weil es doch einmal infolge fehlerhaften Gusses oder infolge von Stromschwankungen vorkommen kann, daß ein

Brenner springt und sich das heiße Quecksilber auf den darunterliegenden Patienten ergießt. In einem solchen Fall, der glücklicherweise äußerst selten ist, muß man sofort alle Fenster öffnen, um die gefährlichen Quecksilberdämpfe hinauszulassen. Die Lampe soll ferner nicht genau in der Höhe der Leibesmitte, sondern gegenüber dem proximalen Drittel der Oberschenkel aufgestellt werden. Da die Haut des Rumpfes empfindlicher ist als die der unteren Extremitäten, wird bei dieser Anordnung, bei welcher die Beine der Lampe näher sind als der Rumpf, die Lichtwirkung eine gleichmäßigere sein. Außerdem soll die Längsachse des Brenners zu der des Körpers in einem dem Gesichte zugekehrten Winkel von etwa 45° stehen, weil bei dieser Schrägstellung der Lichtkegel des Brenners am besten ausgenützt wird. Eine falsche und die richtige Lampenstellung zeigen schematisch die Abb. 35a und b.

Die Versorgung des Kranken. Das Ruhebett soll am Kopf- und Oberkörperteil etwas erhöht sein. Es soll eine gute Polsterung oder Federung besitzen, damit der Patient, besonders bei den länger dauernden Bestrahlungen, angenehm liegt. Das Bett wird mit einem Leintuch bedeckt.

Der Kranke soll womöglich ganz nackt bestrahlt werden, da die Wirkung mit der Größe der getroffenen Hautfläche steigt und jedes bedeckte Hautstück den Erfolg beeinträchtigt. Behält der Patient dennoch Kleidungsstücke an, so ist darauf zu achten, daß diese nicht durchbrochen sind. Denn das Quarzlicht wird von Stoffteilen absorbiert und dringt nur durch dessen Lücken. Es kann daher auf einer Haut, die etwa mit einem durchbrochenen Wäschestück (auch Sacktuch) bedeckt ist, netzartige Rötungen und später Pigmentierungen hinterlassen, welche das Negativ der Gewebsmaschen darstellen und kosmetisch unschön aussehen. Der Patient soll völlig ausgestreckt liegen. Die Arme sollen nicht die Brust oder den Kopf bedecken, die Beine nicht gekreuzt sein, damit keine Bestrahlungsfläche verloren geht.

Da das UV-Licht einen Bindehautkatarrh erzeugen kann, müssen die Augen des Kranken geschützt werden. Das geschieht mit einer Brille aus UV-undurchlässigem Glas, die das Auge auch an den Seiten dicht abschließt. Als Brillenglas dient entweder eine dunkelgraue Glasart, die auch viel sichtbares Licht absorbiert oder, besser, ein von Zeiß hergestelltes Gelbglas[1], das den Vorteil großer Helligkeit hat. Werden dieselben Brillen für verschiedene Kranke benützt, dann empfiehlt es sich aus hygienischen Gründen, Unterlagen aus Filtrierpapier unterzulegen, welche der Brillenform entsprechend ausgeschnitten sind und bei

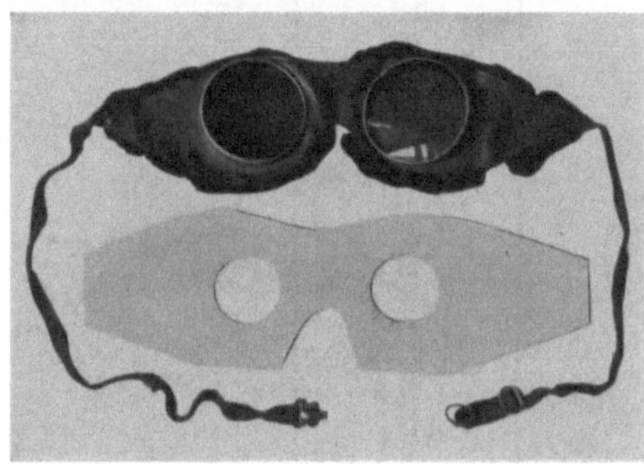
Abb. 36. Schutzbrille gegen UV-Licht mit hygienischer Unterlage aus Filtrierpapier.

---

[1] Grober: Münch. med. Wschr. **1928**, Nr 26, 1129.

jeder Bestrahlung neu verabreicht werden können. Eine Brille samt Unterlage zeigt Abb. 36. Solche Brillen sind auch für den Arzt und das Personal notwendig. Einen teilweisen Schutz bieten übrigens auch schon die zur Korrektur des Sehvermögens getragenen Brillen, weil das UV-Licht vom gewöhnlichen Fensterglas zum großen Teil absorbiert wird. Doch ist ihr Schutz auch deshalb unvollkommen, weil die Strahlen von der Seite her ins Auge dringen können. Da das UV-Licht von der Brille nicht hindurchgelassen wird, so wird die unter ihr liegende Hautstelle nicht pigmentiert und bleibt heller als die Umgebung. Man kann diesen kosmetischen Übelstand vermeiden, indem man die Brille wegläßt und dafür dem Kranken aufträgt, während der ganzen Bestrahlung die

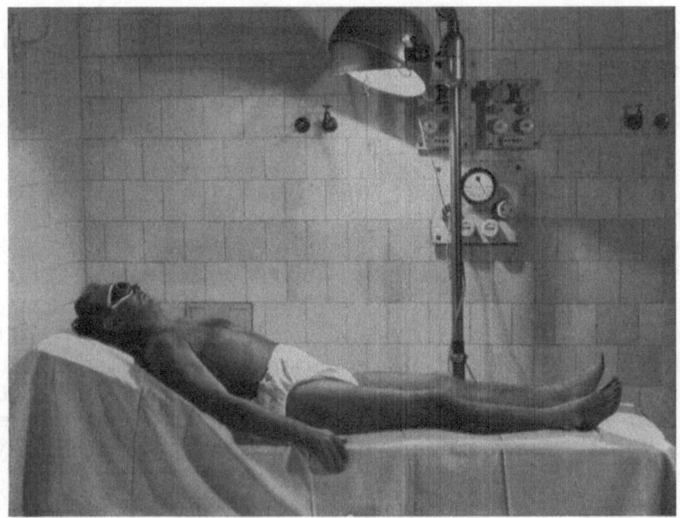

Abb. 37. Allgemeine Quarzlichtbestrahlung mit dem Normalmodell (Bachlampe).

Lider geschlossen zu halten. Die Lidhaut schützt vollkommen gegen das UV-Licht. Für Kinder gibt es eigene kleine Brillen. Die Ausführung einer Allgemeinbestrahlung ist in Abb. 37 wiedergegeben.

Die Dosierung der Allgemeinbestrahlung. Wir haben zwei Möglichkeiten, um die Wirkung der Quarzlampe zu dosieren: erstens die Veränderung des Brennerabstandes vom Patienten und zweitens die Festlegung der Bestrahlungszeit.

Unter dem Brennerabstand verstehen wir die kürzeste Entfernung des Brenners von der Körperoberfläche des Kranken. Man mißt ihn mit einem Meßband, das man an die Achse der Räder des Gehäuses anlegt, durch welche auch die Achse des Leuchtrohres zieht. Man kann ihn in bequemerer Weise auch mit dem auf S. 22 geschilderten Abstandsmesser bestimmen.

Der Bestrahlungsabstand muß nun bei der Allgemeinbestrahlung genügend weit sein, damit die ganze Körperoberfläche annähernd gleichmäßig bestrahlt wird. Hierzu ist mindestens ein Abstand von 1 m erforderlich. Bei einem geringeren Abstand kommt es zu einer übermäßig starken Bestrahlung der nächsten Teile, während die entfernteren zu wenig Licht erhalten. Andererseits wählen wir keine größere Entfernung, weil dadurch die Lichtwirkung eine schwächere würde. Wir behalten daher schon aus dieser Ursache stets den gleichen Abstand von 1 m bei. Dies tun wir aber auch deshalb, weil eine Änderung des Brennerabstandes aus physikalischen Gründen die Dosierung unnötig erschweren würde. Verringert man nämlich den Abstand des Brenners z. B. um die Hälfte oder um zwei Drittel, so steigt die Intensität nicht um das Doppelte oder um zwei Drittel, sondern gleich um das Vierfache bzw. um das Neunfache, d. h. in einem umgekehrt quadratischen Verhältnis[1].

Viel einfacher gestaltet sich die Dosierung durch eine Veränderung der Bestrahlungszeit. Denn diese steht mit der Lichtwirkung in einem direkt proportionalen, einfach linearen Verhältnis, d. h., daß bei einer Verdoppelung oder bei einer Verdreifachung der Behandlungszeit die Lichtwirkung doppelt oder dreifach so groß wird. Deshalb dosieren wir nur mit der Zeit bei fixem Abstand. Zur Zeitmessung benützen wir die Kontrolluhr oder den automatischen Selbstausschalter (S. 22).

Nun ist bei jeder Dosierung zu berücksichtigen, daß die Wirkung der Bestrahlung keineswegs nur vom Brennerabstand und von der Behandlungszeit abhängt, sondern auch noch von der Lichtstärke des Brenners und von der Lichtempfindlichkeit des Kranken.

Die Lichtintensität des Brenners wird wesentlich von seinem Alter beeinflußt, da sich im Laufe der Zeit die Innenwand des Quarzrohres dunkel beschlägt und die Leuchtkraft infolgedessen immer mehr und mehr abnimmt. Die Lichtintensität einer Lampe hängt bei Gleichstrom auch von der Spannung ab, mit der sie brennt. So erzeugt eine 220 Volt-Gleichstromlampe in etwa der halben Zeit ein Erythem, als eine 110 Volt-Gleichstromlampe. Wechselstromlampen sind, unabhängig von ihrer Spannung, alle ungefähr so lichtstark wie eine 220 Volt-Gleichstromlampe. Die Größe der jeweils vorhandenen Leuchtkraft vermag der Geübte meist auf Grund seiner klinischen Erfahrung zu beurteilen. Will man sich aber über die jeweilige Leuchtkraft in objektiver Weise unterrichten, so nimmt man eine Lichtmessung, am einfachsten mit dem Kellerschen Dosimeter oder mit dem UV-Schnellmesser, vor.

Die Wirkung der Bestrahlung wird auch von der Lichtempfindlichkeit der Kranken in bedeutendem Maße beeinflußt. Die Menschen sind nämlich für UV-Licht sehr verschieden empfindlich. Ausführliches über diesen wichtigen Punkt enthält der physiologische Teil (S. 65).

Welche Dosierung ist nun die geeignetste? Wir erreichen erfahrungsgemäß die besten klinischen Erfolge dann, wenn der Patient eben noch keine Hautrötung, oder wenn er höchstens den Anflug einer solchen bekommt, also bei einer der Reizschwelle möglichst naheliegenden Lichtwirkung. Eine solche Wirkung streben wir bei jeder einzelnen

---

[1] Exakte Messungen mit einer Photozelle, die Kobler und Razdowitz in unserem Institut unternahmen, zeigten uns, daß die Intensität der Quarzlampe sich nicht genau nach diesem „Gesetz vom Quadrat der Entfernung" ändert, sondern noch krasser als nach diesem Gesetz.

Behandlung an. Nun hat aber die Haut die Eigenschaft, durch Bestrahlungen mit UV-Licht gegen dieses immer unempfindlicher zu werden. Man braucht daher, um bei jeder weiteren Bestrahlung eine annähernd gleiche Wirkung zu erzeugen, immer größere Lichtdosen. Da wir den Brennerabstand von 1 m als unverändert immer beibehalten, so kommt eine Steigerung der Dosis einer Verlängerung der Behandlungszeit gleich.

Wir wollen nun die Behandlungsweise angeben, wie wir sie in der Regel in unserem Institute durchführen, wobei wir uns vorbehalten, im Einzelfalle, den gegebenen Verhältnissen entsprechend, von diesem Schema abzuweichen. Es gilt unter der Voraussetzung, daß wir eine 220 Volt-Wechselstromlampe mit einem neuen Brenner benützen und daß der Brennerabstand 1 m beträgt. Die Lichtempfindlichkeit des Kranken wird dabei als durchschnittlich angenommen.

Tabelle 3. Schema der Dosierung bei der allgemeinen Quarzlichtbestrahlung. Dosierung mit der Bestrahlungszeit, in Minuten, bei gleichbleibendem Bestrahlungsabstand von einem Meter. 220 Volt-Wechselstromlampe. Neuer Brenner. Δ = Differenz der aufeinanderfolgenden Bestrahlungszeiten in Minuten.

Be-strah-lung	Vorne		Rückwärts		Summe		Be-strah-lung	Vorne		Rückwärts		Summe	
	Δ	Min.	Δ	Min.	Δ	Min.		Δ	Min.	Δ	Min.	Δ	Min.
1.	—	3	—	3	—	6	11.	2	14	2	14	4	28
2.	1	4	1	4	2	8	12.	2	16	2	16	4	32
3.	1	5	1	5	2	10	13.	2	18	2	18	4	36
4.	1	6	1	6	2	12	14.	2	20	2	20	4	40
5.	1	7	1	7	2	14	15.	2	22	2	22	4	44
6.	1	8	1	8	2	16	16.	2	24	2	24	4	48
7.	1	9	1	9	2	18	17.	2	26	2	26	4	52
8.	1	10	1	10	2	20	18.	2	28	2	28	4	56
9.	1	11	1	11	2	22	19.	2	30	2	30	4	60
10.	1	12	1	12	2	24	20.	—	30	—	30	—	60

Der Patient liegt während der ersten Hälfte der Bestrahlungszeit am Rücken, während der zweiten am Bauch. Zur Erleichterung der Zeitmessung ist es zweckmäßig, zwei Kontrolluhren zu verwenden, von denen die erste dann läutet, wenn der Kranke seine Lage wechseln soll und die zweite dann, wenn die ganze Bestrahlung zu Ende ist. Wir beginnen[1] (s. Tabelle 3) mit je 3 Minuten Bestrahlungszeit der vorderen und der rückwärtigen Körperhälfte, also zusammen mit 6 Minuten. Dann steigen wir bei jeder folgenden Behandlung um je 1 Minute vorne und 1 Minute rückwärts, also zusammen um 2 Minuten. Haben wir auf diese Weise bei der 10. Behandlung 2mal 12 Minuten, d. i. insgesamt 24 Minuten erreicht, dann ist die Haut bereits so lichtunterempfindlich geworden. daß wir, um dieselbe Reizwirkung wie früher weiterhin zu erzielen, ab nun mit je 2 Minuten, also zusammen um 4 Minuten steigen. Wir erreichen so mit der 19. Bestrahlung 2mal 30, d. i. zusammen 60 Minuten. welche Zeit wir auch bei der letzten, d. i. bei der 20. Bestrahlung beibehalten. Länger als insgesamt 60 Minuten pflegen wir nicht zu

---

[1] Bei eingebrannter Lampe! (S. 35).

behandeln, einerseits nicht, weil wir mittlerweile die Haut praktisch lichtunempfindlich gemacht haben, so daß weitere Bestrahlungen zwecklos wären, andererseits aber auch nicht, weil eine längere Dauer der Bestrahlung die meisten Kranken zu ermüden würde. Wir behandeln nicht täglich, sondern jeden zweiten Tag, damit die Reizwirkung auf die Haut und auf den Gesamtorganismus Zeit zum Abklingen hat.

Unterbricht der Kranke die Kur für eine Zeit, so ist bei deren Fortsetzung zu bedenken, daß die Haut während der Behandlungspause wieder lichtempfindlicher geworden ist. Der Patient darf daher bei der nächsten Bestrahlung nur mit einer entsprechend kürzeren Zeit weiter bestrahlt werden, ja, er wird nach sehr langen Behandlungspausen sogar wieder von vorne beginnen müssen. Ein Zurückgehen in der Dosis ist auch dann geboten, wenn während einer Kur allgemeine oder örtliche Verschlechterungen eintreten (S. 55). Da sich diese häufig in Temperaturerhöhungen auswirken, so ist jede Quarzlichtkur unter Temperaturkontrolle vorzunehmen. Auch ist mindestens zu Beginn und zum Abschluß der Kur das Gewicht zu messen. Da die Haut etwa 6 Wochen nach Beendigung einer Quarzlichtkur wieder vollkommen lichtempfindlich wird, so kann man nach Ablauf dieser Zeit nötigenfalls eine weitere Kur wieder von vorne beginnen.

Die Bestrahlung mit der Jesioneklampe.

Die große Quarzlampe (Jesioneklampe) ist ausschließlich für Allgemeinbestrahlungen gebaut. Ihre Leistung ist von solcher Größe, daß man mit ihr auch mehrere Personen gleichzeitig bestrahlen kann. Dabei ist diesen die Möglichkeit gegeben, sich während der Bestrahlung frei zu bewegen. Die Lampe findet ihre hauptsächliche Anwendung in physikalisch-therapeutischen Instituten, Tuberkuloseheimen und ähnlichen Anstalten.

Die Jesioneklampe erzeugt in 4 m Abstand, je nach der individuellen Lichtempfindlichkeit des Patienten, in 1—2 Stunden ein leichtes Erythem. Bei einer kürzeren Entfernung als $1^1/_2$ m entsteht bereits in weniger als 10 Minuten eine Dermatitis, so daß die innerhalb dieses Abstandes liegende Zone bei länger dauernden Bestrahlungen vom Kranken nicht betreten werden darf. Sie heißt daher „Schutzzone". Bei einem Abstand von 6 m kann bei tage- und wochenlanger Bestrahlung, die etwa jeden zweiten Tag in steigenden Dosen von 40—60 Minuten durchgeführt wird, noch eine leichte Pigmentierung entstehen, und zwar ohne daß dieser eine Erythembildung vorangegangen wäre.

Man kann mit Hilfe mehrerer Jesioneklampen einen ganz von UV-Licht erfüllten Raum, eine sog. „Lichtbadehalle" schaffen. Daher führen diese Lampen auch den Namen „Hallenlampen". Die größte Entfernung, bei der zwei einander gegenüberstehende Lampen noch eine biologische Wirksamkeit entfalten, beträgt nach dem oben Gesagten 12 m. Stehen zwei Lampen nebeneinander, und sollen ihre sich überschneidenden Strahlenkegel den Raum annähernd gleichmäßig bestrahlen, dann müssen sie einen Abstand von $3^1/_2$ m besitzen. Aus Raumersparnis wird man die Lampen ganz an die Wand stellen.

Will man die Kranken während des Lichtbades sich bewegen lassen, dann kann man den Fußboden des Raumes etwa durch Kreidestriche in brennernahe gelegene lichtstärkere und in brennerentfernte lichtärmere Zonen unterteilen. Ist der Raum gangartig, so wird man mit den Wänden des Ganges parallel laufende, verschieden breite bandartige Zonen schaffen; ist er aber quadratisch, so wird man ihn in konzentrische, ringförmige Gebiete einteilen. Man weist nun jene Patienten, die mit der Bestrahlung beginnen, in die lichtärmste im Inneren des Raumes gelegene Zone und die bereits bestrahlten Kranken in dem

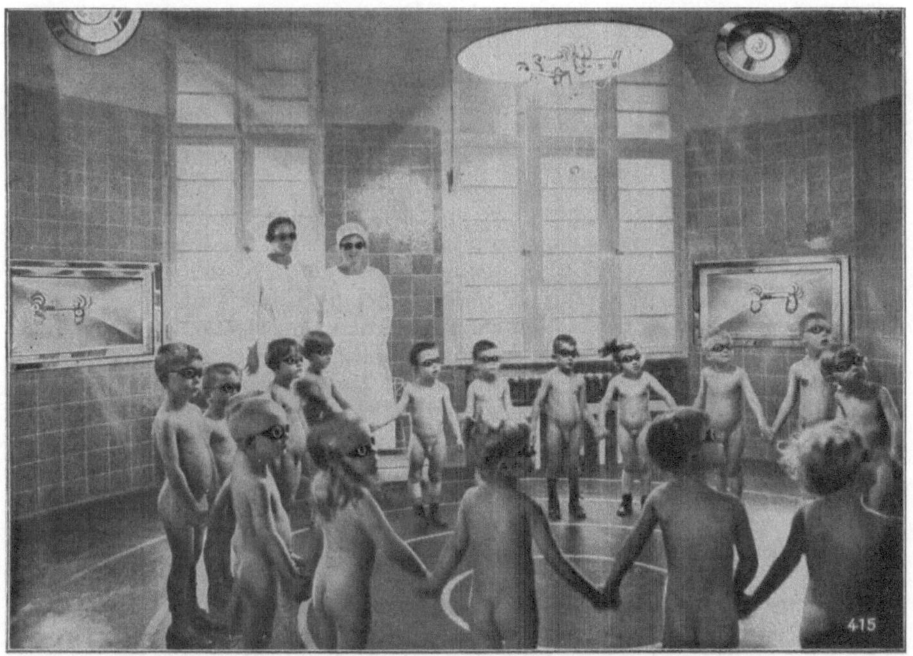

Abb. 38. Lichtbadehalle der allgemeinen Ortskrankenkasse Hamburg[1].

Maße, als ihre Haut unempfindlicher wird, in immer näher brennerwärts gelegene Gebiete. Die Patienten können in den geraden gangartigen Zonen auf- und abgehen, während sie sich in den ringförmigen im Kreise herumbewegen sollen. Eine Gruppe von Kindern im Kreise zeigt Abb. 38. In der Mitte einer Lichtbadehalle können Turngeräte aufgestellt werden oder kann man für Kinder einen Sandplatz zum Spielen einrichten.

Längere Bewegungen, besonders wenn sie im Herumgehen im Kreise bestehen, wirken auf viele Kranke ermüdend. Wir halten es daher für zweckmäßig, Bestrahlungshallen nach der Art der Liegehallen der Sonnenheilstätten mit Ruhebetten auszustatten und die Bestrahlungen liegend vorzunehmen.

---

[1] Siehe LIPPMANN, A.: Z. Krankenhauswesen **1930**, H. 16.

IV. Die Technik der Lokalbestrahlung.

Unter Lokalbestrahlung verstehen wir die Bestrahlung umgrenzter Hautstellen, wobei gleichzeitig die gesamte übrige Haut vor dem Lichte geschützt wird. In der Regel wird bei der Lokalbestrahlung eine leichtere oder stärkere Erythemwirkung angestrebt, also ein sichtbarer Hautreiz gesetzt, während wir bei der Allgemeinbestrahlung eine Hautrötung vermeiden oder höchstens den Anflug einer solchen erreichen wollen. Es kommt daher der Begriff der Lokalbestrahlung in den meisten Fällen dem einer Erythembestrahlung gleich. Zur örtlichen Bestrahlung wird meistens die Normallampe verwendet. Es wird aber in manchen Fällen dazu auch die kleine Quarzlampe und zu bestimmten Zwecken die Kromayerlampe benützt. Sehr geeignet zu Lokalbestrahlungen ist auch die Solarcalampe (S. 11) und die Ultrakontaktlampe (S. 30).

Die Vorbereitung der Lokalbestrahlung. Zunächst muß der Kranke davon unterrichtet werden, daß man ihm absichtlich eine Hautrötung, oder wie man erklärend hinzusetzen kann, einen „Sonnenbrand" zufügen will. Man soll ihn auch darauf aufmerksam machen, daß diese Rötung nicht gleich nach der Bestrahlung, sondern erst einige Stunden nach derselben entstehen wird. Ferner soll man ihm die Weisung geben, im Falle, daß die gerötete Hautstelle jucken oder brennen sollte, sich diese durch Bestreuen mit Puder zu kühlen.

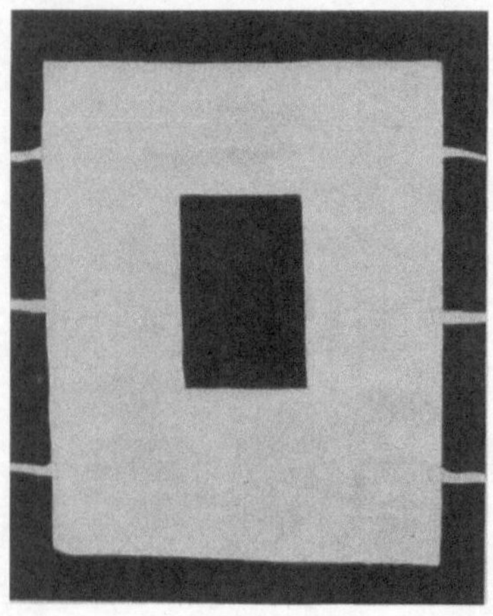

Abb. 39.
Abdeckvorrichtung aus Wachsleinwand
zu Lokalbestrahlungen.

Die örtliche Bestrahlung wird entweder sitzend oder liegend vorgenommen. Sitzend meist dann, wenn es sich um Bestrahlungen der oberen Körperhälfte handelt, liegend vor allem bei Bestrahlungen der unteren Körpergegenden und bei Kranken, denen das Sitzen nicht möglich ist. Nun erfolgt die Abgrenzung des zu bestrahlenden Hautfeldes. Der Patient soll dazu nur jene Kleidungsstücke ablegen, die zur Bloßlegung des betreffenden Gebietes unbedingt ausgezogen werden müssen. So kann er bei der Bestrahlung des Brustkorbes außer dem Rock alles, selbst auch das Hemd anbehalten, welches man nur so weit hochschlägt, daß die in Betracht kommende Thoraxhaut sichtbar wird. Man erspart sich damit das Abdecken der Arme, die von den Hemdärmeln geschützt werden und erleichtert sich damit auch die engere Abgrenzung des Bestrahlungsfeldes. Diese kann durch Abdeckung der Umgebung der zu bestrahlenden Zone mit weißen Tüchern besorgt werden. Die Befestigung der Tücher erfolgt mit Sicherheitsnadeln oder Binden. Da diese Art der Abdeckung etwas umständlich ist und eine Reihe von Tüchern benötigt, benützen wir in unserem Institut besondere Abdeckvorrichtungen (Abb. 39). Sie bestehen aus Wachsleinen, aus denen Blenden in verschiedenen Größen ausgeschnitten sind. Als zweckmäßigste Maße haben sich Blenden von der Größe 12 × 18 qcm und 15 × 15 qcm erwiesen. Zur Befestigung der Schablonen dienen an diese angenähte Bänder. Die Wachsleinwand ist mit der glänzenden, leicht abwaschbaren Fläche an die Haut anzulegen. Kleine Hautbezirke kann man durch Bestreichen der Umgebung mit Antiluxsalbe oder mit Zinkpaste umgrenzen. Die am Lampengehäuse angebrachten *Blenden* sind zur Bestrahlung kleiner Hautzonen nicht empfehlenswert. Denn der durch die Blendenöffnung hindurch gelassene Strahlenanteil erzeugt auf dem beleuchteten Hautfeld eine um vieles schwächere Lichtwirkung als die Strahlung einer offen brennenden Lampe auf einer gleich großen durch Abdeckung der Haut umgrenzten Fläche. Die Verschlußkappe hält nämlich vor allem die von den Brennerenden stammenden Strahlen derart zurück, daß das beleuchtete Feld kein volles Licht empfängt, während bei offen brennender Lampe der ganze Brenner wirkt. Bei den älteren Modellen ist es bei der Verwendung der Blenden nötig, die Verschlußkappe vollständig herabzulassen, was zur Überhitzung und Schädigung des Brenners führen kann.

Die Augen des Kranken sind durch eine Brille zu schützen.

Bei der Einstellung der Lampe ist wie bei der Allgemeinbestrahlung darauf zu achten, daß der Brenner nicht lotrecht über dem Kranken zu hängen kommt. Wenn der Patient sitzt, so ist die Lampe so tief herunterzuschieben, bis sich der Brenner senkrecht gegenüber der Mitte der zu bestrahlenden Fläche befindet. Denn die Lichtstrahlen sind am wirksamsten, wenn sie die Haut im rechten Winkel treffen. Die Durchführung von Lokalbestrahlungen ist an den Abb. 53—58 und 60—61 ersichtlich.

Die Dosierung der Lokalbestrahlung. Das Ziel der Lokalbestrahlung ist in der Regel die Erzeugung eines kräftigen UV-Erythems. Sowohl eine zu schwache, als auch eine zu starke Reaktion kann die Heilwirkung beeinträchtigen. Es ist auch wichtig, daß das optimale Erythem gleich bei der ersten Behandlung erreicht wird, da nachträgliche Bestrahlungen oft nicht mehr denselben Erfolg haben als eine gelungene Erstbestrahlung. Um ein therapeutisches Erythem zu erreichen, muß der Brennerabstand und muß die Bestrahlungszeit entsprechend bestimmt werden.

Der Brennerabstand wird nicht wie bei der Allgemeinbestrahlung 1 m gewählt, weil man bei dieser Entfernung zur Erzielung eines Erythems zu lange brauchen würde, sondern er wird kürzer angenommen. Das Maximum des üblichen Abstandes beträgt 70 cm, das Minimum 30 cm. Bei letzterer Distanz wird bereits die Wärmeentwicklung der Quarzlampe stark fühlbar. Soll auf einer bereits bestrahlten Hautstelle ein neuerliches Erythem gesetzt werden, so bedarf man hierzu einer größeren Lichtdosis (S. 45). Es empfiehlt sich, diese durch Beibehaltung des Abstandes und nur durch eine Steigerung der Bestrahlungszeit zu erreichen. Doch wird es dann, wenn die Bestrahlungszeit allzulange ausgedehnt werden müßte, zweckmäßig sein, zu deren Verkürzung auch den Brennerabstand zu verringern.

Die Dauer einer örtlichen Bestrahlung schwankt zwischen 3 und 30 Minuten. Sie hängt zunächst wesentlich von der Lichtstärke des Brenners ab, also von seinem Alter und von der Spannung, mit welcher er brennt. Die Bestrahlungszeit richtet sich aber auch in hohem Maße nach der Lichtempfindlichkeit des Kranken. Es ist zu berücksichtigen, daß sich die verschiedenen Hautregionen des Körpers dem UV-Licht gegenüber sehr verschieden empfindlich erweisen und daß außerdem die einzelnen Individuen sich durch verschieden starke Empfänglichkeit für UV-Licht auszeichnen. Die näheren Ausführungen über diese regionäre und individuelle Lichtempfindlichkeit erfolgen im physiologischen Abschnitt (S. 65).

Eine 220 Volt-Wechselstromlampe mit neuem Brenner erzeugt auf einer noch nicht vorbestrahlten Brusthaut eines durchschnittlich lichtempfindlichen Individuums bei einem Brennerabstand von 70 cm in 3 Minuten ein mittelstarkes Erythem. Wie groß ansonsten im Einzelfalle die nötigen Abstands- und Zeitwerte sein müssen, weiß der Geübte auf Grund der Erfahrung meist ohne besondere technische Hilfsmittel anzugeben. Derjenige, der diese Übung nicht besitzt, soll zur Feststellung der Leuchtkraft des Brenners eine Lichtmessung mit dem KELLERschen Erythemdosimeter vornehmen (S. 14). Will sich der Praktiker in heiklen Fällen über die individuelle Empfindlichkeit eines Patienten unterrichten, um weder unter- noch überzudosieren, so kann

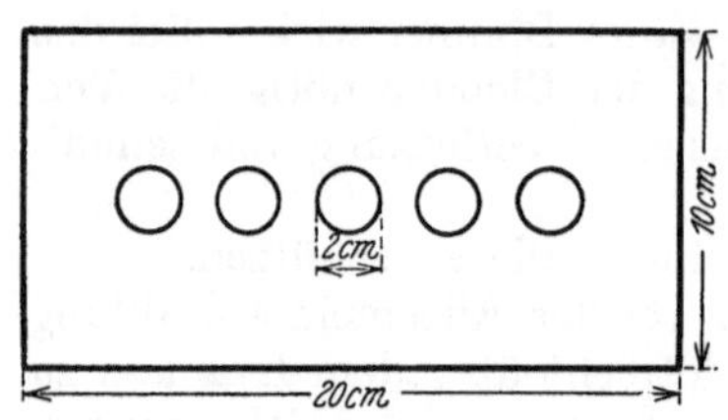

Abb. 40.
Schema der Vorrichtung zur Prüfung der individuellen Lichtempfindlichkeit.

er dies in folgender einfacher Weise tun: Er schneidet sich aus einem Stück Wachsleinwand oder Papier 5 münzengroße Kreisöffnungen heraus (Abb. 40) und bestrahlt den Kranken unter Abdeckung der übrigen Haut zunächst durch alle Öffnungen hindurch so lange, als man gerade zu einem schwachen Erythem zu brauchen vermeint. Dann deckt man eine Öffnung ab und bestrahlt die anderen Öffnungen 1 bis 2 Minuten weiter und so fort bis zur letzten Öffnung. Man erhält so am nächsten Tag 5 verschieden starke Rötungen, wenn man nicht so schwach dosiert hat, daß gar kein Erythem entstehen konnte. Da die bestrahlten Flächen sehr klein sind, bleiben Überdosierungen ohne Nebenwirkung. Eine Überdosierung zeigt sich durch blaurote Verfärbung und durch verwaschene Grenzen der getroffenen Hautstelle an. Man sucht sich zur therapeutischen Bestrahlung nun jene Zeit aus, bei welcher das günstigste Erythem erreicht wurde. Auch das KELLERsche Dosimeter verfügt über eine solche Blendeneinrichtung, die in dieser Weise zur Messung der individuellen Hautempfindlichkeit benützt werden kann (Abb. 5c).

Was die Häufigkeit der Behandlungen anbelangt, so wartet man bis zur Wiederbestrahlung einer und derselben Hautstelle das Abklingen der Reaktion ab, was durchschnittlich nach 10 Tagen der Fall ist. Werden verschiedene Hautstellen turnusweise bestrahlt, wie das oft vorkommt, so kann man zuweilen wöchentlich 2—3 Bestrahlungen ausführen.

Die Bestrahlung mit der kleinen Quarzlampe („Kleine Höhensonne").

Infolge der Lichtschwäche des Brenners ist die kleine Type der Quarzlampe, wenigstens bei Erwachsenen, nur für Lokalbestrahlungen geeignet. Bei Säuglingen kann sie allenfalls zur Allgemeinbestrahlung Verwendung finden. Wenn wir die Hautkrankheiten ausnehmen, so ist die Verwendbarkeit der kleinen Höhensonne nur eine beschränkte. Zur Vornahme der örtlichen Bestrahlung ist, so wie auf S. 48 beschrieben wurde, hier ebenfalls die Abdeckung der nicht zu bestrahlenden Umgebung und der Schutz der Augen mit Brillen durchzuführen. Da die Lichtstärke der kleinen Quarzlampe nur etwa die Hälfte bis ein Drittel derjenigen einer Normallampe beträgt, so braucht man, um dieselbe Hautwirkung zu erzielen wie bei letzterer, die doppelte bis dreifache Bestrahlungszeit, also z. B. bei einem Brennerabstand von 70 cm statt 5 Minuten 10—15 Minuten. Der längeren Behandlungszeit steht der Vorteil gegenüber, daß die kleine Quarzlampe leicht transportfähig ist und auch unmittelbar ans Krankenbett herangetragen werden kann.

Die Bestrahlung mit dem Dentalmodell der „kleinen Höhensonne" wird im zahnärztlichen Teil auf S. 140 geschildert.

Die Bestrahlung mit der Kromayerlampe.

Ausschließlich für Lokalbestrahlungen, und zwar vorwiegend für die Behandlung von Haut- und Schleimhauterkrankungen, dient die wassergekühlte Kromayerlampe. Bei ihrer Bedienung ist der Wasserkühlung das größte Augenmerk zuzuwenden. Die Kühlung hat schon unbedingt vor dem Zünden, und zwar mindestens 2 Minuten vor demselben einzusetzen, muß während der ganzen Bestrahlung weitergehen und selbst noch einige Minuten nach dieser fortgesetzt werden. Der Zufluß des Kühlstromes erfolgt durch Anschluß des Zuflußschlauches an eine Wasserleitung, der Abfluß meist durch das Wasserleitungsbecken. Man soll das Abfließen des Wassers stets sehen können, damit man sich jederzeit vom Fließen des Kühlwassers überzeugen kann. Es sollen in einer Minute durchschnittlich 2 Liter Wasser durch das Gehäuse fließen. Vor dem Zünden soll man sich durch einen Blick in das Fenster vergewissern, daß das Quecksilber in beiden Brennerschenkeln gleich hoch steht und soll, wenn das nicht der Fall ist, dies durch Kippen vor Einschaltung des Stromes bewirken. Hat man den Brenner durch Kippen des Gehäuses gezündet, so läßt man ihn 3 Minuten einbrennen. Während dieser Zeit soll man das Quarzfenster mit einem Tuch bedecken.

Der Kranke muß so gelagert sein, daß er seine Stellung während der Behandlung sicher und bequem beibehalten kann. Das geschieht durch Stützung des zu bestrahlenden Körperteiles, etwa des Kopfes oder einer Extremität, auf einstellbare, gepolsterte Lehnen, wie sie manche Behandlungsstühle besitzen. Bei Bestrahlungen in unmittelbarer Nähe der Augen ist es empfehlenswert, dem Patienten eine Brille zu geben oder sein Gesicht zu verdecken (Abb. 41).

Wir können die Kromayerlampe direkt auf ein erkranktes Gewebe anlegen, welche Behandlungsart wir Druck- oder Kompressionsbestrahlung nennen, oder wir können sie in einiger Entfernung von der betreffenden Stelle einwirken lassen, in welchem Falle wir von Fern- oder Distanzbestrahlung sprechen. Zur Druckbestrahlung benützt man je nach der Größe der erkrankten Hautstelle entweder das Fenster der Lampe oder gewisse Ansätze an dieses. Die Umgebung des Bestrahlungsherdes ist abzudecken, was mit einer durchlochten Schablone aus Wachsleinwand oder Papier, oder durch Bestreichen der nicht zu bestrahlenden Haut mit einer Zinkpasta oder mit Antilux geschehen kann. Das Andrücken erfolgt entweder durch die Hand des Arztes oder einer Warteperson, wobei die Lampe am Griff des Gehäuses festgehalten wird.

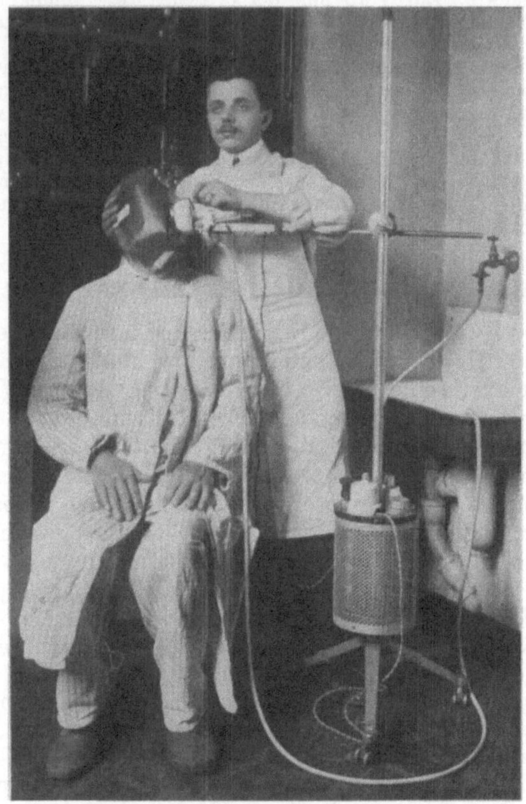

Abb. 41. Bestrahlung mit der Kromayerlampe[1].

Die Lampe kann aber zuweilen auch durch Binden an den Körperteil angedrückt werden. Manchesmal wird der Patient selbst die Kompression besorgen können. Man bestrahlt je nach Art der Erkrankung 5 Minuten bis zu einer Stunde lang. Näheres über die Dosierung enthält der dermatologische Teil (S. 119). Fernbestrahlungen werden mit der Kromayerlampe selten gemacht. Hierbei ist die Umgebung des Bestrahlungsfeldes genau abzudecken. Das ist auch bei Verwendung der Lokalisatoren (S. 30) empfehlenswert, da diese zuweilen nicht vollkommen abdecken. Als Entfernung benützt man durchschnittlich 10 cm.

---

[1] Dieses Bild wurde mir von Prof. Dr. G. STÜMPKE zur Verfügung gestellt, wofür ich ihm auch an dieser Stelle bestens danke.

V. Schädigungen durch ultraviolettes Licht und ihre Bekämpfung.

Das UV-Licht der Quarzlampe vermag, unrichtig angewandt, mannigfaltige Schädigungen hervorzurufen, die sich entweder an der Haut oder an den Augen oder selbst im ganzen Organismus auswirken können.

1. Schädigungen der Haut.

Während bei den meisten örtlichen Bestrahlungen ein stärkeres **Erythem** erwünscht, weil therapeutisch notwendig ist, bedeutet das Auftreten eines solchen vor allem bei den Allgemeinbestrahlungen eine unerwünschte Erscheinung. Eine stärkere Dermatitis der gesamten Körperhaut kann nämlich (abgesehen von Störungen des Gesamtorganismus), ein qualvolles Jucken und Brennen der Haut erzeugen.

Nun kann aber auch bei einer Lokalbestrahlung, bei der ein starkes Erythem erwünscht ist, dieses zu kräftig geraten. Das ist der Fall, wenn es nicht mehr hellrot und scharf begrenzt ausfällt, sondern düsterrot bis blauviolett und mit unscharfer Begrenzung. Letztere Form der Hautentzündung nennt KELLER, zum Unterschied vom „therapeutischen", ein „toxisches" Erythem.

Wenn die zu einem Erythem führende Dosis um mehr als das Vierfache überschritten wird, so kommt es zur Blasenbildung, zur **bullösen Lichtreaktion**[1]. Es entwickeln sich entweder mehrere kleine Bläschen oder es kommt zur Bildung einer einzigen großen Blase. Die Umgebung der Blasen ist gerötet. Nach einigen Tagen trocknen die Blasen ein, hinterlassen eine Kruste, die sich zuweilen erst nach 2—3 Wochen ablöst. Es hinterbleibt bisweilen eine Pigmentierung, manchmal auch eine Depigmentierung (KELLER). Narbenbildung haben wir nachher nie beobachtet. Die Bildung der Blasen geht unter Schmerzen vor sich. Es gibt Personen, deren Lichtempfindlichkeit in bezug auf Erythembildung normal ist, die aber eine außerordentliche Bereitschaft zur Blasenbildung besitzen[2]. Das kommt besonders bei manchen Hautkrankheiten vor. So sah KELLER bei einem Patienten mit Pemphigus acutus innerhalb eines ganz schwachen Erythems eine ausgebreitete Blaseneruption. Dasselbe fand er auch bei Albinismus congenitalis. Auf einer gefäßarmen

---

[1] Die Blasenbildung gilt im allgemeinen als eine unerwünschte Lichtreaktion. Wir meinen jedoch, daß sie unter Umständen therapeutisch von Vorteil sein kann. Denn ebenso wie das spanische Fliegenpflaster und andere Vesikantien bei örtlichen Entzündungen wie bei Neuralgien, Myalgien, Arthralgien u. a. Erkrankungen günstige Wirkungen erzeugen, können solche auch der lichtbewirkten Blasenbildung zukommen. Wir selbst besitzen diesbezüglich allerdings keine größere Erfahrung, weil wir in unserem Institut vorwiegend ambulante Kranke behandeln und wir bei diesen die Setzung bullöser Reaktionen meist nicht für ratsam hielten. Blasen benötigen ja wegen der möglichen Allgemeinerscheinungen (Fieber), vor allem aber zu ihrer aseptischen Versorgung ständige ärztliche Aufsicht, wie sie nur in einer Krankenabteilung durchzuführen ist. Aufgefallen ist uns, daß die Heilwirkung bei bullösen Reaktionen größer sein kann als bei gewöhnlichen Erythemen.

[2] KELLER, PH.: Dermat. Wschr. **79**, Nr 44, 1433 (1924).

Haut wie bei Sklerodermie oder auf einer Röntgenhaut tritt zuweilen die Blasenbildung sogar schon vor dem Erythem auf.

In seltenen Fällen wurden nach Druckbestrahlungen mit der Kromayerlampe sogar Lichtnekrosen beobachtet. Solche können auch durch andere Quarzlampen bei der Bestrahlung einer gefäßgeschädigten Haut, z. B. einer Alabasterhaut nach Röntgenbestrahlung, bei Arteriosklerose oder bei Diabetes entstehen. Die Lichtnekrose besteht in Substanzverlusten, die in der Regel rasch abheilen und zuweilen depigmentierte Narben hinterlassen.

Als schmerzstillendes Mittel ist bei einer UV-Verbrennung eine Bestreuung mit kühlendem Talcum Venetum empfehlenswert oder das Aufstreichen einer wasserreichen Kühlsalbe anzuwenden. Z. B. von: Vaselini albi americ., Lanolini, Aqua destill. āā 10,0 oder von der von UNNA angegebenen Kühlsalbe: Olei Lini, Aqua Calcis āā 10,0, Zinci oxydati, Cerae āā 15,0. Bei einer Wundsekretion nach Blasenbildungen kann man Kalkwasser-Leinölkataplasmen benützen.

Als Gegenmittel gegen eine zu starke Hautreaktion empfiehlt THEDERING die Nachbestrahlung der betreffenden Hautstelle mit rotem Licht. Wir haben zur Nachuntersuchung dieser Angabe mehreren Patienten kräftige Erythemdosen auf die Lendengegend versetzt, dann die eine Hälfte der bestrahlten Hautfläche abgedeckt und die andere sofort mit einer Solluxlampe mit Rotfilter in einer Entfernung von 30 cm 40 Minuten lang nachbestrahlt. Am nächsten Tag war die mit Rotlicht nachbestrahlte Gegend in einigen Fällen wohl etwas blässer als die nur mit Quarzlicht bestrahlte Hautzone, doch war in anderen Fällen selbst dieser kleine Unterschied nicht vorzufinden. EDER, der Nachfolger RIKLIS in der Sonnenheilstätte Veldes hat als bestes Mittel gegen einen örtlichen oder allgemeinen Sonnenbrand ein heißes Bad bezeichnet. Die Erklärung der Heilwirkung der roten Lichtstrahlen, bzw. der infraroten Strahlen des heißen Wassers bei Lichtentzündungen, die zwar praktisch nicht groß ist, aber immerhin vorhanden zu sein scheint, liegt in der Annahme eines antagonistischen Verhaltens zwischen den roten-infraroten Strahlen auf der einen und den violetten-ultravioletten Strahlen auf der anderen Seite. Es kommt danach dem roten-infraroten Licht eine entzündungshemmende und schmerzstillende Wirkung zu, die im Gegensatz zur erzündungserregenden und schmerzerzeugenden Eigenschaft des violetten-ultravioletten Lichtes steht. Weiteres über die antagonistischen Beziehungen zwischen dem infraroten und dem UV-Licht ist auf S. 57 angeführt.

2. Schädigungen der Augen.

Hält der Kranke während der Bestrahlung die Augen offen oder setzt die Warteperson diese dem Lichte aus, so kann eine schmerzhafte Augenentzündung die Folge sein. Das ist nicht nur durch das Hineinblicken in den Lichtkegel selbst, sondern auch durch die Strahlung des von den Zimmerwänden reflektierten Lichtes möglich. Besonders gefährdet sind Individuen, die an chronischen Bindehautkatarrhen leiden. Die Erkrankung tritt gleich dem Hauterythem nicht während und auch nicht sofort nach der Bestrahlung, sondern erst nach einigen Stunden auf, kann also gerade nachts plötzlich in Erscheinung treten. Sie besteht in einer Konjunktivitis oder Blepharitis geringeren oder höheren Grades und ist gekennzeichnet durch stechende Schmerzen, Fremdkörpergefühl, Lidkrampf, Lidschwellung, Chemosis der Bindehaut und Sekretion aus dem Bindehautsack. Zuweilen beobachtet man auch leichte Hornhauterosionen und eine durch den Reiz bedingte enge Pupille. Durch längeres Hineinsehen direkt in den Brenner können unter Blendungserscheinungen sogar Netzhautschädigungen vorkommen. URBANEK beschreibt das Auftreten von Farbenskotomen nach Quarzlichtblendungen.

So qualvoll das Leiden auch sein kann, so gut ist doch seine Prognose. Die Bindehautkatarrhe klingen meist schon nach 1—2 Tagen wieder ab. Die Behandlung besteht in der Vornahme kühler Umschläge mit Borwasser und in Einträufelungen einiger Tropfen einer schwachen Kokainlösung. Man nimmt Cocaini muriatici 0,3, Aqua destill. 10,0.

3. Allgemeinschädigungen.

Während die UV-Verbrennungen der Haut und der Augen zwar schmerzhaft, aber für diese Organe ohne ernste Gefahr verbunden sind, können die indirekten Wirkungen einer überdosierten oder nicht indizierten Quarzlichtbestrahlung auf die inneren Organe und auf den Gesamtorganismus von üblen Folgen begleitet sein. Das gilt insbesondere für die Allgemeinbestrahlungen bei Tuberkulösen. Denn die Wirkung des Quarzlichtes kommt vielfach der einer Reizkörpertherapie gleich, wie sie etwa auch Tuberkulininjektionen darstellen und kann demzufolge Verschlechterungen im Krankheitsherd oder im Allgemeinbefinden verursachen. So kann es zum Aufflammen von Lungen- oder Gelenksprozessen kommen, die meistens mit Temperatursteigerungen und erhöhtem Krankheitsgefühl einhergehen. Besonders folgenschwer kann eine Überdosierung bei der Neigung eines Patienten zu Hämoptoe oder anderen Blutungen werden. Ja, WEIDINGER berichtet[1] von einem Todesfall durch eine Hämoptoe, die allem Anschein nach durch vorangegangene intensive Quarzlichtbestrahlungen bedingt war. Bei der Autopsie war kein blutendes Gefäß auffindbar, wohl aber eine ganz frische granuläre Aussaat mit einer umgebenden Hyperämie, so daß die Blutung als eine parenchymatöse bezeichnet werden konnte.

Die zehn Gebote der Quarzlampenbehandlung.

Anschließend seien die wichtigsten Gebote zusammengefaßt, deren Befolgung für eine wirksame Quarzlichtbehandlung erforderlich ist.

1. Man muß sich über die Leistung der eigenen Lampe im klaren sein (Beachtung des Alters des Brenners, der Stromart und der Spannung, mit der die Lampe betrieben wird).

2. Man muß sich über die Lichtempfindlichkeit des zu bestrahlenden Kranken im klaren sein (Beurteilung der individuellen und bei Lokalbestrahlungen der regionären Lichtempfindlichkeit).

3. Man muß die richtige Lampenstellung wählen. (Der Brenner darf nie senkrecht über dem Patienten hängen und muß bei Allgemeinbestrahlungen in der Höhe der Oberschenkel in Schrägstellung stehen.)

4. Man muß die Lampe vor Beginn der Behandlung 10 Minuten einbrennen lassen.

5. Man muß den Kranken zur Bestrahlung richtig versorgen. (Die Augen sind mit Brillen zu schützen, bei örtlichen Bestrahlungen ist die Abdeckung der nicht zu bestrahlenden Haut vorzunehmen.)

---

[1] WEIDINGER: Wien. med. Wschr. **1922**, H. 43.

6. Man muß die Dosierungsregeln beachten. (Bei der Allgemein-bestrahlung bleibt der Brennerabstand fix 1 m und wird nur die Bestrah-lungszeit erhöht. Bei der Lokalbestrahlung wird jener Brennerabstand und jene Bestrahlungszeit gewählt, bei welchen ein kräftiges Erythem auftritt.)

7. Man muß eine allgemeine Bestrahlungskur nach längstens 6 Wochen wegen eingetretener Lichtimmunität abschließen.

8. Man muß die Kur ständig überwachen. (In bezug auf Lokal-Herd-, Allgemeinreaktionen, insbesondere in bezug auf Fieber.)

9. Man muß den Brenner vor Schaden bewahren. (Er darf nicht mit zu hoher Spannung brennen, muß die richtige Lage einnehmen und bei Gleichstrom richtig gepolt sein.)

10. Man muß nach etwa 800stündiger Brenndauer den geschwächten Brenner durch einen neuen ersetzen.

Vierter Teil.

Die physiologischen Wirkungen des ultravioletten Lichtes.

Die geringe Tiefenwirkung des UV-Lichtes. Grundlegend für das Verständnis der physiologischen Wirkungen des UV-Lichtes ist die physi-kalische Tatsache, daß die UV-Strahlung nur ein sehr geringes Durch-dringungsvermögen besitzt. So wird sie von gewöhnlichem durchsichtigen Fensterglas zum größten Teil, von einem Blatt Schreibpapier vollkommen absorbiert. Es ist daher verständlich, daß die UV-Strahlen, wenn sie den Menschen treffen, bereits von der Haut zur Gänze aufgefangen werden und diese nicht zu durchdringen vermögen. Sie gelangen bloß bis zur Tiefe der Hautkapillaren, um hier vom Blute restlos verschluckt zu werden. Das Blut hat seine rote Farbe bekanntlich deshalb, weil es die ultravioletten, violetten und blauen Lichtstrahlen abfiltert und bloß die roten und infraroten hindurchläßt.

Das UV-Licht erzeugt also zunächst nichts anderes als einen Haut-reiz. Alle physiologischen Wirkungen des UV-Lichtes sind die Folgen dieses Hautreizes.

I. Der lichtbewirkte Hautreiz.

Direkte und indirekte Wirkungen des lichtbewirkten Hautreizes. Das UV-Licht bildet in der Haut Stoffe, welche in dieser die Erscheinungen einer Entzündung hervorrufen. Nun wissen wir aber, daß außer dieser direkten Lichtwirkung auf die Haut das UV-Licht auch bedeutende Wirkungen auf die inneren Organe entfaltet. Wir erklären uns diese physikalisch unverständliche Tatsache durch die biologische Vorstellung, daß die in der Haut gebildeten Stoffe zu einem Teil in den Kreislauf gelangen, zum anderen Teil aber auch unmittelbar Nervenendigungen erregen und so, im Umweg über den Blut- und Nervenweg, indirekt die inneren Organe beeinflussen.

Die Grundvorgänge des lichtbewirkten Hautreizes.

Wir unterscheiden je nach der Art der in der Haut gebildeten Stoffe verschiedene Grundvorgänge des lichtbewirkten Hautreizes. Die Stoffe sind entweder spezifischer Natur, d. h. sie sind ausschließlich durch den UV-Lichtreiz bedingt, oder sie sind unspezifischer Natur, d. h. von solcher Beschaffenheit, wie sie auch durch andere Zellreize gebildet werden können. Die durch den Lichtreiz hervorgerufenen Grundvorgänge sind nun:

Die Bildung des spezifischen Vitamin D. HULDSCHINSKY hat 1919 die aufsehenerregende Feststellung gemacht, daß Bestrahlungen mit UV-Licht eine spezifische antirachitische Heilkraft besitzen. Eine solche war vor dieser Entdeckung schon vom Lebertran bekannt, dessen antirachitische Wirksamkeit auf seinem Gehalt an dem spezifischen Stoffe Vitamin D beruht. Epochemachende Forschungen der letzten Jahre erbrachten nun den Nachweis, daß auch die antirachitische Wirkung der UV-Lichtbestrahlung in der Bildung dieses spezifischen Vitamin D in der Haut ihre Ursache hat.

Die Grundlage für diese bedeutsame Erkenntnis verdanken wir HESS[1], der 1924 die Entdeckung machte, daß lipoidhaltige Körper, wie Öle und Fette, die ansonsten gegen Rachitis unwirksam sind, durch Bestrahlungen mit UV-Licht rachitisheilende Eigenschaften erhalten. Es entsteht also durch UV-Lichtbestrahlungen in gewissen Nahrungsmitteln ein antirachitischer Stoff von auffallender Ähnlichkeit mit dem Vitamin D. Man fragte sich nun, aus welchem Urstoff, bzw. aus welchem „Provitamin" dieser Vitamin D-artige Stoff besteht. HESS erblickte dieses Provitamin im Cholesterin, da nur jene Substanzen durch UV-Bestrahlungen antirachitisch aktivierbar waren, welche Cholesterin enthalten. Weitere Nachforschungen von WINDAUS[2], HESS[3], ROSENHEIM[4] und POHL[5] ergaben jedoch die bedeutungsvolle Entdeckung, daß der antirachitische Urstoff nicht das Cholesterin selbst ist, sondern eine Beimengung desselben, nämlich das Ergosterin. Dieses besitzt im bestrahlten Zustand eine etwa 4000mal so starke antirachitische Wirkung wie das bestrahlte Cholesterin. Noch einen Schritt weiter führte der Nachweis ADAMs, daß das bestrahlte Ergosterin in seinem Spektrum eine weitgehende Übereinstimmung mit dem wirksamen Bestandteil des Lebertrans besitzt, daß es also mit dem Vitamin D wirklich identisch ist.

Nach diesen Erkenntnissen lag der Schluß nahe, daß, analog der Vitamin D-Bildung in bestrahlten Nahrungsmitteln, auch in der lichtbestrahlten Haut das Vitamin D entstehe. Tatsächlich enthält ja auch die Haut im Hauttalg, wie schon UNNA nachwies, reichlich Cholesterin. Ergosterin hat man zwar in der Haut selbst bis jetzt noch nicht, sondern bisher erst im Blut und in der Milch nachgewiesen, doch ist

---

[1] HESS, A. F.: J. amer. med. Assoc. **1924**. — 76. An. Sess. amer. med. Assoc. Atl. City, Mai **1925**.

[2] WINDAUS: Chem.-Ztg **1927**, Nr 12.

[3] WINDAUS u. HESS: Nachr. Ges. Wiss. Göttingen, Math.-physik. Kl. **1927**.

[4] ROSENHEIM u. WEBSTER: Lancet **1927**.

[5] POHL: Nachr. Ges. Wiss. Göttingen, Math.-physik. Kl. **1928**.

sein Vorhandensein in der Haut mit einer an Sicherheit grenzenden Wahrscheinlichkeit deshalb anzunehmen, weil sich Ergosterin nach WINDAUS im Tier- und Pflanzenreich stets dort vorfindet, wo Sterine nachgewiesen wurden. Dieses also in der Haut als vorhanden anzunehmende, an das Cholesterin gebundene Ergosterin, wird nun bemerkenswerterweise von der Dornostrahlung in besonderem Maße beeinflußt. Das geht aus Untersuchungen von SCHULTZE und ROTHMAN[1] hervor, die eine sehr starke Absorption dieser Strahlung gerade in den Hautlipoiden nachwiesen. Schließlich zeigte HESS, daß in der bestrahlten Haut das Vitamin D tatsächlich nachweisbar ist. Denn er konnte durch Verfütterung von bestrahlter Tierhaut rachitiskranke Tiere heilen. Das durch den Lichtreiz in der Haut entstandene Vitamin D wird resorbiert und gelangt durch das Blut in den Gesamtorganismus. In diesem entfaltet es die rachitisheilende Wirkung, die sich vor allem in der Beeinflussung des Mineralstoffwechsels offenbart. Das Vitamin D spielt auch bei der Therapie der Tuberkulose und anderer Krankheiten eine bedeutende Rolle.

Die unspezifische Reizkörperwirkung. Der Lichtreiz bewirkt einen Zellzerfall zahlreicher Epidermiszellen. Histologische Untersuchungen KELLERs haben nachgewiesen, daß von dieser Zerstörung vorwiegend die Stachelzellen betroffen sind (S. 73). KELLER berechnete die Menge der bei einer bis zur leichten Hautrötung gehenden Quarzlichtbestrahlung des ganzen Körpers geschädigten Stachelzellen mit 12 Millionen. Durch diese Zellschädigung entstehen entzündungserregende Eiweißabbauprodukte. Ihr Nachweis wurde von NATHAN und SACK[2] erbracht, welche Extrakte von bestrahlter Haut Tieren injizierten und dabei auffallende Entzündungserscheinungen feststellten.

Solche toxische Stoffe treten aus den Epidermiszellen ins Nachbargewebe aus. Dafür spricht zunächst die Tatsache, daß die Hautrötung, welche nach intensiven Bestrahlungen entsteht, nicht genau auf das den Strahlen ausgesetzte Hautfeld beschränkt bleibt, sondern über die Grenzen desselben hinausdringt (S. 62). LEWIS[3], der diesen Vorgang genau studierte, bezieht ihn auf die Diffusion eines gefäßerweiternden Stoffes aus den lichtgeschädigten Zellen in die Gewebsräume und Lymphwege der Umgebung hinein. Seiner chemischen Natur nach hält LEWIS diesen Stoff für einen dem Histamin ähnlichen Körper. Histamin (Imidazolylethylamin) ist ein Eiweißspaltprodukt, das sich durch eine besonders starke gefäßdilatierende Eigenschaft auszeichnet und dessen Vorkommen im Körper bisher in der Darmschleimhaut, in der Lunge und in der Leber nachgewiesen wurde. Nach LEWIS soll diese Histaminsubstanz die lichtbewirkte Hautrötung (das „Lichterythem") bedingen und soll auch die Ursache der Gefäßreaktionen nach mechanischen, thermischen und anderen Hautreizen darstellen. Die Bildung dieser Histaminsubstanz soll nach Lichtreizen besonders langsam auftreten, womit die Erscheinung Erklärung findet, daß die lichtbewirkte

[1] SCHULTZE, W. u. ST. ROTHMAN: Strahlenther. **22**, 736—737 (1926).
[2] NATHAN u. SACK: Arch. f. Dermat. **138**, 391 (1922).
[3] LEWIS, TH.: Die Blutgefäße der menschlichen Haut und ihr Verhalten gegen Reize (übersetzt von E. SCHILF). Berlin: S. Karger 1928.

Hautrötung nicht während oder sofort nach der Belichtung, sondern erst eine Zeitlang nach derselben sichtbar wird[1] (S. 61). Einen weiteren Grund zur Annahme des Austrittes eines Stoffes aus den Epidermiszellen bietet die Merkwürdigkeit, daß histologisch noch vor den Veränderungen der Stachelzellen bereits Leukocytenansammlungen in der Kutis gesehen werden (S. 73), die als die Folge der Anlockung von Stoffabscheidungen zu betrachten sind[2]. Schließlich weist auf Stoffaustritte aus den Epidermiszellen auch die wichtige Erscheinung hin, daß durch UV-Bestrahlungen die Durchlässigkeit der Zellmembranen sich erhöht. Das geht u. a. aus Untersuchungen von GANS und SCHLOSSMANN[3] hervor, die aus bestrahlter menschlicher Haut Teilchen exzidierten, mit Neutralrot färbten und dann nach Einlegung in eine Ammoniaklösung auf die Raschheit ihres Farbumschlages von Rot in Gelb prüften. Der Farbumschlag trat in bestrahlter Haut früher ein als in unbestrahlter. Ein anderes Zeichen der Permeabilitätsänderung der Zellwände nach Belichtungen bietet die Änderung des Gleichstromwiderstandes, die jedoch an anderer Stelle besprochen werden soll (S. 72).

Die Eiweißabbaustoffe gelangen nun teilweise auch in den Kreislauf. Den Beweis hierfür bietet ROTHMANS Befund, daß nach Quarzlichtbestrahlungen eine Aufschwemmung des zyklischen Eiweißbausteines Tyrosin ins Blut erfolgt (S. 78). Außerdem zeigten TÖRÖK, LEHNER und URBÁN[4], daß das Blut und das Serum eines bestrahlten Armes stärker entzündungserregend wirkt, als das eines nicht bestrahlten Armes. Dasselbe wies letzthin HOFF[5] nach, der vor und nach Licht- und verschiedenen anderen Hautreizen mit dem Blutserum der Versuchsperson bei einer anderen Person je eine gleich große intrakutane Hautquaddel setzte. Es zeigte sich nun, daß die mit dem nach dem Hautreiz gewonnenen Serum erzeugte Quaddel schon nach 10 Minuten einen viel größeren Umfang aufwies als die anderen Quaddeln. Wird eine Extremität durch Umschnürung vom Kreislauf abgeschlossen und allein bestrahlt, so findet sich nur in ihrem Blute die entzündungsfördernde Substanz, nicht aber im übrigen Körperblut, ein Beweis für die Entstehung dieser Substanz im bestrahlten Körpergebiet. — Die Zellzerfallsprodukte wirken ferner auf die Nervenendigungen ein, wofür zahlreiche bedeutsame Erscheinungen sprechen, die noch später erörtert werden sollen.

Die Eiweißspaltprodukte der degenerierten Epidermiszellen beeinflussen somit einerseits auf dem Blut-, andererseits auf dem Nervenwege den Gesamtorganismus. Sie rufen hier ähnliche Erscheinungen hervor, wie parenterale Proteinkörperinjektionen etwa vom Typus des Yatren-Kaseins. Das heißt, sie regen den Organismus im Sinne einer „Umstimmung" zu Abwehrmaßnahmen an, indem sie Schutzkörper verschiedenster Art produzieren und zwar in solchem Übermaß, daß sie nicht nur gegen die künstlich gesetzte Hautschädigung

---

[1] ELLINGER, F.: Strahlenther. **40**, 760—764 (1931).
[2] MEMMESHEIMER, A.: Strahlenther. **31**, 2 0—2 8 (1929).
[3] GANS u. SCHLOSSMANN: Dermat. Wschr. **1925**, 80, 469.
[4] TÖRÖK, L. E., E. LEHNER u. F. URBÁN: Krkh.forschg 5, H. 4, 293—307 (1927).
[5] HOFF, F.: Münch. med. Wschr. **1931**, Nr 8.

genügen, sondern darüber hinausgehend, auch ein vorhandenes Leiden zu bekämpfen vermögen. Dies kommt in heilsamen Herd- und Allgemeinreaktionen zum Ausdruck. Es stellt somit, dieser Wirkung nach, die Quarzlichtbehandlung eine unspezifische Reizkörperbehandlung dar.

Die esophylaktische Wirkung. Wir haben eben entnommen, daß der Lichtreiz durch die Bildung des Vitamin D, der unspezifischen Eiweißabbauprodukte und durch die von diesen wieder angeregten Schutzstoffe, die Haut zum Ausgangsfeld einer bedeutsamen Heilwirkung für den gesamten Organismus macht. Diese nach Hautreizen verschiedener Art beobachtete günstige Wirkung wird von BLOCH und HOFFMANN auf eine nach innen gerichtete Heil- und Schutzkraft der Haut bezogen, die HOFFMANN[1] als „Esophylaxie" bezeichnete. Daß die Haut keineswegs den Körper bloß gegen äußere Schäden zu bewahren hat, sondern, daß ihr auch „esophylaktische" Funktionen zum Schutze innerer Organe zukommen, dafür sprechen eine Reihe von Tatsachen: so, daß bei Masern, Scharlach, Pocken und manchen anderen akuten Infektionskrankheiten das dabei auftretende Exanthem eine Abwehrerscheinung gegen Krankheitsgifte darstellt. Oder die Erscheinung, daß eine schwere Hautsyphilis bzw. Hauttuberkulose oft vor ernsteren Erkrankungen des Zentralnervensystems oder innerer Organe schützt. HOFFMANN nimmt zur Erklärung der Esophylaxie innersekretorische Wirkungen der Haut an und schreibt im besonderen den „vollsaftigen" Epithelien des Rete Malpighi die Bildung von Hauthormonen zu, die er „Dermalexine" nennt. Diese Hormone sollen im Umweg über das Blut- und über das Nervensystem die Heil- und Schutzwirkung der inneren Organe besorgen. Es ist aus dem Vorgebrachten offenbar, daß dem UV-Licht eine besondere esophylaktische Wirkung zukommt.

Wir haben somit als Grundvorgänge des lichtbewirkten Hautreizes kennen gelernt: die vitaminisierende Wirkung durch die Bildung des Vitamin D, die umstimmende Wirkung durch die Bildung unspezifischer Eiweißabbauprodukte und schließlich die diese Wirkungen einschließende esophylaktische Wirkung durch die Bildung von Hauthormonen. Diese Grundvorgänge ergeben in ihrem Zusammenspiel alle direkten und indirekten Wirkungen des UV-Lichtes auf die verschiedenen Organsysteme, welche nun im folgenden besprochen werden.

II. Die Wirkung auf die Haut.

Die Lichtreaktion auf die Haut wird unmittelbar durch die Strahlung des UV-Lichtes hervorgerufen. Sie besteht, soweit sie mit freiem Auge sichtbar ist, 1. aus dem Lichterythem und 2. aus der diesem folgenden Lichtpigmentierung. Dazu kommt noch 3. die auf UV-bestrahlter Haut entstehende Lichtgewöhnung.

---

[1] HOFFMANN, E.: Die nach innen gerichtete Schutz- und Heilwirkung der Haut (Esophylaxie). Berlin: S. Karger 1927. — MEMMESHEIMER, A.: Strahlenther. **31**, 240—248 (1929).

1. Das Ultraviolett-Licht-Erythem (UVE).

Das Quarzlicht erzeugt bei genügender Stärke eine Hautrötung, das sog. Ultraviolett-Licht-Erythem (UVE). Dieses ist zunächst dadurch gekennzeichnet, daß es nicht unmittelbar, d. h. schon während der Bestrahlung auftritt, sondern erst eine Zeitlang nach derselben. Während der Bestrahlung hat der Behandelte meist gar keine subjektive Empfindung mit Ausnahme eines leichten Wärmegefühles, das durch die Temperatur des Brenners bedingt ist und um so stärker wird, je kleiner der Brennerabstand gewählt wird.

Die Zeit, welche nach vollendeter Bestrahlung bis zum Sichtbarwerden des UVE verstreicht, heißt **Latenzzeit**. Sie beträgt unserer Erfahrung nach bei den üblichen therapeutischen Erythembestrahlungen durchschnittlich 5—6 Stunden. Die Latenzzeit ist um so kürzer, je intensiver die vorausgegangene Lichteinwirkung war. Ferner soll die Latenzzeit nach HAUSSER bei kürzeren Wellenlängen des UV-Lichtes gelegentlich kürzer ausfallen als bei längeren Wellenlängen. Kürzer ist sie auch bei höherer Lichtempfindlichkeit der bestrahlten Hautstelle.

Das Aussehen des Lichterythems. Die Farbe des UVE schwankt von blassem Rosa über kräftig leuchtendem Hellrot bis zu düsterem Blauviolett. Sie ist um so dunkler, je kräftiger die vorausgegangene Bestrahlung war. Die Hautrötung ist homogen, d. h. sie bildet eine einheitliche Farbfläche ohne Zeichnung. Diese Homogenität beruht auf der wichtigen Eigenschaft des UV-Lichtes, nicht tiefer in die Haut einzudringen als etwa $^1/_2$ mm, das ist bis in die Gegend des papillaren Kapillarnetzes, dessen Erweiterung es hervorruft. Die erythematöse Haut weist zuweilen eine ödematöse Schwellung auf. Wird das Bestrahlungsfeld scharf abgegrenzt, so besitzt auch das Erythem eine scharfe Umrandung (Abb. 42). Nur bei sehr starken, sog. toxischen Erythemen ist die Begrenzung weniger scharf und kommt es zur Ausbildung einer

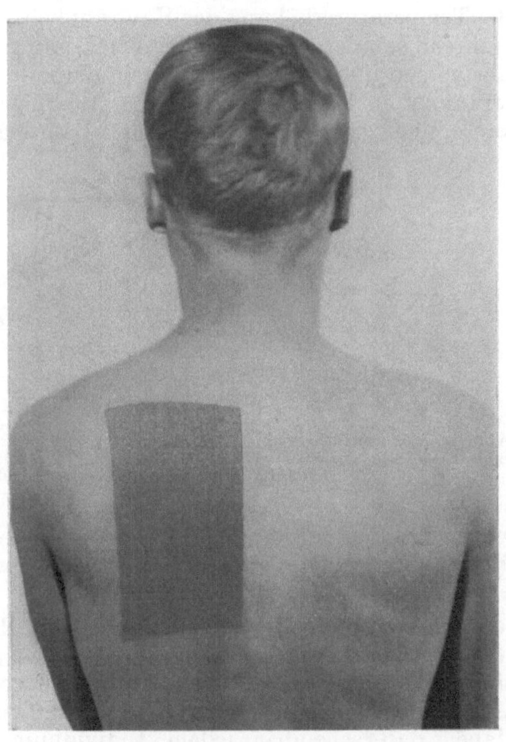

Abb. 42. Lichterythem (UVE).

die Einstrahlungsfläche überschreitenden Diffusionsrötung. Diese bildet sich nach LEWIS und ZOTTERMANN später als das auf der abgegrenzten Fläche entstehende Erythem und nimmt zuweilen die Form bizarrer, bis zu 2 cm langer Ausläufer an; diese Ausläufer sind meistens nach der Spaltrichtung der Haut angeordnet und sollen durch die Erweiterung jener Gefäße bedingt sein, welche die Lymphwege begleiten.

Betastet man eine erythematöse Hautstelle, so fühlt man, daß sie wärmer als die Umgebung ist. KELLER fand sie um 0,5⁰ C wärmer, MOOG sogar um 2⁰ C. Wie HAUSSER und VAHLE beobachteten, erfolgt die Temperaturerhöhung der Haut ähnlich wie die Erythembildung nicht während, sondern erst nach der Bestrahlung, insoferne nicht der Brennerabstand so kurz ist, daß die Quarzlampe bereits eine erhebliche Wärmestrahlung entwickelt. Die Temperatursteigerung hat aber interessanterweise einen von der Erythemkurve unabhängigen Verlauf, derart, daß

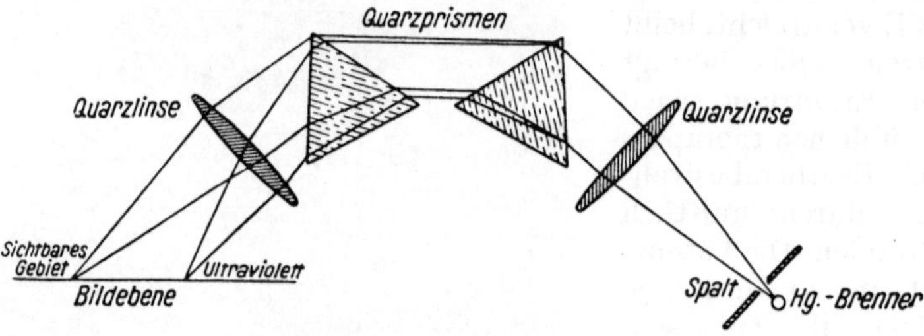

Abb. 43. Schema des Spektralapparates zur Zerlegung des Lichtes in seine verschiedenen Spektralanteile. (Nach K. W. HAUSSER u. W. VAHLE: Wissenschaftliche Veröffentlichungen aus dem Siemens-Konzern Bd. 6, H. 1.)

sie ihr Maximum schon vor dem des Erythems erreicht. Bei stärkeren Erythemen ist die Berührung der betreffenden Hautstelle zuweilen von erheblichen Schmerzen begleitet.

Der Verlauf des Erythems. Wenn man das Entstehen und Abklingen des Erythems bei verschiedenen Personen genau verfolgt, so stellt sich dabei ein überraschend mannigfaltiges Verhalten heraus. SCHALL und ALIUS untersuchten den Erythemverlauf von 200 Personen und fanden dabei, daß scheinbar jedem Individuum eine eigene Erythemkurve zukommt, die bei mehreren Versuchen sich stets in gleicher Weise wiederholt. Der Höhepunkt der Erytheme liegt nach SCHALL und ALIUS meist bei 6 Stunden, nach KELLER und auch nach unserer Erfahrung bei 12—24 Stunden nach der Bestrahlung. Ganz schwache Erytheme können schon innerhalb eines halben Tages wieder verschwunden sein, kräftige Erytheme sind bis über eine Woche sichtbar.

Besteht ein Erythem einige Tage, so nimmt es einen graubraunen Farbenton an, der von der beginnenden Pigmentbildung herrührt, von welcher später ausführlich die Rede sein wird. Häufig treten auch Hautschuppen auf, die sich in Lamellen ablösen. Darunter liegt dann eine neue zarte Epidermis, der eine sehr hohe Lichtempfindlichkeit zukommt, die bei einer Wiederholung der Bestrahlung auf dieselbe Hautstelle berücksichtigt werden muß.

Erythem und Wellenlänge. Wir haben schon im physikalischen Abschnitt erfahren, daß nicht der ganze Wellenbereich des UV-Spektrums
erythemerzeugend wirkt, sondern vornehmlich die Strahlung zwischen
den Wellenlängen von etwa 320 mμ und 290 mμ, die sog. Dornostrahlung.
Grundlegend für diese Erkenntnis waren die Versuche von K. W. HAUSSER
und W. VAHLE[1]. Diese Forscher zerlegten das Licht einer Quecksilberdampflampe mittelst einer Prismenvorrichtung derart, daß auf der Haut
der untersuchten Personen das gesamte UV-Spektrum seinen einzelnen

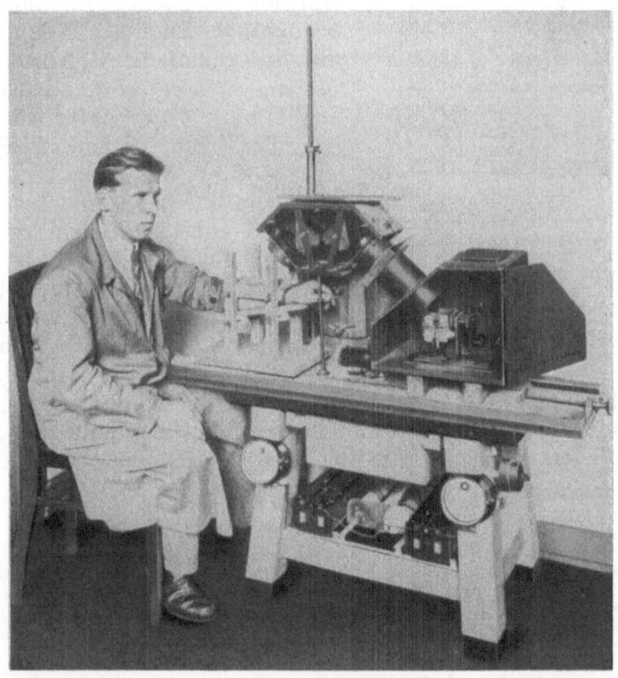

Abb. 44. Äußerer Aufbau des Quarzspektralapparates nach LENARD, mit dem K. W.
HAUSSER und W. VAHLE die Bestrahlung der Haut mit UV-Licht bestimmter Wellenlänge
(homogenem Lichte) vornahmen. (Aus Wissenschaftliche Veröffentlichungen aus dem
Siemens-Konzern Bd. 6, H. 1.)

Linien nach entworfen werden konnte (Abb. 43 u. 44). Nun wurde die
erythemerzeugende Kraft der einzelnen Wellenlängen nacheinander untersucht. Da aber die von der Quarzlampe erzeugten Strahlen verschieden
langer Wellenlängen von sehr verschiedener Intensität sind, so durfte man
sie in bezug auf ihre biologische Wirkung nicht direkt miteinander vergleichen. Man durfte dies nur dann tun, wenn man für jeden Spektralanteil
solche Bestrahlungszeiten wählte, daß das Produkt aus Intensität mal Bestrahlungszeit, das ein Maß für gleiche Wirkungen abgibt, gleich wurde.
Dabei zeigte sich nun das bedeutungsvolle Ergebnis, daß es insbesondere
die Strahlen zwischen den Wellenlängen 313 mμ und 290 mμ

[1] HAUSSER, K. W. u. W. VAHLE: Strahlenther. **13** (1921).

sind, denen die erythemerzeugende Kraft innewohnt. Ihr Maximum liegt bei 297 mμ (Abb. 45). Spätere ergänzende Untersuchungen von Hausser ergaben, daß noch ein zweites, jedoch geringeres Maximum bei 250 mμ

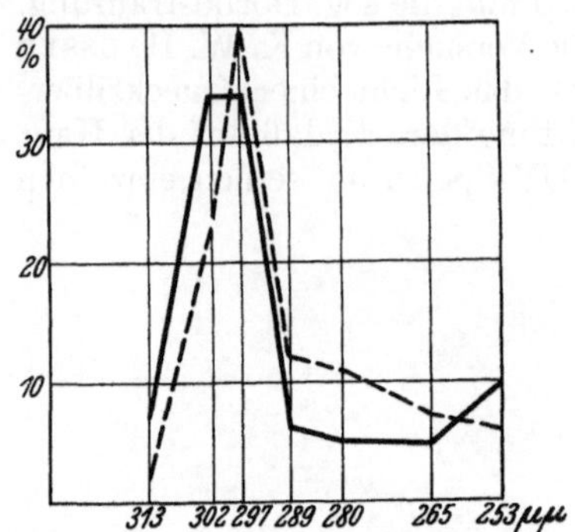

vorhanden ist (Abb. 46). Er und Vahle zeigten ferner, daß bei einer etwa 1000fachen Energieeinstrahlung auf einer besonders lichtempfindlichen Haut auch den Strahlen von der Wellenlänge 366 mμ eine, allerdings äußerst schwache, Erythemwirkung zukommt[1]. Letzterer Befund ist wohl für die künstliche Höhensonne ohne Belang, er ist aber für die Erkenntnis der Wirkung der natürlichen Sonne von Bedeutung. Denn die Sonne ist gerade durch den Reichtum an langwelligem UV-Licht und besonders an solchem von der Wellenlänge 366 mμ ausgezeichnet.

Abb. 45. Nach Hausser und Vahle sind prozentual an einem Erythem beteiligt die einzelnen Wellenlängen 1. reduziert auf gleiche Intensität (gestrichelte Linie), 2. nach Maßgabe ihrer in einer Quarzlampe tatsächlich vorhandenen Intensität (ausgezogene Linie). [Nach Hausser und Vahle, zitiert nach Ph. Keller: Strahlenther. 28 (1928).]

Erythem und Lichtempfindlichkeit. Die Lichtreaktion ist weiterhin abhängig von der Empfindlichkeit der bestrahlten Haut für Lichtreize. Diese wird hauptsächlich von 3 Faktoren bestimmt: 1. von der Konstitution des Individuums, welche die „individuelle" Lichtempfindlichkeit bedingt, 2. von der verschiedenen Ansprechbarkeit der verschiedenen Haut-

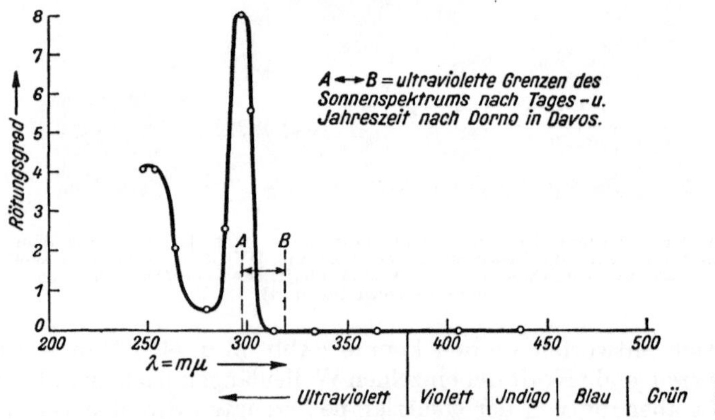

Abb. 46. Die Abhängigkeit des Lichterythems von der Wellenlänge der erregenden Strahlung nach K. W. Hausser und W. Vahle. (Aus Wissenschaftliche Veröffentlichungen aus dem Siemens-Konzern Bd. 6, H. 1.

regionen eines und desselben Individuums auf UV-Licht, welche Eigenschaft als „regionäre" Lichtempfindlichkeit bezeichnet wird und 3. von äußeren zur Bestrahlung noch hinzukommenden Reizen.

---

[1] Hausser, K. W. u. W. Vahle: Wiss. Veröffentl. Siemens-Konzern **6**, 1. Heft (1927).

1. Die individuelle Lichtempfindlichkeit ist eines der Merkmale der Konstitution des Menschen. Eine Reihe wichtiger Beobachtungen darüber verdanken wir Schall und Alius, welche die Beziehungen der Haut, der Haar- und der Augenfarbe zur Lichtempfindlichkeit untersuchten. Nach ihnen besitzen Personen mit rosiger, feuchter und turgeszenter Haut eine hohe, und Individuen mit pigmentierter, trockener und derber Haut eine geringe Lichtempfindlichkeit. Braunes Haar soll mit hoher, blondes mit durchschnittlicher und schwarzes, sowie rotes Haar mit geringer Lichtempfindlichkeit einhergehen. Bezüglich der Augenfarbe sollen braune sowie grüne Augen ein Zeichen für hohe, blaue Augen für durchschnittliche und graue Augen für geringe Lichtempfindlichkeit abgeben.

Auf Grund eigener Beobachtungen sei hier hinzugefügt, daß die Lichtempfindlichkeit mit der Durchblutung der Haut zunimmt und daß sie demgemäß bei gut durchbluteter Haut größer und bei schlecht durchbluteter anämischer Haut kleiner ist.

Eine erhöhte Lichtempfindlichkeit scheint auch Personen mit labilem vasomotorischem Nervensystem zuzukommen (Wellsch), ferner Individuen, die öfters an Urtikaria leiden. Wir sahen eine erhöhte Lichtempfindlichkeit häufig bei Asthmakranken.

Die individuelle Lichtempfindlichkeit bleibt nicht das ganze Leben konstant, sondern sie ändert sich im Laufe desselben. So zeigen Kinder eine hohe, alte Leute aber eine niedrige Empfänglichkeit für Lichtreize. Frauen besitzen während der prämenstruellen Phase eine höhere Lichtempfindlichkeit als nach den Menses; Gravide zeichnen sich durch eine erhöhte Lichtempfindlichkeit der Bauchhaut gegenüber der Brusthaut aus (Dieterich[1]). Personen, die in Zeiten des Wohlbefindens normale Lichtreaktionen zeigen, können bei Erkrankungen vorübergehend lichtunterempfindlich werden. Kowarschik, der diese Beobachtung bei chronischer Tuberkulose machte, bezog diese Erscheinung auf die mit der Krankheitsphase parallel gehende schlechtere Durchblutung der gesamten Körperhaut.

2. Die regionäre Lichtempfindlichkeit. Bei einem und demselben Individuum ist die Lichtempfindlichkeit der Haut nicht an allen Stellen des Körpers die gleiche, sondern sie ist an den einzelnen Hautregionen recht verschieden. Das muß besonders bei der Dosierung der Lokalbestrahlung in Betracht gezogen werden (S. 50). Die Ursache für diese Erscheinung liegt vor allem in der verschiedenen Dicke der Hornschichte an verschiedenen Hautregionen (Miescher), dann aber auch in der verschiedenen Lichtgewöhnung der bekleideten und der unbekleideten Haut.

Die größte Lichtempfindlichkeit besitzt die Haut des Bauches, der Lendengegend und der seitlichen Thoraxpartien, die gewöhnlich von den Oberarmen bedeckt sind. Etwas weniger empfindlich sind die Brust- und die Rückenhaut. Die Haut der Extremitäten ist nicht so empfindlich wie die des Stammes. Die Beugeseiten der Extremitäten zeigen stärkere Reizbarkeit als die Streckseiten. Am unempfindlichsten sind

---

[1] Dieterich, H.: Strahlenther. **27**, 587—596 (1928).

die Unterschenkel, ferner die stets dem Freien ausgesetzten Hände. Auffallend empfindlicher ist das Gesicht. Die schematische Darstellung dieser Verhältnisse auf Abb. 47 entspricht zwar nicht genau der Wirklichkeit, bietet aber für die Praxis der Lichttherapie einen guten Anhaltspunkt.

3. Lichtempfindlichkeit und äußere Reize. Abgesehen von der verschiedenen individuellen und regionären Lichtempfindlichkeit können

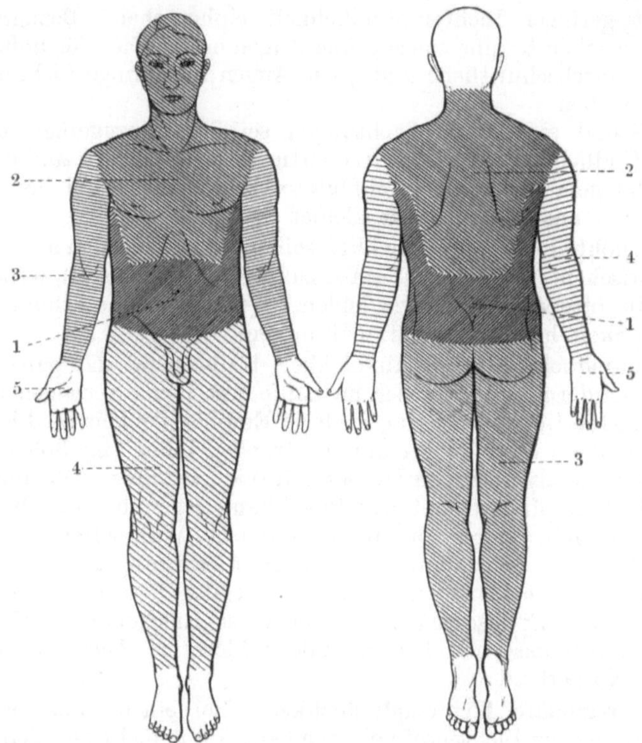

Abb. 47. Schematische Darstellung der regionären Lichtempfindlichkeit.

auch äußere Reize die Lichtreaktion verändern. Ihr Einfluß ist entweder ein hemmender oder ein fördernder. Wir wollen hier mechanische, thermische und chemische Reize unterscheiden.

Frottiert man die Haut während oder nach der Bestrahlung, so kann man leichte Verstärkungen des UVE beobachten (Stahl und Siemsch). Druck, der nach der Bestrahlung ausgeübt wird, hemmt hingegen die Erythembildung (Wirz, Schall und Alius). Es ist naheliegend, die erythemverstärkende Wirkung des Frottierens und die erythemhemmende des Druckes mit der dabei entstehenden Hauthyperämie bzw. Hautanämie in Zusammenhang zu bringen.

Hausmann und Kowarschik wiesen nach, daß ein UVE verstärkt werden kann, wenn man während der UV-Behandlung gleichzeitig eine

Solluxlampenbestrahlung anwendet oder wenn man der Bestrahlung
eine Heißluftbehandlung vorausschickt. Im selben Sinne sprachen sich
PEEMÖLLER, sowie STAHL und SIEMSCH aus. Letztere Autoren ließen
der UV-Bestrahlung ein heißes Bad vorangehen und sahen dadurch die
Erythembildung stärker auftreten. Sie erklärten diese Wirkung rein
physikalisch damit, daß die stark durchblutete und aufgelockerte Haut
eine stärkere Absorption der UV-Strahlen bewirke. Daher bedingt nach
STAHL und SIEMSCH ein kaltes Bad, das vor einer UV-Bestrahlung
genommen wird, umgekehrt eine Abschwächung der Erythembildung.

Von hoher Bedeutung für die Frage der Veränderlichkeit der Lichtempfindlichkeit ist die Fähigkeit mancher Stoffe, bei ihrer Gegenwart
Lebewesen, die ansonsten gegen Licht wenig oder überhaupt nicht
empfindlich sind, für Lichteinflüsse empfindlich zu machen, zu sensibilisieren. Diese Stoffe heißen „photodynamische Substanzen".
Ihre Entdeckung geht auf TAPPEINER zurück, der die für Licht sensibili-
sierende Fähigkeit an fluoreszierenden Farbstoffen, wie an Eosin und
Methylenblau feststellte. HAUSMANN, dem wir den Ausbau der Lehre
von den photodynamischen Substanzen verdanken, fand, daß auch
pflanzliche und tierische Farbstoffe, wie das Chlorophyll oder das Hämatoporphyrin lichtsensibilisierend wirken. Photodynamische Substanzen
können beim Menschen und beim Tier Lichtkrankheiten hervorrufen.
So beruht die Hydroa wahrscheinlich auf einer pathologischen Porphyrin-
bildung und sind das Ekzema solare, das Xeroderma pigmentosum, die
Pellagra und die Buchweizenkrankheit der Haustiere als Lichterkrankungen anzusprechen.

Da die bisher bekannt gewordenen photodynamischen Substanzen
vorwiegend für das sichtbare und für das langwellige UV-Licht sensibilisieren, und nur wenig für den erythemerzeugenden Teil des UV-Spektrums, so ist ihre Verwendbarkeit zu therapeutischen Zwecken derzeit
noch umstritten. So steht es z. B. noch nicht fest, ob interne Dar-
reichungen von Eosin bei rachitischen Säuglingen die Bestrahlungszeit
mit der Quarzlampe herabsetzt, wie GYÖRGY und GOTTLIEB angegeben
haben. Injektionen von Eosin oder Hämatoporphyrin in lupöses oder
karzinomatöses Gewebe zeigten, obgleich sie von erysipelartigen Schwellungen gefolgt waren, keine Erhöhung der therapeutischen Lichtwirkung.

2. Die lichtbewirkte Pigmentierung.

In der Folge der Erythembildung tritt auf der bestrahlten Haut eine
Pigmentierung auf, die sich durch eine Reihe von Eigenschaften auszeichnet.

Das Aussehen des Lichtpigmentes. Das vom Licht der Quarzlampe
herrührende Pigment ist von graubrauner Farbe, wodurch es sich von
der mehr rötlichen bis goldbraunen und gleichzeitig dunkleren Tönung
des Sonnenpigmentes unterscheidet. Dieser Beobachtung entspricht der
experimentelle Nachweis HAUSSERs und VAHLEs, die bei Bestrahlungen
mit UV-Licht ganz bestimmter Wellenlänge fanden, daß es vor allem die
langwelligen UV-Strahlen von 300 mμ bis 366 mμ sind, an denen ja die
Sonnenstrahlung reich ist, welche eine besonders starke Pigmentierung

hervorrufen. Rötlichbraun, und daher der Sonnenbräunung ähnlicher als
das Quarzlampenpigment, ist die nach Bestrahlungen mit der Solarcalampe (S. 13) auftretende Pigmentierung, was mit dem Gehalt dieser
Lampe an langwelligem UV- und an infrarotem Licht zusammenhängt.
Die der Lichtrötung folgende Pigmentierung ist wie jene homogen, d. h.
sie bildet eine gleichmäßige, durch keine Zeichnung gestörte Farbfläche.
War die bestrahlte Hautzone genau abgegrenzt, so ist auch die Begrenzung des pigmentierten Feldes scharf ausgeprägt.

Der Verlauf der Pigmentbildung. Die Pigmentierung setzt mit dem
Abklingen des Erythems, d. i. meistens etwa 3 Tage nach der Bestrahlung
ein und wird nach wiederholten Bestrahlungen stärker. Sie kann wochen-,
monate-, ja jahrelang andauern, um schließlich wieder vollkommen zu
verschwinden. Nach schwachen, einschleichenden Dosen, wie wir sie
bei Allgemeinbestrahlungen mit Quarzlicht meistens geben, kann es auch
ohne vorangegangenem Erythem zur Pigmentierung kommen. Analoges
haben doch wir alle an uns selbst erfahren, wenn wir im Frühjahr und
Sommer auch ohne vorherige Lichtentzündung allmählich braun werden
und berichten die Heliotherapeuten BERNHARD und ROLLIER, die nach
Sonnenbestrahlung wiederholt dasselbe sahen. Auf Grund dieser Beobachtungen und auf histologische Untersuchungen gestützt meint nun
POLLITZER, daß die Pigmentierung gar nicht die Folge der Lichtentzündung ist, sondern daß es sich hier lediglich um zwei „koordinierte
Reaktionen auf die Bestrahlung mit UV-Licht" handle.

Die Bedeutung des Pigmentes. Wir können auf die Frage, was denn
die auffällige Erscheinung der Pigmentierung zu bedeuten habe, bis heute
nur eine unvollkommene Antwort geben.

Nach FINSENs Ansicht soll das Pigment einen Sperrfilter darstellen,
der das tiefer gelegene Gewebe vor Lichtstrahlen zu schützen hat.
FINSEN stützte sich dabei auf folgenden Versuch: Er bemalte eine
Stelle seines Unterarmes mit Tusche, setzte dann den ganzen Unterarm
einer an UV-Licht reichen Bogenlampe aus und entfernte nachher die
Tusche wieder. Die Folge war, daß nach 12 Stunden ein Erythem entstand, in dessen Mitte jedoch die bemalt gewesene Stelle eine normal
gebliebene Hautinsel bildete. Als nach einigen Tagen die geröteten Hautpartien sich pigmentiert hatten, bestrahlte er den Unterarm neuerdings.
Diesmal entstand bloß an der ausgesparten blassen Partie ein Erythem,
während die umgebende braune Haut keine Spur von Rötung zeigte.
FINSEN zog aus diesem Ergebnis den Schluß, daß das Pigment, welches
im ersten Teil des Versuches durch Tusche nachgeahmt war und im
zweiten Teil natürlich vorlag, den Lichtschutz der Haut bedinge. Seine
Annahme fand um so mehr Zustimmung, als auch andere Beobachtungen
zu ihren Gunsten sprechen. So die Merkwürdigkeit, daß pigmentierte
Rinder, Schafe oder Schweine, welche Buchweizen genossen haben, schad-
los dem Lichte ausgesetzt werden können, während die unpigmentierten
Tiere unter diesen Umständen von der „Buchweizenerkrankung"
befallen werden und daß bei den scheckigen Tieren es wieder gerade
die pigmentierten Hautinseln sind, welche von der Affektion verschont
bleiben. Hierher gehört ferner auch die auffallende Erscheinung, daß
Personen mit Epheliden, welche nach Bestrahlungen mit UV-Licht

ein gerötetes und geschwollenes Gesicht aufweisen, gerade an den Stellen der Sommersprossen nicht entzündete Eindellungen zeigen (Bowles, Keller). Es scheint somit nach all diesen Beobachtungen das Pigment geradezu einen lichtabsorbierenden „braunen Sonnenschirm (H. Meyer) darzustellen, der sich lichtschützend über den Organismus breitet.

Soviel Überzeugendes die Finsensche Anschauung auch hat, so sprechen doch eine Reihe von Tatsachen gegen ihre uneingeschränkte Geltung. So zeigt die Beobachtung, daß es Pigmentierungen gibt, die einen auffallend geringen, ja gar keinen Lichtschutz bieten und daß es einen Lichtschutz auch bei fehlender Pigmentierung gibt. Das kann jeder Lichttherapeut fast täglich bestätigen, da es auffallend ist, wie dunkel pigmentierte Individuen oft äußerst lichtempfindlich sind, während zuweilen kaum pigmentierte Personen einen überraschend hohen Grad von Lichtschutz aufweisen. Der Nachweis, daß die Pigmentierung keineswegs mit dem Lichtschutz der Haut parallel geht, sondern auch ohne diesem vorhanden sein kann, wurde von Keller durch quantitative Vergleiche zwischen der Hautfärbung und deren Lichtfestigkeit erbracht. Er fand (Abb. 48), daß in den ersten 4 Wochen nach einer Bestrahlung die Pigmentierung rascher zurückgeht als der Lichtschutz, daß sich aber nachher diese Beziehung so umkehrt, daß der Lichtschutz um die 8. Woche erloschen ist, während die Pigmentierung noch immer anhält, ja jahrelang andauern kann.

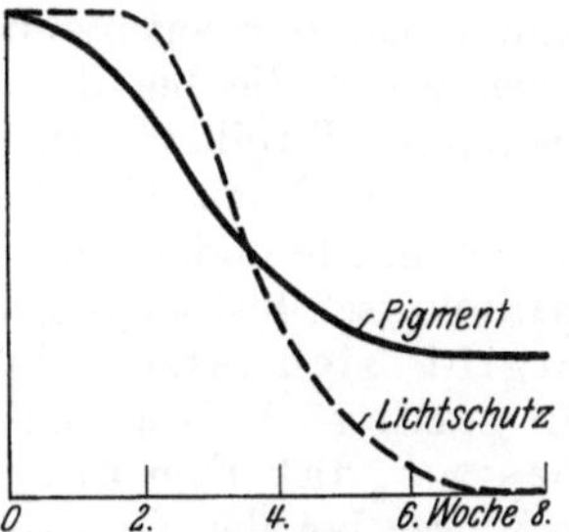

Abb. 48. Schematischer Ablauf der Depigmentierung und des sich verlierenden Lichtschutzes nach UV-Bestrahlungen. [Nach Ph. Keller: Strahlenther. 28 (1928).]

Keller schloß aus dem verschiedenen Ablauf der Kurven der Pigmentierung und des Lichtschutzes, daß diese beiden Erscheinungen sich nicht gegenseitig bedingen, sondern nur gemeinsam nach einer Lichtdermatitis auftreten. Hier ist auch die Mitteilung Withs erwähnenswert, daß die tiefdunkle Haut eines Negers gegen UV-Licht eine geringere Widerstandskraft aufweist, als die durch vorhergegangene Bestrahlungen leicht gebräunte Haut eines Weißen. Daß eine pigmentlose Haut Lichtschutz erwerben kann, zeigte zuerst With durch Bestrahlungen von kaum oder gar nicht pigmentfähiger vitiliginöser Haut. Keller, sowie Schall und Alius fanden dasselbe nach Bestrahlungen von Personen mit kongenitalem Albinismus.

Wie können wir nun die eben angeführten Tatsachen mit den von Finsen u. a. gemachten Beobachtungen in Einklang bringen? Was den Finsenschen Versuch anbelangt, so hat Keller darauf aufmerksam gemacht, daß ja die Tusche bei demselben über der Epidermis aufgestrichen wurde, während sich doch das natürliche Pigment in den tiefsten Schichten der Epidermis befindet. Da aber gerade die zur Epidermis gehörige Stachelzellenschicht beim Lichtprozeß die stärksten anatomischen Schädigungen erleidet, so kann wohl die auf die Haut aufgetragene Tusche, keineswegs aber das wirkliche Pigment einen Lichtschutz für die Epidermis gewähren. Die Schutzwirkung des Pigmentes bei der Buchweizenerkrankung der Tiere hat fast nur für sichtbares Licht Geltung, da das UV-Licht das Haarfell der Rinder, Pferde oder Schafe gar nicht zu durchdringen vermag. Die lokalen Eindellungen über Sommersprossen nach UV-Bestrahlungen, die im Gegensatz zur ödematösen Umgebung stehen, erklärt KELLER allerdings als eine Schutzwirkung des Pigmentes, aber als eine solche vor dem Eindringen des UV-Lichtes in die unterhalb des Pigmentes liegende Subkutis. Denn das Ödem (das gerade über den Epheliden fehlt!), beruht auf einer Schädigung der Durchlässigkeit kutaner Gefäße und ist durch das Eindringen des UV-Lichtes bis in die Subkutis bedingt. Eine solche Tiefenwirkung kommt dem UV-Licht allerdings nur bei sehr intensiven Bestrahlungen zu oder bei Lichtquellen mit langwelligem UV-Licht, wie der Finsenlampe oder der Natursonne. Es ist daher anzunehmen, daß das Pigment auch gegen die bei der Erythembildung auftretende Erweiterung der papillaren Kapillaren einen gewissen Schutz zu bieten vermag. Den einwandfreien Nachweis, daß das Pigment bei Intensivbestrahlungen den unter ihm befindlichen Papillarkörper schützt, hat MIESCHER an Hand pathologisch-histologischer Präparate erbracht. Zusammenfassend ergibt sich also, daß das Pigment infolge seiner tiefen Lagerung keine Lichtschutzwirkung für die Epidermis besitzt, daß ihm aber eine solche für die Kutis zuzusprechen ist, was bei der Quarzlampe jedoch nur bei Intensivbestrahlungen in Betracht kommt.

Was den Arzt am Pigment am meisten interessiert, ist seine therapeutische Bedeutung. Ein experimenteller Beweis für den Zusammenhang zwischen Pigmentierung und Heilwirkung konnte bis jetzt noch nicht erbracht werden. Es gibt jedoch eine Reihe von Lichttherapeuten, unter ihnen besonders ROLLIER, welche der Anschauung sind, daß kräftige Pigmentwirkung und Heilungstendenz besonders bei Tuberkulösen auffallend häufig Hand in Hand gingen. Der Tuberkuloseforscher SORGO gewann den Eindruck, ,,daß Kranke mit unpigmentierter Haut und ohne Neigung, auf pigmenterzeugende Reize zu pigmentieren, viel mehr zu progredienten Verlaufsformen neigen als Menschen mit pigmentierter Haut". Aus diesen Beobachtungen allein, die auch wir des öfteren machen konnten, darf man jedoch nicht den Schluß ziehen, daß das Pigment als solches am Heilungsprozeß mitwirke. Es kann die Pigmentierung vielmehr derzeit nur, wie HAUSMANN sagt, als ,,ein Anzeichen für die Reaktionsfähigkeit des Organismus im Licht überhaupt" angesprochen werden.

Eine interessante Hypothese, welche die zuweilen auffallende Späte der Heilwirkung nach UV-Bestrahlungen zu erklären versucht, stammt von JESIONEK. Nach diesem Forscher dienen die Pigmentkörner zur Lichtabsorption, sie stellen also gleichfalls einen ,,Energiespeicher" dar. Durch diese Absorption sollen sich nun die Pigmentkörner in eine flüssige, farblose Masse verwandeln, welche allmählich in die Kapillargefäße der Haut und somit in den allgemeinen Blutkreislauf gelangen.

3. Die Lichtgewöhnung.

Es ist für die Lichtwirkung kennzeichnend, daß die Haut nach ihrer Bestrahlung für neue Lichtreize weniger empfindlicher wird, als sie es vorher war. Diesen Zustand der Lichtimmunität der Haut nennen wir Lichtgewöhnung. Die Lichtgewöhnung verleiht der Haut ihren Lichtschutz. Die Stärke der Lichtgewöhnung ist abhängig von der Stärke der sie verursachenden Bestrahlung. Hierbei ist zu bemerken, daß eine

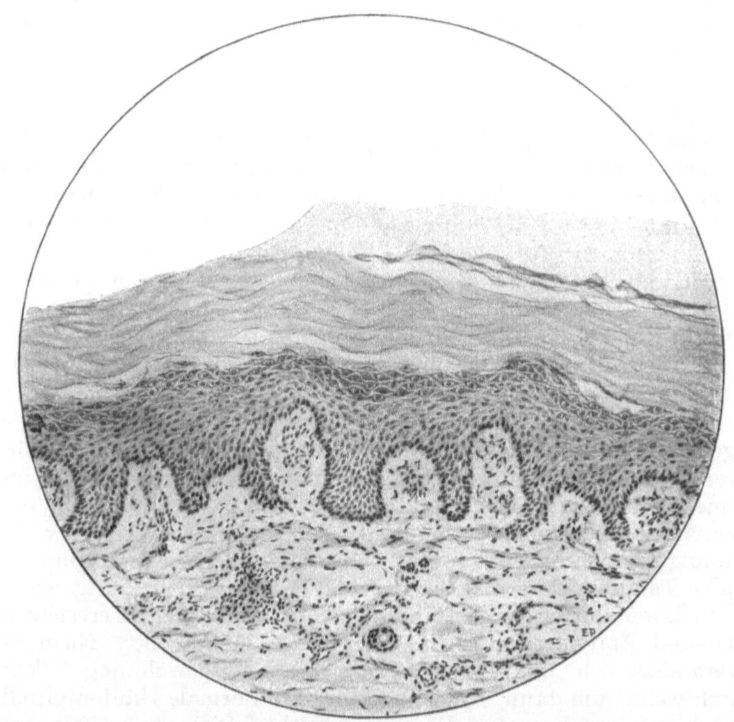

Abb. 49. Hochgradig lichtgeschützte Haut am Unterarm eines 8 Monate lang mit einer Kromayerlampe unter Druck bestrahlten Lupuskranken. Mächtige, 140—200 μ breite Hornschicht, wie sie sonst nur an Handtellern und Fußsohlen angetroffen wird. [Nach G. MIESCHER: Strahlenther. 35 (1930)].

einzige, aber kräftige Reaktion stärkere Lichtunterempfindlichkeit hinterläßt, als dies mehrere, aber schwächere Bestrahlungen tun. Die Lichtgewöhnung ist streng auf das bestrahlte Gebiet beschränkt.

Die Ursache der Lichtgewöhnung. Wie wir oben auseinandergesetzt haben, vermag die Pigmentierung nur den Lichtschutz der Kutis zu erklären. Es erhebt sich daher die Frage, wie die Lichtgewöhnung der Epidermis zustande kommt.

Eine sehr einfache Antwort auf diese Frage gab MIESCHER[1], der die Gewöhnung an Licht als eine direkte Folgeerscheinung

---

[1] MIESCHER, G.: Strahlenther. 35, 403—443 (1930).

vermehrter Hornbildung ansieht. Er erbrachte an histologischen Präparaten den Nachweis, daß durch fortgesetzte Bestrahlungen die Hornschichtdicke der bestrahlten Hautgegend zunimmt (Abb. 49). Die Ursache der Schutzwirkung der Hornhaut erblickt er in ihrer besonderen Fähigkeit zur Absorption, d. h. zur Zurückhaltung des UV-Lichtes, so daß dieses verhindert wird, in die Epidermis weiter einzudringen.

Anders erklärt KELLER die Ursache des Lichtschutzes. Er sieht sie in einer lichtbewirkten Verdichtung der Zellmembranen in der Haut und in einer damit zusammenhängenden Verringerung der Ionendurchlässigkeit dieser Membranen. Die Ionendurchlässigkeit und damit die Dichte der Zellmembranen hat KELLER[1] gemeinsam mit REIN vor und nach UV-Bestrahlungen elektrophysiologisch bestimmt. Er tat dies durch Messungen des Gleichstromwiderstandes der Epidermis. Dieser Widerstand wird zum großen Teil durch eine elektromotorische Gegenkraft erzeugt, welche der des Gleichstromes entgegengerichtet ist, eine Erscheinung, welche die Bezeichnung Polarisation führt. Die Polarisation beruht aber nach NERNST auf der verschiedenen Durchlässigkeit der Zellmembranen für Ionen. Es stellt daher die Messung des Gleichstromwiderstandes, welche ja gleichzeitig eine Messung der Polarisation bedeutet, auch eine Messung der Ionendurchlässigkeit und somit auch der Dichte der Zellmembranen dar. Es ergab sich dabei, daß auf der Höhe des Erythems, entsprechend der damit einhergehenden Zellschädigung, eine Erhöhung der Membranpermeabilität einherging, daß aber dann, nach Abklingen des Erythems, also zur Zeit der einsetzenden Lichtgewöhnung, eine weit über die Norm hinausgehende und für die Lichtreaktion eigentümliche Verringerung der Membrandurchlässigkeit, also eine Verfestigung der Membranen eintrat.

Der Ablauf der Lichtgewöhnung. Die ersten Anzeichen der Lichtgewöhnung können schon wenige Stunden nach einer Bestrahlung oder erst einen Tag nach derselben auftreten. Die Stärke der Lichtgewöhnung steigt im Laufe der einer Bestrahlung folgenden Tage und erreicht nach SCHALL und ALIUS etwa nach 9 Tagen den Höhepunkt. Nach dieser Zeit verändert sich, wie KELLER angibt, die Lichtgewöhnung 4 Wochen hindurch wenig, um dann zurückzugehen. Die normale Hautempfindlichkeit wird meist nach etwa 6 Wochen erreicht. Dies ist die Zeit, welche wir nach Beendigung einer Quarzlichtkur mindestens verstreichen lassen müssen, ehe wir mit einer neuerlichen Bestrahlungsreihe wieder einsetzen können (S. 46).

Die bestrahlte Haut zeigt sich nicht nur gegenüber weiteren Lichteinflüssen gleicher Art, sondern auch gegen mechanische, thermische und chemische Reize verschieden. Diese Eigenschaft der bestrahlten Haut nennen wir ihre Umstimmung. Frottiert man eine bestrahlte Hautstelle, so kann man an dieser eine auffallende vasomotorische Übererregbarkeit feststellen (FINSEN, MÖLLER), die selbst monatelang nach stattgehabter Bestrahlung, also nach Ablauf der Lichtgewöhnung noch zu beobachten ist. Mit UV-Licht bestrahlte Haut läßt sich durch Wärmereize, wie durch heiße Bäder (FINSEN, MÖLLER) oder Dampfduschen (KOWARSCHIK) usw. leichter hyperämisieren als nicht bestrahlte Haut, zeigt also eine erhöhte Erregbarkeit ihrer vasomotorischen Nerven. Pirquet- und Ponndorfimpfungen fallen auf UV-bestrahlter Haut kleiner, aber intensiver aus als auf unbestrahlter Haut (KELLER).

---

[1] KELLER, PH. und REIN: Arch. f. Dermat. **155**, Kongr.ber. 67.

III. Histologie der Lichtentzündung.

Wir folgen bei der Schilderung der mikroskopischen Verhältnisse der Lichtentzündung den von KELLER angegebenen Befunden[1].

Die Histologie des Erythems. Während der Latenzzeit ist nicht nur makroskopisch, sondern auch mikroskopisch nichts Abnormes wahrzunehmen. Die erste morphologische Veränderung tritt mit dem Beginn der Hautrötung auf, das ist etwa 5 Stunden nach einer durchschnittlichen Erythembestrahlung. Dieser erste pathologische Befund wird nicht in der Epidermis, sondern in der Kutis erhoben, und zwar in deren

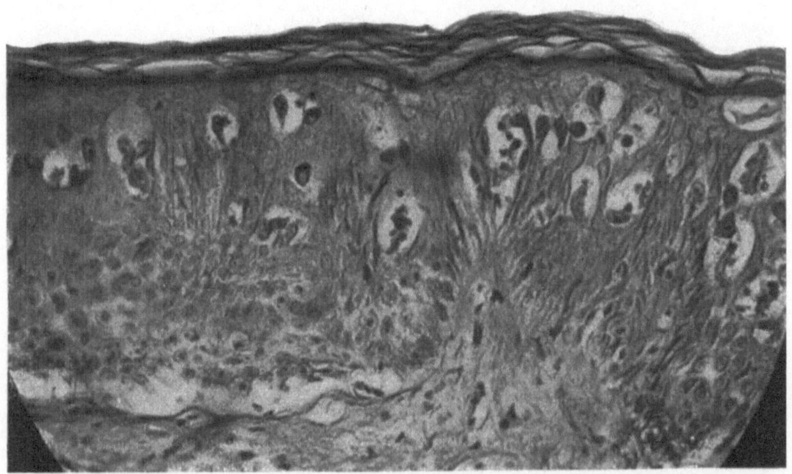

Abb. 50. Die Epidermis zur Zeit des klinisch stärksten Erythems. Bläschenbildung um einzelne degenerierte Stachelzellen. Vergr. 1 : 240. (Nach PH. KELLER: Handbuch der Haut- und Geschlechtskrankheiten Bd. 5/2.)

oberflächlichsten Gefäßen, welche sich erweitern und sowohl mit Erythrozyten als auch reichlich mit Leukozyten füllen. Die Darstellung der Leukozyten gelingt mit der Oxydasereaktion nach SCHULTZE und WINKLER. Auf der Höhe des Erythems, also etwa 24 Stunden nach der Bestrahlung, weist nunmehr vornehmlich die Epidermis schwere Veränderungen auf (Abb. 50). Sie beziehen sich vor allem auf die Schicht des Stratum spinosum. Die Stachelzellen zeigen ein homogenisiertes, kolloidal degeneriertes Protoplasma und eine Schrumpfung des Kernes. Mehrere solcher degenerierter Zellen sintern zusammen. Um sie herum bilden sich charakteristische Bläschen, welche die Epidermis auseinanderdrängen. In ihnen sind Leukozyten enthalten. Leukozyten sind in dieser Phase in strotzender Menge in der gesamten Epidermis und auch in der Kutis anzutreffen (Abb. 51). Die Kutis ist reich an erweiterten Gefäßen. Zur Zeit der Rückbildung des Erythems verbacken die geschädigten

---

[1] KELLER, PH. u. G. A. ROST: Die Wirkungen des Lichtes auf die gesunde und kranke Haut. Handbuch der Haut- und Geschlechtskrankheiten von J. JADASSOHN, Bd. 5, Teil II. Berlin: Julius Springer 1929.

Zellen der Epidermis miteinander und gehen Verhornungsvorgänge ein. Die Folge davon ist eine trockene rauchgraue „Lichtschuppe". Diese besitzt an ihrer Basis reichlich Pigment und beherbergt zahlreiche Leukozyten. Unter der Lichtschuppe bildet sich eine frische Epidermis, welche die degenerierten Zellen abstößt. Die Kutis zeichnet sich um diese Zeit außer durch ödematöse Durchtränkung auch durch eine auffallende Vermehrung des Bindegewebes aus.

Die bullöse Lichtreaktion zeigt die Befunde der erythematösen Entzündung quantitativ verstärkt. Die Stachelzellen sind nekrotisch, sie färben sich kaum mehr. Blasenbildungen können in verschiedenen Schichten der Epidermis und auch unterhalb derselben vorkommen. Die Blasen bestehen aus einem fibrinösen Netzwerk und enthalten rote und weiße Blutkörperchen, sowie Zellen, welche

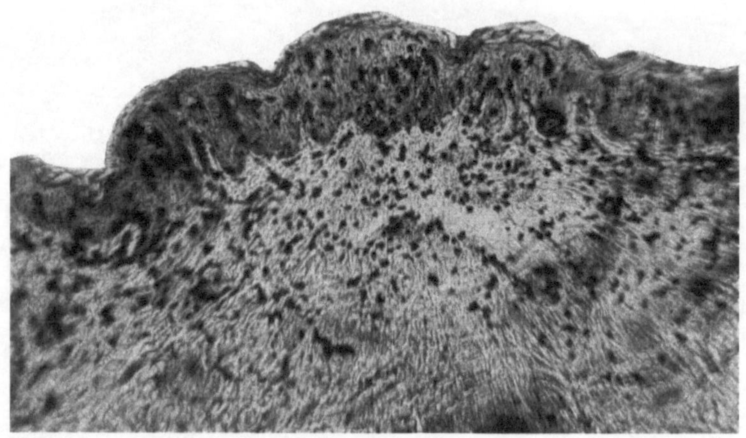

Abb. 51. Leukozyteninfiltration in der Epidermis zur Zeit der Höhe des Erythems, 1 Tag nach der Bestrahlung. Leukozytenfärbung nach der Oxydasereaktion von SCHULTZE-WINKLER. (Nach PH. KELLER: Handbuch der Haut- und Geschlechtskrankheiten. Bd. V/2.)

von MÖLLER für degenerierte Epithelzellen gehalten werden. Schwere Veränderungen zeigt die Kutis: ihre Gefäße sind dilatiert und teilweise thrombosiert; Ödem und Blutextravasate erfüllen das Gewebe; die Bindegewebszellen zeigen Schwellungen ihrer Kerne; Plasmazellen und selbst fettige Degenerationen werden beobachtet. Mit der Abstoßung der nekrotischen Schichten und der Neubildung frischer Epidermis geht eine mächtige Bildung von Bindegewebszellen einher.

Eine bestrahlte Epidermis zeichnet sich durch ihre relative Dicke, besonders in der Hornschicht, aus und besitzt in der Stachelzellenschicht etwas vergrößerte Kerne.

Um die **Tiefenwirkung des UV-Lichtes** festzustellen, benützte KELLER die Tatsache, daß UV-Licht die Eigenschaft hat, Fermente zu schädigen. So wird das in Leukozyten vorkommende Ferment der Oxydase durch intensive und wiederholte Bestrahlungen zerstört. Radium- und Röntgenstrahlen vermögen übrigens diese Wirkung nicht zu entfalten (OFFERMANN), auch nicht Wärmestrahlen (KELLER). KELLER setzte eine Hautstelle ultraviolettem Lichte aus, um zunächst einmal eine Anreicherung der Haut mit Leukozyten zu erhalten. Dann ließ er eine intensive Bestrahlung nachfolgen und untersuchte die Leukozyten nach der SCHULTZE-

WINKLERschen Oxydasereaktion, welche eine durch die intrazelluläre Oxydase bedingte Indophenolblausynthese darstellt. Es zeigte sich, daß die weißen Blutkörperchen bis zu einer Tiefe von 0,63 mm ungefärbt geblieben waren, während tiefere Hautstellen die Leukozytenfärbung wieder erkennen ließen. Damit hat KELLER die Tiefenwirkung des UV-Lichtes genauestens festgelegt. Die Tiefe von 0,63 mm reicht bis ins Gebiet der papillären Kapillaren, also direkt bis ins Blutgefäßsystem der Kutis hinein.

Die Histologie der Pigmentbildung. Normalerweise findet sich das Hautpigment an zwei Stellen vor: in der Basalzellenschicht der Epidermis und in einzelnen Dendritenzellen der Kutis. Nach BLOCH soll das Pigment aus einer farblosen Vorstufe und einem Ferment, der „Dopaoxydase" entstanden sein. Die ersten histologischen Veränderungen des Pigmentes sind erst im Stadium der Rückbildung des Erythems zu erheben. Man sieht um diese Zeit, daß die pigmenttragenden Basalzellen nach oben wandern, und zwar teilweise in die obersten Epidermisschichten, zum größeren Teil aber in die von den ausgetrockneten degenerierten Zellen gebildete Lichtschuppe hinein. Eine Neubildung von Pigment ist also vorläufig nicht vorhanden, sondern nur eine „Pigmentverschiebung". Die nachwachsenden Basalzellen sind pigmentlos, so daß der für die normale Haut charakteristische Pigmentstreifen in der Basalzellenschicht, an der belichteten Haut fehlt und sich die Frage erhebt, wieso die makroskopisch imponierende Pigmentverstärkung der Haut zustande kommt? Sie erklärt sich vorwiegend durch die Pigmentverschiebung. Das Pigment erscheint nämlich um so dunkler, je näher es der Hautoberfläche liegt, genau so wie ein schwarzer Körper unter einer Mattscheibe auch um so dunkler wirkt, je näher er dieser liegt. Am Dunklerwerden des Hauttones ist ferner die bestehende Blutfülle mitbeteiligt, schließlich auch die durch die Belichtung verstärkte Farbe der Hornschicht. Eine wirkliche Pigmentvermehrung wird erst 1—2 Wochen nach der Bestrahlung gefunden. Sie besteht sowohl in einer Neubildung von Kutischromatophoren, als auch in einer solchen von Pigment in den Basalzellen.

IV. Die Wirkung auf das Blutgefäßsystem.

Die Absorption der UV-Strahlen durch das Blut. E. v. SCHUBERT[1] prüfte die Durchlässigkeit des Blutes und seiner Bestandteile für das UV-Licht. Er stellte zu diesem Zweck einen Quarzspektrographen einer Quarzlampe gegenüber und brachte nun eine mit der Untersuchungsflüssigkeit gefüllte Quarzküvette in den Strahlengang. Dabei zeigte sich, daß sowohl Blut wie auch Serum eine hohe Absorptionsfähigkeit für UV-Licht besitzen, und zwar insbesondere für UV-Strahlen von den Wellenlängen unter 302 mμ, also denselben, denen nach HAUSSER und VAHLE (S. 63) auch eine besonders starke Erythemwirkung zukommt. SCHUBERT fand ferner, daß die roten Blutkörperchen das UV-Licht viele 100mal stärker absorbieren als das Serum, daß also diesen die Absorptionskraft des Blutes vornehmlich zuzuschreiben ist. Innerhalb der roten

---

[1] SCHUBERT, E. v.: Dtsch. med. Wschr. **52**, Nr 22, 903—906 (1926).

Blutscheiben sind es, wie W. Kollath und R. Suhrmann[1] nachgewiesen haben, wieder die Lipoide, welche das UV-Licht am stärksten absorbieren. Auch H. Koeppe[2] verlegt den Angriffspunkt des UV-Lichtes in die Fettbestandteile der roten Blutkörperchen, und zwar in diejenigen, die sich in den von ihm festgestellten Blutkörperchenhüllen befinden. Die hohe Absorption des UV-Lichtes im Blute läßt, einem Grundgesetz der Biophysik und Biochemie zur Folge, auch auf eine hohe Wirksamkeit des UV-Lichtes im Blute schließen.

Haben die obigen Befunde die Absorption des UV-Lichtes im isolierten Blute in vitro nachgewiesen, so zeigten bedeutungsvolle Versuche Schuberts, daß das UV-Licht auch unter physiologischen Verhältnissen am lebenden Körper unmittelbar durch die Haut hindurch bis ins Blut eindringt. Schubert bestrahlte einen durch eine Esmarchsche Blutleere anämisch gemachten und dann einen blutgefüllten Arm und photographierte jedesmal die von der Haut reflektierte Strahlung mit einem Spektrographen. Er sah dabei an den Bildern der Platten, daß die Menge der zurückgeworfenen Strahlung bei blutgefülltem Arm auffallend geringer war als bei anämisch gemachtem Arm, was auf eine größere Absorption des UV-Lichtes im Blute des blutgefüllten Armes schließen ließ und einen sichtbaren Nachweis für das Eindringen des UV-Lichtes bis ins Blut darstellte.

Die Befunde über die lichtbewirkte Veränderung des **morphologischen Blutbildes** sind auffallend uneinheitlich, was wohl mit den verschiedenen Versuchsbedingungen der Autoren zusammenhängt. Die Zahl der Erythrozyten wurde bei Rachitiskranken (Cataldi), bei anämischen Kindern (Perlman) und bei nicht anämischen Kindern (Tosi) vermehrt gefunden, während sie Traugott unverändert und Dorne sogar vermindert fand. Die Zahl der Leukozyten sahen Dorne, Perlman, Tosi und Traugott vermehrt, während sie Cataldi vermindert fand. Bezüglich der Lymphozyten berichteten Perlman, Rothman und Traugott von einer Lymphozytose, während Tosi von einer Lymphopenie berichtete. Der Anstieg der weißen Blutkörperchen soll sofort nach der Bestrahlung einsetzen und häufig schon nach einigen Stunden wieder abgeklungen sein. Die Zahl der Thrombozyten fand Dorne um 100% gesteigert, auch Sooy und Moise sowie Traugott sahen sie erhöht; nach Ceruti bleibt sie allerdings unverändert.

Die Gerinnungszeit des Blutes wird nach UV-Bestrahlungen einhellig von allen Autoren als beschleunigt angegeben.

Die Resistenz der roten Blutkörperchen soll nach Koeppe durch UV-Licht herabgesetzt werden, da Blut, das man nach einer längeren Bestrahlung entnimmt, in vitro durch eine neuerliche Bestrahlung stärkere Hämolysezeichen aufweist, als dies ansonsten der Fall ist. Blutkörperchensuspensionen werden nämlich durch UV-Bestrahlungen hämolysiert (Hausmann, Koeppe u. a.).

Die Senkungsreaktion der roten Blutkörperchen wird nach Leitner wohl beeinflußt, aber in keiner gesetzmäßigen Weise.

Die Immunkörper des Blutes werden durch UV-Lichtbestrahlungen vermehrt, wie das auch nach anderen Reizkörperwirkungen beobachtet wird. Man fand bei Meerschweinchen die Typhusagglutininbildung

---

[1] Kollath, W. u. R. Suhrmann: Med. Klin. **23**, Nr 23, 872—873 (1927).
[2] Koeppe, H.: Arch. Kinderheilk. **86**, H. 2 (1929).

gesteigert (BESSEMANS und SELDESLACHTS, POTTHOF und HEUER) und bei denselben Tieren eine Erhöhung des Hämolysins und Präzipitintiters (KAMEKURA, KOENIGESFELD), welch letzterer Befund allerdings bestritten wird (BESSEMANS und NELIES).

Es sei an dieser Stelle auch erwähnt, daß Krebsimplantationen bei Mäusen in bestrahlter Haut seltener aufgehen als in nicht bestrahlter (KOENIGSFELD, MURPHY u. a.). Ähnliche Befunde liegen bei Syphilis (BROWN und PEARCE), sowie bei Pockenimpfungen vor (CARNOT u. a.).

Der Blutdruck wird durch UV-Licht herabgesetzt (BACH, GROBER, GÜNTHER, HASSELBALCH, LAQUEUR, O. MÜLLER, PEEMÖLLER u. a.). Die Senkung beträgt nach HASSELBALCH bis 12 mm, nach GÜNTHER bis 9 mm Hg. HASSELBALCH und O. MÜLLER hielten diese Erscheinung für eine Folge der gleichzeitigen Hauthyperämie. KESTNER bezog sie auf die Einatmung der bei der Bestrahlung entstehenden nitrosen Gase. Gegen letztere Erklärung wendete ROTHMAN ein, daß man durch die Lampengase nur vorübergehende Blutdrucksenkungen von bloß 1 bis 2 Stunden Dauer erzielen könne, während die Blutdruckerniedrigung nach einer Bestrahlung oft noch tagelang beobachtet wird. ROTHMAN sieht in der lichtbewirkten Senkung des Blutdruckes ein Zeichen einer Herabsetzung des Sympathikotonus (S. 80).

Die Pulsfrequenz wird durch das Quarzlicht nicht beeinflußt. Wenn während der Bestrahlung Pulsverlangsamung beobachtet wird, so ist diese lediglich als eine Folge der Ruhelage anzusehen (H. KOENIGSFELD).

Das Minutenvolumen des Herzens wird durch Quarzlicht-Erythembestrahlungen nach LINHARD um 10% gesteigert[1]. Eine analoge Wirkung auf das Minutenvolumen kommt der lichtreichen Jahreszeit des Sommers zu.

V. Die Wirkung auf die Atmung.

HASSELBALCH fand nach Bestrahlungen mit UV-Licht eine Herabsetzung der Atmungsfrequenz und dementsprechend eine Vertiefung der Atemzüge. Diese Wirkung hielt oft tagelang an. Er erblickte in ihr einen Reflexvorgang, der durch die Reizung der Haut zur Auslösung kommt. CH. KRÖTZ, der nach UV-Bestrahlungen die Erregbarkeit des Atemzentrums gesteigert fand, bezog diese Erscheinung auf eine dabei beobachtete Hyperazidität des Blutes. A. LOEWY[2] hingegen konnte keine Veränderung der Atmung durch UV-Belichtung finden.

VI. Die Wirkung auf den Stoffwechsel.

Die bedeutendste bisher bekannte Wirkung des UV-Lichtes auf den Stoffwechsel bezieht sich auf Veränderungen des **Mineralstoffwechsels**. Sie sind besonders für die Therapie der Rachitis von entscheidendem

---

[1] Unter Minutenvolumen versteht man das Produkt aus Schlagvolumen mal Pulsfrequenz pro Minute, wobei das Schlagvolumen die während einer Systole aus dem Herzen hinausbeförderte Blutmenge darstellt.

[2] LOEWY, A.: Strahlenther. **29** (1928).

Einfluß. Bei dieser Krankheit besteht regelmäßig eine Verminderung des Blutphosphors und häufig eine solche des Blutkalkes. UV-Bestrahlungen erhöhen nun den Phosphor- und normalisieren den Kalkspiegel, was meistens mit einer Steigerung, zu Beginn der Heilung aber auch mit einer Senkung des Blutkalkes (HULDSCHINSKY) identisch ist. Nach ROTHMAN und CALLENBERG soll eine Erhöhung des Kalziumwertes im Serum auch bei Normalen vorkommen. Nach ESSINGER und GYÖRGY bleibt jedoch bei Gesunden der Kalzium- wie auch der Phosphorspiegel unverändert.

Der Eiweißstoffwechsel erfährt eine Steigerung im Sinne eines vermehrten Eiweißabbaues. Es ist dies offenbar die Reaktion darauf, daß durch die Bestrahlung zerfallendes Zelleiweiß reichlich ins Blut aufgenommen wird. Demgemäß ist die Abgabe von Stickstoff (LIPPMANN) und auch von Schwefel und Phosphor nach Bestrahlungen gesteigert. Dabei ist nach BACH und LIPPMANN die Diurese erhöht. Den Reststickstoff fand PINCUSSEN nach UV-Bestrahlungen vermindert, LIPPMANN unverändert. ROTHMAN beobachtete zur Zeit der Erythembildung im Serum einen vermehrten Gehalt an Tyrosin, einem Eiweißabkömmling. Dieser Zustand kehrt sich während der Pigmentbildung in eine Verminderung des Tyrosingehaltes um, so daß ROTHMAN dem Tyrosin eine Rolle für die Bildung des Pigmentes zuschreibt.

Der Kohlenhydratstoffwechsel wird insoferne beeinflußt, als nach Angaben von ANDERSEN, LAQUEUR, ROTHMAN, H. WIENER, PINCUSSEN u. a. der Blutzucker durch Belichtungen sinkt. Dieses Verhalten wurde auch bei manchen Diabetikern gefunden. Näheres darüber ist bei der Besprechung der Therapie des Diabetes enthalten (S. 95). ROTHMAN sah Blutzuckersenkungen bis maximal 50 % ; der Senkung folgte später allerdings ein Wiederanstieg, was auch PINCUSSEN zuweilen beobachtete. LIPPMANN sah den Blutzucker bei gesunden Personen nicht beeinflußt. KOENIGSFELD berichtete sogar über eine Erhöhung des Blutzuckergehaltes, die in den ersten 6 Stunden nach einer Bestrahlung aufgetreten und erst nach 4 Tagen wieder zurückgegangen sein soll.

Der Fettstoffwechsel zeigt nur unsichere Veränderungen. Es soll der Cholesterinwert durch Bestrahlungen nach ESSINGER und GYÖRGY öfters erhöht werden, nach ROTHMAN hat er sich bei einem Fall von diabetischem Xanthom im Gegenteil verringert.

Der Purinstoffwechsel. PINCUSSEN beschreibt eine vermehrte Ausscheidung von Oxalsäure bei verminderter Harnsäureausscheidung unter dem Einfluß von UV-Licht. Außerdem, im Serum bestrahlter Tiere, einen stärkeren Abbau von Nukleinsäure.

Der Gasstoffwechsel, also die Menge des aufgenommenen Sauerstoffes und der abgegebenen Kohlensäure, soll nach LIPPMANN und VÖLKER unmittelbar nach einer Bestrahlung ein wenig und zwar bis zu 18% erhöht sein, welche Wirkung nur eine halbe Stunde lang anhält. Nach DURIG, HASSELBALCH u. a. wird der respiratorische Stoffverbrauch durch das UV-Licht nicht verändert.

Die Säurebasewerte des Blutes fand KRÖTZ in der ersten der Bestrahlung folgenden Stunde im Sinne einer Azidose verändert. Ihr folgt eine tagelang anhaltende Alkalose. Damit steht bei der Rachitisheilung die bei dieser beobachtete Abnahme der Säureausscheidung im Einklang.

VII. Die Wirkung auf die Körpertemperatur.

Die Körpertemperatur erfährt durch Bestrahlungen mit der Quarzlampe im allgemeinen keine Änderungen (BACH). Es werden jedoch nach
kräftigen Allgemein- oder nach Erythembestrahlungen zuweilen subfebrile Temperaturen beobachtet, so ähnlich etwa wie nach Tuberkulininjektionen. Eine Überdosierung kann beträchtliches Fieber erzeugen,
das nach KELLER als Eiweißabbaufieber zu werten ist. THEDERING
machte darauf aufmerksam, daß umgekehrt, bei fieberhaften Zuständen,
die Körpertemperatur nach der Bestrahlung zuweilen sinkt, eine Beobachtung, die wir bestätigen können.

VIII. Die Wirkung auf das Nervensystem.

Das Licht als Inzitament. So betitelte FINSEN eine Abhandlung[1], in
der er die Fähigkeit des Lichtes nachwies, an Lebewesen Bewegungen
hervorzurufen. Diese Fähigkeit nannte er die „inzitierende Wirkung"
des Lichtes. Er erblickte in ihr einen Einfluß auf das Nervensystem.
Die inzitierende Wirkung kommt vor allem dem violetten und UV-Anteil
des Lichtes zu, während sie dem grünen und gelben Licht, sowie den
Wärmestrahlen weit weniger zu eigen ist. Er zeigte das an Frosch-
embryonen und an anderen niederen Tieren, bei denen er eine auffallende
Steigerung der Reflexerregbarkeit und der Bewegungsantriebe durch
UV-Licht feststellte. Ähnliche Befunde erhoben auch MARMÉ und
MOLESCHOTT an Fröschen, die sie dem Licht aussetzten und fand auch
GOLOWNIN, der die Reflexe des Rückenmarks beim Frosch bei Belichtung
gesteigert sah. In bezug auch auf die höheren Tiere und insbesondere
auf den Menschen sprach FINSEN von einer „Leben"- und „Energie"-
weckenden Eigenschaft des Lichtes. Diese ist allerdings im gleichmäßigen
Licht des Tages unmerklich, wird aber bei Beleuchtungsübergängen
sofort deutlich. So, wenn an einem grauen Tag plötzlich die Sonne
durchbricht und augenblicklich alle Lebewesen mit neuen Trieben erfüllt.
Zu den Lichteinflüssen, die wir auf das Nervensystem beziehen,
gehören auch jene Wirkungen des Quarzlichtes, die in einer Hebung der
Stimmung und der Arbeitsfreude und in der Besserung des Schlafes
bestehen. Bemerkt sei, daß nach zu hoher Dosierung zuweilen umgekehrt
ein Gefühl von Abgeschlagenheit und Reizbarkeit zurückbleibt.
Die UV-Wirkung auf die Sensibilität der bestrahlten Hautstelle wurde
von v. GROER und von v. JASINSKY untersucht. Diese bestimmten nach
einer Untersuchungsmethode von KAUFFMANN die Schmerzempfindlich-
keit der Haut, indem sie die Zeit maßen, welche bis zur Äußerung eines
Schmerzes auf Wärmereize von 50° bis 70° C verstreicht. Sie fanden
dabei sofort nach der Bestrahlung eine Hypalgesie, die jedoch in einer
Stunde, also noch während der Latenzzeit, in eine Hyperalgesie umschlug,
welch letztere mit ansteigendem Erythem zunahm, um mit diesem
wieder zurückzugehen. Mit eintretender Pigmentierung tritt dann wieder

---

[1] In: FINSEN, N. R., Über die Bedeutung der chemischen Strahlen des Lichtes
für Medizin und Biologie. Leipzig: F. C. W. Vogel 1899.

Hypalgesie auf. Diese Erscheinungen wurden auch dann beobachtet, wenn es nicht zur Erythembildung kam. Ähnliches berichtet auch MALMSTRÖM, der auch noch die Erscheinung des „wiederholten Schmerzgefühles" nach UV-Bestrahlungen feststellte. Er fand nämlich, daß nach einmaligem Reiz der Schmerz nach einer Pause wieder auftreten kann, welches Phänomen er einer unmittelbaren Einwirkung auf sensible Nervenendigungen in der Epidermis zuschreibt.

Die UV-Wirkung auf periphere Nerven. HILDEGARD ROTHE[1] erbrachte den Nachweis, daß der periphere sensible Nerv für das Zustandekommen des UV-Erythems einen fördernden Einfluß hat. Sie durchschnitt sensible Nerven der Haut von Kaninchenohren und fand, daß nach einer Bestrahlung beider Ohren die Erythembildung am operierten Ohr deutlich schwächer ausfiel als am nicht operierten. Dabei war bemerkenswert, daß eine Degeneration der zerschnittenen Nerven zur Zeit der Bestrahlung noch nicht eingetreten sein konnte. KELLER, der die UV-Lichtwirkung an asensiblen Hautstellen nach vollendeter Nervendegeneration untersuchte, fand gleicherweise, daß die Erytheme auf der asensiblen Haut deutlich schwächer als auf den Kontrollstellen ausfielen.

Über die nähere Art des Nerveneinflusses auf die Erythembildung unterrichten uns wichtige Untersuchungen von J. D. ACHELIS und H. ROTHE[2]. Sie reizten zunächst mit einer Elektrode den sensiblen Nervus cutaneus antibrachii lateralis am Oberarm und stellten die Stromstärke fest, bei welcher in seinem Innervationsgebiet, das sich über die Beugeseite des Unterarmes erstreckt, eine Empfindung ausgelöst wird. Dann bestrahlten sie die Beugeseite des Unterarmes mit Quarzlicht und reizten den Nervenpunkt am Oberarm neuerlich. Dabei zeigte es sich, daß die nunmehr zur Auslösung einer Empfindung nötige Stromstärke in der Latenzzeit größer war als vor der Bestrahlung, d. h. daß die Erregbarkeit des peripheren Nerven geringer geworden ist. Diese Erregbarkeitsherabsetzung dauert bis zum Auftreten des Erythems an, um dann allmählich wieder in normale Verhältnisse überzugehen. Es geht somit hervor, daß sich die lichtbewirkten physikalisch-chemischen Veränderungen an den Nervenendigungen der Haut über den gesamten peripheren Nerven fortsetzen und daß sie den Zustand desselben im Sinne einer Tonusherabsetzung zu beeinflussen scheinen. Auf diese Tonusherabsetzung im peripheren Nerven bezieht LEPSKY die Heilwirkung von Quarzlichterythemen bei Neuralgien.

Die UV-Wirkung auf das autonome Nervensystem.

Das UV-Licht übt bedeutende Einflüsse auf das autonome Nervensystem aus. Es ist jedoch die Erklärung des sich dabei abspielenden Wirkungsmechanismus schwierig, wie aus der Zahl der darüber bestehenden Theorien hervorgeht.

Die Theorie der sympathikohypotonischen Wirkung. ST. ROTHMAN[3] sieht den Hauptangriffsort des Lichtes in den Nervenendigungen des

[1] ROTHE, H.: Pflügers Arch. **218**, H. 3/4 (1927).
[2] ACHELIS, J. D. u. H. ROTHE: Pflügers Arch. **218**, H. 3/4 (1927).
[3] ROTHMAN, ST.: Z. exper. Med. **36**, 398 (1923); Klin. Wschr. **1923**, Nr 2, 1751.

Sympathikus und ist der Ansicht, daß das UV-Licht den Tonus des sympathischen Nervensystems senke. Er stützt seine Behauptung auf den Hinweis darauf, daß die von ihm gefundene lichtbewirkte Senkung des Blutdruckes und des Blutzuckers, bei Erhöhung der Zuckertoleranz, auf eine Senkung des Sympathikotonus schließen lassen. Auch die nach Bestrahlungen zuweilen von ihm beobachtete relative Lymphozytose und Eosinophilie führt er zugunsten seiner Annahme an. Schließlich weist er darauf hin, daß eine Sympathikuslähmung auch die stärkere Durchblutung der Haut und Organe zu erklären vermag, welche zum Heilerfolg der UV-Lichtbestrahlungen wesentlich beiträgt. Eine Bestätigung der ROTHMANschen Befunde und seiner Auffassung brachten Untersuchungen von MESSERLE[1].

Die Theorie der sympathikohypertonischen Wirkung. Umgekehrt, durch eine Erhöhung des Sympathikotonus, erklärte sich OSTERMANN[2] die Wirkung des UV-Lichtes bei verschiedenen Vagusneurosen, wie beim Asthma bronchiale, da ihm in diesen Fällen die Gleichsinnigkeit der Licht- mit der Adrenalinwirkung aufgefallen war. Für seine Meinung sprechen die Befunde HOLLÄNDERs und CUTTLEs von der lichtbewirkten Erhöhung des Blutkalkspiegels, welcher dem Sympathikotonus parallel geht. Auch die Verminderung der Kaliumwerte nach Bestrahlungen könnte als eine sympathikohypertonische Erscheinung angesehen werden, da Kalium als Äquivalent des Nervus vagus gilt.

Die Theorie der vagohypertonischen Wirkung. Wieder anders erklärt sich L. GAROT[3] den Einfluß des UV-Lichtes auf die autonomen Nerven. GAROT, der Kinderarzt ist, konnte die von ROTHMAN bei Erwachsenen festgestellte lichtbewirkte Senkung des Blutdruckes bei Kindern nicht bestätigen. Er fand jedoch, daß der okulokardiale Reflex nach Quarzlichtbestrahlungen herabgesetzt wird. Dieser von ASCHNER angegebene Reflex besteht in der Erscheinung, daß bei Druck auf den Augapfel die Pulszahl sinkt, was auf einer Reizung des Nervus vagus beruht. In der Abschwächung des Reflexes erblickt nun GAROT ein Zeichen für die vaguslähmende Wirkung des UV-Lichtes.

Die Theorie der vagohypertonischen Wirkung des UV-Lichtes auf das Splanchnikusgebiet wurde von PETERSEN und ÖTTINGEN[4] aufgestellt. Diese Forscher gründeten ihre Ansicht auf Versuche mit bestrahlten Hunden, deren Lymphflüssigkeit sie mittelst einer Kanüle aus dem Ductus thoracicus entnahmen und untersuchten. Sie fanden dabei zumeist ein Steigen der Lymphproteine und ein Sinken des Lymphzuckers, was sie als Äußerung eines parasympathischen Übergewichtes im Splanchnikusgebiet ansahen. Dieses schlug jedoch bei fortlaufender Kontrolle periodenweise ins Gegenteil um. PETERSEN und ÖTTINGEN erblicken in der Beeinflussung des Splanchnikusgebietes durch UV-Licht ein Gegenspiel zur lichtbewirkten Beeinflussung der Haut. Sie sind nämlich mit E. F. MÜLLER[5] der Meinung, daß zwischen der autonomen

---

[1] MESSERLE, N.: Schweiz. med. Wschr. **57**, Nr 32, 759 (1927).
[2] OSTERMANN, M.: Z. Erkrkgn Beweggsapp. **1924**, H. 2.
[3] GAROT, L.: Rev. franç. Pédiatr. **4**, No 3 (1928).
[4] PETERSEN, W. F. u. W. F. v. ÖTTINGEN: Arch. f. exper. Path. **123**, H. 3/4 (1927).
[5] MÜLLER, E. F.: Arch. internat. Med. **35**, 796 (1925); **37**, 268 (1926).

Innervation dieser beiden Gebiete stets ein Gleichgewicht besteht, so daß dem parasympathischen Übergewicht im Splanchnikusbereich ein sympathischer (Hypo-) Tonus der Haut entspricht und umgekehrt.

Sind die bisherigen Theorien, die sich teilweise miteinander vereinbaren lassen, vornehmlich anatomischen Gesichtspunkten nachgegangen, so vertritt die nun zu beschreibende Anschauung vor allem einen physiologischen Standpunkt.

Die Theorie von der Reflexwirkung des UV-Lichtes auf das autonome Nervensystem. Klinische und experimentelle Erfahrungen sprechen dafür, daß die Wirkung lokaler Erythembestrahlungen auf innere Organe als ein Reflexvorgang auf das autonome Nervensystem anzusehen sind. Dieser Meinung ist KOWARSCHIK und in dieser Weise haben sich OSTERMANN, PLASCHKES u. a. ausgesprochen. Besonders eingehend hat sich mit dieser Ansicht RUDNITZKY[1] befaßt.

Bezüglich der klinischen Erfahrungen ist es auffallend, daß Quarzlichtbestrahlungen Heilerfolge, oder unter Umständen auch Schädigungen bei einer Reihe von Erkrankungen tiefliegender Organe, wie von Eingeweiden oder von Nerven, erzeugen können, da ja das UV-Licht bereits in der Haut absorbiert wird. Voraussetzung für diese Wirkung ist allerdings, daß die Bestrahlungen bis zur Erythembildung angewendet werden, was, um Allgemeinschäden zu vermeiden, nur bei örtlicher Bestrahlungstechnik möglich ist. Dabei ist es sehr bemerkenswert, daß das Wirkungsoptimum nur bei Bestrahlungen gewisser Hautpartien erreicht wird, wie z. B. beim Asthma bronchiale von der Brust aus, so daß segmentäre Beziehungen von der Haut zu den inneren Organen anzunehmen sind. Aber nicht nur diese Beobachtungen bei UV-Lichterythemen weisen auf Reflexvorgänge von der Haut auf innere Organe hin, sondern es sprechen auch die Heilerfolge anderer hautreizender Mittel auf innere Organe dafür, wie sie die physikalische Therapie in reichem Maße bietet. Auch die Wirkung der seit alters her verwendeten Vesikantien oder der Schröpfköpfe ist zum Teil als reflektorisch bedingt anzusehen. Schließlich sei als Stütze der Auffassung von reflektorischen Wechselbeziehungen der Haut zu inneren Organen, also von sensorischviszeralen Reflexvorgängen angeführt, daß das Vorhandensein umgekehrter, nämlich viszero-sensorischer, Reflexvorgänge seit langem feststeht. Es sind dies die von den Forschungen HEADS, LANGES und MACKENZIES her bekannten Erscheinungen, welche die nach HEAD benannten schmerzhaften Hautzonen erzeugen, die bei Erkrankungen innerer Organe beobachtet werden.

Auch eine große Zahl experimenteller Ergebnisse spricht für das Bestehen sensorisch-viszeraler Reflexvorgänge. Schon der klassische GOLTZsche Versuch, bei dem nach Beklopfen der Bauchhaut eine Verlangsamung der Herzaktion beobachtet wird, zeigte, daß es reflektorische Beziehungen von der Haut über das autonome Nervensystem zu inneren Organen gibt. Daß diese Beziehungen Organhyperämien erzeugen können, hat schon BROWN-SÉQUARD erkannt, der nach Hautverbrennungen Hyperämien in inneren Organen feststellen konnte, welche Erscheinung er ausdrücklich als einen Reflexvorgang ansprach. Solche reflektorische

---

[1] RUDNITZKY, N. M.: Die Quarzlampe und ihre Heilanwendung (russisch). Leningrad: Medicina 1924.

Organhyperämien hat W. Ruhmann[1] unmittelbar nach Reizungen der Bauchhaut mit mechanischen, thermischen und chemischen Mitteln sehen können, indem er ein Laparoskop in die Bauchhöhle einführte. Bedeutungsvoll sind weiters Untersuchungen von E. F. Müller[2], der nach intrakutanen Injektionen des unspezifischen Reizkörpers Aolan fand, daß die Zahl der Leukozyten im Blute der gesamten Körperperipherie sinkt, um im Splanchnikusgebiet zu steigen. Ferner konnte Vollmer nach intrakutanen Kochsalzinjektionen eine Alkalose, das ist eine Säureverminderung des Harnes hervorbringen, was auf eine Steigerung des intermediären Stoffwechsels schließen läßt. Es ist bemerkenswert, daß sowohl bei E. F. Müller, als auch bei Vollmer die genannten Erscheinungen ausblieben, wenn die Injektionen subkutan gemacht wurden. Dieser Umstand ist gerade

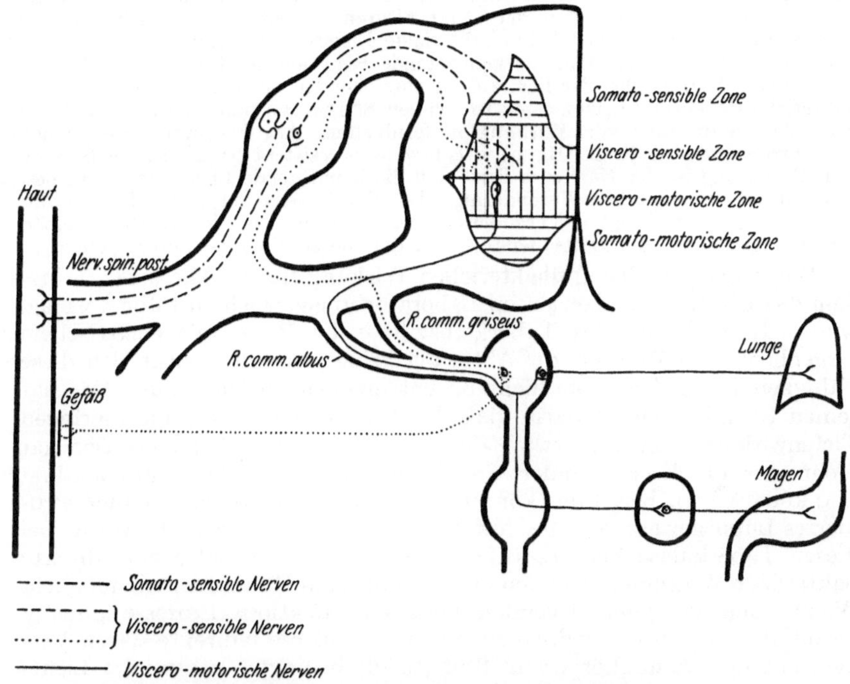

Abb. 52. Schema des sensorisch-viszeralen Reflexbogens.

für das Verständnis der Wirkung des Quarzlichtes von Bedeutung, da dieses ja ebenfalls einen Reiz auf die obersten Hautschichten (Epidermis-Kutis) darstellt.

Was die anatomischen Verhältnisse des sensorisch-viszeralen Reflexbogens anbelangt, so meint darüber G. v. Bergmann[3], „daß auf dem Wege der zerebrospinalen Nerven irradiierend zum Rückenmark, durch die Rami communicantes weiter als efferente sympathische Bahnen Einwirkungen an den Organen hervorgerufen werden". In ähnlichem Sinne drückt sich auch F. Hartmann aus. Rudnitzky erblickt den Beginn des Reflexbogens in den vegetativen Nervenendigungen der Gefäßintima. Die oberflächlichen kutanen Gefäße werden ja bei kräftiger Dosierung vom UV-Licht erreicht (S. 75). Wie sich der Reflexablauf abspielen mag, zeigt schematisch die Abb. 52.

---

[1] Ruhmann, W.: Arch. Verdgskrkh. **41**, H. 5/6 (1927).

[2] Müller, E. F.: Münch. med. Wschr. **1921**, Nr 29; **1922**, Nr 43 u. 51; **1924**, Nr 7 u. 21.

[3] Handbuch der inneren Medizin 2. Aufl. Herausgeg. von G. v. Bergmann und R. Staehelin Bd. V/2 1926.

IX. Die antibakterielle Wirkung.

Die bakterienfeindliche Wirkung des UV-Lichtes. Schon 1877 haben grundlegende Versuche von Downes und Blunt gezeigt, daß Fäulnisbakterien durch das Licht der Sonne getötet werden können. Finsen fand, daß auch dem Licht der Bogenlampe eine bakterizide Kraft innewohnt, die um so kräftiger ist, je konzentrierter das Licht auf die Bakterienkulturen angewendet wird. Die antibakterielle Fähigkeit wird vornehmlich von den ultravioletten Strahlen ausgeübt. Den farbigen Spektralabschnitten kommt nur eine geringe und den Wärmestrahlen so gut wie keine bakterizide Wirkung zu. Dies zeigte Bie, der bei seinen Versuchen mit monochromatischem Licht die Wärmestrahlen der Bogenlampe, die er dazu verwendete, durch Kühlvorrichtungen von den Agarkulturen abhielt. Wenngleich also die Infrarotstrahlen an sich fast keine bakterizide Eigenschaft entfalten, beschleunigt doch eine höhere Temperatur die keimtötende Reaktion des UV-Lichtes (Thiele und Wolf). Daß den bei der Bestrahlung entstehenden nitrosen Gasen keine antibakterielle Bedeutung beizumessen ist, wiesen Schreiber und Germann dadurch nach, daß sie die Gase vom Wirkungsort fernhielten. Alte Kulturen erweisen sich als lichtresistenter als junge (Bang). Als besonders resistent zeigen sich die Sporen. Von Bedeutung ist der Nachweis Bies, daß die keimtötende Lichtwirkung keineswegs auf der chemischen Veränderung des Nährbodens der Bakterien beruht, sondern auf einer direkten Veränderung des Protoplasmas der Bakterienleiber. Er wies ferner auf den Luftsauerstoff hin, der diesen Vorgang unterstützt.

Die Bedeutung der antibakteriellen Wirkung für die Therapie. Trotzdem das UV-Licht Bakterien im Laboratoriumsversuch zu töten vermag, wie z. B. Kulturen des Tuberkelbazillus, die Bang mit elektrischem Bogenlicht in 6 Minuten zur Abtötung bringen konnte, wirkt sich diese Fähigkeit in der Therapie nicht im entsprechenden Maße aus. Das hat seinen Grund zunächst darin, daß das UV-Licht infolge seiner geringen Tiefenwirkung von nur etwa $^1/_2$ mm die tiefer liegenden Bakterien gar nicht erreicht. Es verwundert uns daher nicht, wenn Klingmüller und Halberstädter berichten konnten, daß bestrahltes und nachher exzidiertes Lupusgewebe, welches auf Meerschweinchen überimpft wurde, bei diesen Tuberkulose hervorzurufen vermochte. Es ist also eine direkte bakterizide Wirkung nur in den oberflächlichsten Hautschichten möglich. Wenn auch in tiefer liegenden Organen infektiöse Prozesse günstig beeinflußt werden können, so ist dies u. a. auf die indirekte durch Vermehrung der Immunkörper im Blut (S. 76) bedingte, bakterizide Lichtwirkung zurückzuführen. Werden also nur die oberflächlichst gelegenen Bakterien vom Lichte direkt erreicht, so ist außerdem noch zu bedenken, daß sich die Bakterien im lebenden Gewebe resistenter verhalten als auf einer Agarplatte. Trotz alledem kommt der direkten antibakteriellen Wirkung des UV-Lichtes unter bestimmten Verhältnissen therapeutische Bedeutung zu, was z. B. bei der Heilung unreiner Wunden offensichtlich ist. In letzter Zeit haben übrigens Colebrook, Eidinow und Hill auch eine indirekte bakterizide Wirkung des UV-Lichtes, und zwar auf das Blut nachgewiesen, die als eine durch Zellzerfallsprodukte entstandene Reizkörperwirkung aufzufassen ist. Sie wurde nach Quarzlichterythemen beobachtet und besteht vor allem in einer erhöhten Bakterizidie des Blutes gegen Staphylokokken.

Die Bedeutung der antibakteriellen Wirkung für die Hygiene. Die desinfizierende Eigenschaft der Sonne spielt für die Gesundheit eines Klimas oder Wohnraumes eine entscheidende Rolle. Ihre hohe hygienische Bedeutung erhellt auch daraus, daß sie an der Selbstreinigung der Flüsse Teil hat. Buchner konnte zeigen, daß der Keimgehalt des Flußwassers bei Tag sein Minimum, bei Nacht aber sein Maximum erreicht. Die bakterienvernichtende Fähigkeit des Sonnenlichtes ließ sich bis zu einer Wassertiefe von 3 m nachweisen.

Die antibakterielle Fähigkeit der Quarzlampe wird zur Sterilisierung von Trinkwasser verwendet. Man bedient sich dabei eines Quarzbrenners, der von einem Glasmantel umgeben ist. Der Abstand zwischen dem Leuchtrohr und seinem Mantel beträgt bloß 15 mm. Hier fließt das zu reinigende Wasser vorbei. Dieses muß allerdings vollständig klar sein, da das UV-Licht sonst nicht die gesamte Wassersäule durchdringen könnte. Man kann mit diesem Apparat in einer Stunde viele Hunderte von Litern stark infizierten Wassers völlig keimfrei machen. Der hohen Kosten wegen läßt sich dieses Verfahren allerdings nur für kleinere Wassermengen verwenden.

Fünfter Teil.

Die Anzeigen der Quarzlichtbehandlung.

I. Allgemeines über Anzeigen und Gegenanzeigen.

Bei der nun folgenden Besprechung der Anzeigen der Quarzlichtbehandlung werden wir vornehmlich auf jene Einzelheiten eingehen, welche für die Technik der Behandlungsmethode von Bedeutung sind. Die Beschreibung der Krankheiten selbst ist nicht Sache dieses Buches. Sie muß in den Lehrbüchern der bezüglichen Fächer nachgelesen werden. Bevor wir die speziellen Anwendungen der Quarzlichtbehandlung, den einzelnen Disziplinen nach, in welchen sie Verwendung findet, schildern, wollen wir ihre Anzeigen von einem für den praktischen Arzt wichtigen allgemeinen Standpunkt aus in zwei Gruppen teilen. Wann, so lautet eine häufig gestellte Frage, soll man Allgemeinbestrahlungen, wann Lokalbestrahlungen vornehmen?

Die Anzeigen der Allgemeinbestrahlungen. Bestrahlungen des ganzen Körpers sind 1. bei manchen Allgemeinerkrankungen angezeigt. Es kommen hier vor allem die Rachitis und die Tuberkulose in Betracht, außerdem Blut- und Stoffwechselkrankheiten. Von hohem Werte sind ferner Vollbestrahlungen bei Erschöpfungszuständen, wie sie nach schweren Krankheiten, Blutverlusten oder Operationen vorkommen.

Allgemeinbestrahlungen sind 2. auch bei solchen Allgemeinerkrankungen indiziert, bei denen ein bestimmtes Organ besonders beeinflußt werden soll, das nicht unmittelbar der Strahlenwirkung zugänglich ist, wohl aber von der Haut aus über den Blut- und Nervenweg (S. 56) gebessert werden kann. So bei einem Fungus, Lupus oder einer Conjunctivitis eczematosa.

Die Anzeigen der Lokalbestrahlung. Örtliche Bestrahlungen werden 1. bei umschriebenen Erkrankungen der Haut, wie auch bei Wunden angewandt.

Lokalbehandlungen werden 2. (und zwar ausschließlich als Erythembestrahlungen) bei Krankheiten innerer Organe verabreicht, so bei manchen Eingeweide-, Nerven- und Gelenkskrankheiten. Bei letzteren Leiden besonders dann, wenn es sich um schleppend verlaufende

Arthritiden handelt, welche durch die Anfachung einer frischen, lichtbewirkten Entzündung günstig beeinflußt werden können.

Die Gegenanzeigen der Quarzlichtbehandlung. Solche bestehen

1. bei hoch aktiven Prozessen, bei hohem Fieber, wo auch die Anwendung anderer Reizkörpermittel kontraindiziert ist.

2. bildet die Neigung zu Lungen- und zu Magenblutungen eine Gegenanzeige.

3. können, bedingungsweise, hochgradige Erregungszustände, wie sie bei Neurasthenikern oder bei manchen Schilddrüsenkranken vorkommen können, Quarzlichtbestrahlungen verbieten.

Schließlich können Quarzlichtbehandlungen 4. auf Grund von äußeren Verhältnissen nicht angezeigt sein, so, wenn Patienten nur schwer längere Zeit ausgestreckt liegen können, wie manche Gelenkskranke. Auch wenn der Bestrahlungsraum nicht genügend temperiert ist. Oder wenn die Kranken nach einer eben mitgemachten Bestrahlung noch lichtgewöhnt sind. Auch dann, wenn die Haut der Patienten sehr anämisch und trocken ist, wie das bei alten Personen z. B. vorkommt, weil in diesem Fall von einem Erfolg der Lichttherapie nicht viel zu erwarten ist.

II. Innere Medizin.

Die Bedeutung der Quarzlampe für die innere Medizin. Die Quarzlampe besitzt für die interne Medizin einen bedeutenden therapeutischen Wert, der jedoch noch nicht in genügendem Maße gewürdigt wird. So ist es noch vielfach unbekannt, daß man durch örtliche Erythembestrahlungen innere Organe, wie die Lunge, das Herz oder den Magen, günstig beeinflussen kann. Bekannter ist es, daß Allgemeinbestrahlungen, um hier nur ihre wichtigsten Anwendungen anzuführen, bei Anämien, tuberkulösen Affektionen und Erschöpfungszuständen, von gutem Nutzen sind. Einen besonderen Vorteil für die innere Medizin bietet die UV-Lichttherapie deshalb, weil sie vielfach chemische Präparate zu ersetzen imstande ist, welche von vielen Patienten nicht gut vertragen oder nur ungern genommen werden.

1. Erkrankungen der Atmungsorgane.
Asthma bronchiale.

Das Quarzlicht leistet bei der Behandlung des Asthma bronchiale eine wertvolle Hilfe. KOWARSCHIK verwendet es seit Jahren gegen dieses qualvolle und schwer zu beeinflussende Leiden. Er kombiniert dabei die UV-Behandlung noch mit einer Lungendiathermie[1]. Die Verwendbarkeit des Quarzlichtes zur Asthmabehandlung wurde von deutscher Seite auch von ABELS, BACH, LAQUEUR und OSTERMANN erwähnt. Besonders hervorgehoben wurde der Wert der Quarzlichtbehandlung des Asthma bronchiale von J. SAIDMAN[2] u. a. französischen Autoren.

---

[1] WELLISCH, E.: Med. Klin. **1931**, Nr 7.
[2] SAIDMAN, J.: Arch. méd.-chir. Appar. respirat. **4**, No 6 (1928).

Die Technik der Bestrahlung. Die Quarzlichtbehandlung des Asthma bronchiale besteht in Lokalbestrahlungen des Brustkorbes. Dieser wird felderweise bestrahlt. Wir unterteilen ihn in zwei Brust-, zwei Rückenfelder und in ein rechtes und linkes seitliches Feld. Die Abgrenzung der einzelnen Felder besorgen wir mit Schablonen aus Wachsleinwand verschiedener Größe, die wir mit der glänzenden, nach Gebrauch leicht zu reinigenden Seite auf die Haut des Patienten legen (S. 48). Als häufigstes Flächenmaß kommen Ausschnitte zu 12×18 cm in Verwendung. Bei der Bestrahlung der Brust sollen die Mamillen, besonders bei Frauen, mit Vaselin bestrichen werden, weil

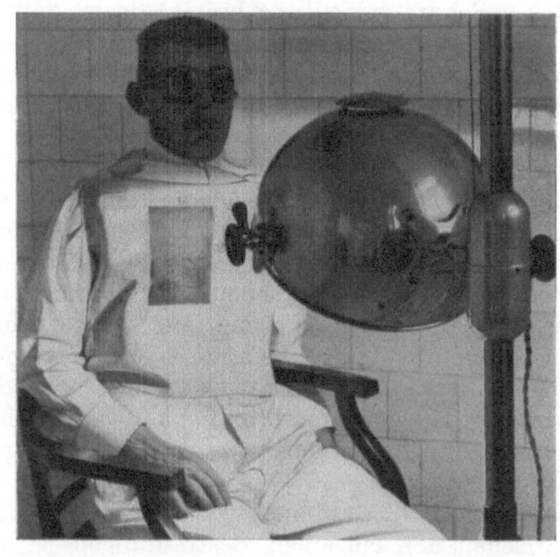

Abb. 53. Bestrahlung des Brustkorbes im Sitzen.

sonst Schmerzen entstehen könnten. Bei der Bestrahlung der Seitenflächen wird der Arm auf den Kopf gelegt, um die Haut frei zu geben.

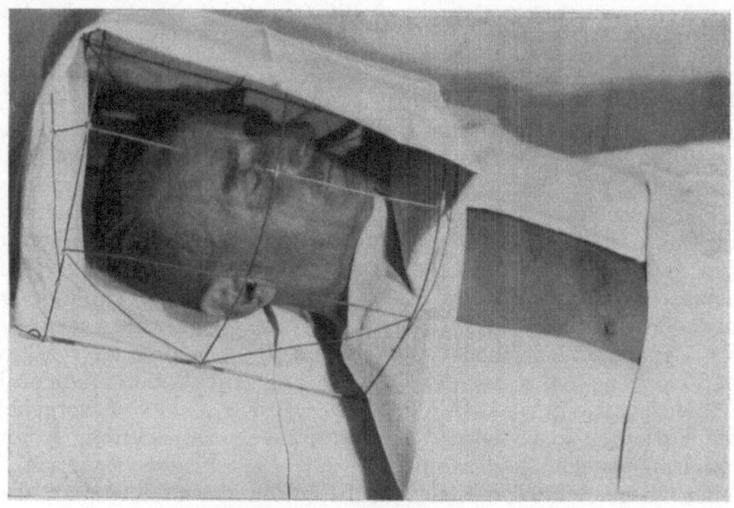

Abb. 54. Bestrahlung des Brustkorbes im Liegen.

Man bestrahlt die Patienten entweder sitzend (Abb. 53) oder liegend (Abb. 54). Letztere Abbildung zeigt auch eine *Vorrichtung zum Schutze des Gesichtes* vor den Lichtstrahlen. Diese besteht aus einem von uns selbst hergestellten Drahtgerüst, das über den Kopf gestülpt und mit einem Tuch bedeckt wird. Das Tuch wurde zum Zwecke größerer Deutlichkeit für die Abbildung absichtlich hochgeschlagen. Der Vorteil dieser Schutzvorrichtung besteht darin, daß sie die Atmung unbehindert läßt, die durch ein unmittelbar über das Gesicht gelegtes Tuch erschwert werden würde. Die Bestrahlungen müssen so stark gegeben werden, daß ein kräftiges Erythem auftritt. Zu schwache Bestrahlungen bleiben wirkungslos. Auch Ganzbestrahlungen (die ja nicht bis zur Erythemstärke gegeben werden) haben kaum einen Erfolg. Was die Dosierung der Erythembestrahlungen anbelangt, so verweisen wir auf den technischen Teil (S. 49). Bezüglich der Beachtung der verschiedenen regionären Empfindlichkeit der einzelnen Hautfelder sei erwähnt, daß, wenn man z. B. für ein Erythem der Brusthaut 8 Minuten benötigt, zu Erzeugung derselben Rötung auf der seitlichen Brusthaut bei gleichbleibendem Lampenabstand 6 Minuten genügen. Wird ein bereits bestrahltes Feld nach etwa 3 Wochen wieder bestrahlt, so hat dieses seine frühere Lichtempfindlichkeit noch nicht wieder erlangt, es wird überdies auch pigmentiert sein. Man benötigt nunmehr zur zweitmaligen Bestrahlung eine etwa um 50% längere Zeit als früher. Wir verabreichen durchschnittlich zweimal wöchentlich eine Bestrahlung. Der Zeitabstand zwischen den einzelnen Bestrahlungen ist kürzer, wenn die Erythembildung bei der vorangegangenen Bestrahlung zu schwach war und ist länger, wenn sie sehr kräftig ausfiel. So kommt nach etwa 3 Wochen das zuerst bestrahlte Brustfeld abermals zur Bestrahlung. Es kann nun ein neuer Turnus angeschlossen werden. Eine Kur besteht gewöhnlich aus 12 Bestrahlungen, erstreckt sich also über etwa 6 Wochen.

Wie schon erwähnt, kombinieren wir die Quarzlichtbestrahlung des Asthma bronchiale mit einer Diathermie der Lungen. Diese wird täglich, mindestens aber jeden zweiten Tag gemacht. (Es wird eine 200 qcm große Platte auf die Brust, eine ebenso große auf den Rücken gelegt. Stromstärke 1,0—1,3 Ampere. Behandlungsdauer 20 Minuten.)

Die Wirkung der Bestrahlung. Wir beobachten häufig, daß sich die Patienten an den einer Bestrahlung folgenden Tagen wohler fühlen. Ihre Atemnot wird leichter, der Schlaf wird besser und häufig geht auch eine Bronchitis asthmatica zurück. Manches Mal erhielten wir die Angabe, daß ein stechendes Wundgefühl in der Brust nachließ, oder daß ein Schnupfen aufhörte, der früher Anfälle einzuleiten pflegte. Demgemäß werden auch die Anfälle selbst schwächer und seltener, um zuweilen ganz zu verschwinden. Als einen schätzenswerten Erfolg unserer Behandlungsmethode sehen es viele Patienten an, daß diese es ihnen oft ermöglicht, mit den Pulvern und Injektionen endlich abzubauen, die sie lange Zeit nehmen mußten. Denn es sei hier hervorgehoben, daß die Patienten uns vielfach erst dann zugewiesen wurden, wenn die chemotherapeutischen Methoden bei ihnen zu versagen begannen.

Neben ausgezeichneten Erfolgen, die in einzelnen Fällen, und neben Besserungen, die wir in den meisten Fällen zu erzielen imstande waren, stehen auch Mißerfolge. Diese bezogen sich in der Regel auf Patienten, welche mit schwerer Dyspnoe und Zyanose zu uns kamen. Auch Personen mit schlecht durchbluteter, spröder Haut, wie sie öfters älteren oder kachektischen Menschen zukommt, sprachen wenig an.

Die Wirkung der UVE-Bestrahlung auf das Asthma bronchiale erklären wir uns vornehmlich durch eine reflektorische Beeinflussung der Lungen und Bronchien von der Haut aus, im Wege des autonomen Nervensystems (S. 82). Wir müssen aber auch die Möglichkeit anderer Wirkungen zugeben. Vielleicht spielt eine licht-bewirkte Vermehrung des Kalkspiegels (S. 78) eine Rolle. Kalk wird ja auch intern zur Asthmatherapie verwendet. Er vermag nämlich Erregungszustände des auto-nomen Nervensystems zu mildern und auch als Adstringens eine Sekretion der Bronchialschleimhaut zu stillen. Es kann auch der unspezifischen Reizkörper-wirkung des Quarzlichtes ein Heilwert für das Asthma zukommen. Verwendet man doch gegen dieses auch Injektionen von Milch und anderen unspezifischen Reizstoffen.

Man kann nach den Grundsätzen der Asthmatherapie auch chronische Formen von Bronchitis behandeln.

Pleuritis, Pneumonie.

Quarzlichtbestrahlungen sind ein empfehlenswertes Mittel zur Nach-behandlung der Pleuritis und auch der Pneumonie. Wir beschleunigen mit ihnen die Rückbildung von Resten seröser oder fibrinöser Exsudate oder pneumonischer Infiltrate. Der Appetit und das Allgemeinbefinden hebt sich, das Gewicht nimmt zu. Nach LAQUEUR bietet eine Quarz-lichtbehandlung nach einer Pleuritis einen gewissen Schutz vor dem Ausbruch einer aktiven Tuberkulose.

Die Technik der Bestrahlung besteht in Allgemeinbestrahlungen des ganzen Körpers. Wie diese auszuführen sind, wurde auf S. 40 aus-führlich geschildert. Zu achten ist auf eine ständige Temperaturkontrolle, da man bei Fieberanstieg sofort die Dosis herabsetzen muß. Eine Tuber-kulinkur soll nicht gleichzeitig vorgenommen werden.

2. Erkrankungen der Kreislauforgane.

Angina pectoris.

Schon 1907 haben HASSELBALCH und JAKOBAEUS über günstige Erfolge bei Angina pectoris mit Kohlenbogenlicht berichtet. 1928 hat E. FREUND[1] die Quarzlichttherapie der Angina pectoris allgemein empfohlen.

Die Technik der Bestrahlung. Die Quarzlichtbehandlung bei der Angina pectoris wird in gleicher Weise vorgenommen wie beim Asthma bronchiale. Auch hier werden kräftige Erythembestrahlungen des Brust-korbes ausgeführt. Statt 6 Felder kann man auch bloß 4 Felder turnus-weise bestrahlen: die Haut der ganzen Brust (etwa vom Jugulum bis zum Processus xyphoideus und seitlich begrenzt von den Mamillar-linien), des ganzen Rückens und der beiden Thoraxseiten. In diesem Falle werden die Bestrahlungspausen etwas länger gehalten und be-tragen etwa 5—7 Tage.

Die Wirkung der Bestrahlung. Die Anfälle werden nach den Be-strahlungen schwächer und seltener und hören zuweilen ganz auf. Die Patienten können wieder über größere Strecken beschwerdefrei gehen. Auch können sie allmählich mit dem Nitroglyzerin abbauen. Diese

---

[1] FREUND, E.: Wien. klin. Wschr. 41, Nr 25 (1928).

Besserungen erstrecken sich oft über viele Monate. Die Erleichterung tritt manches Mal sogar schon nach der ersten Behandlung auf. E. FREUND sah Erfolge nicht nur bei der ambulanten Form der Angina pectoris, welcher der größte Teil seiner Patienten angehörte, sondern auch bei luetischen Aortenerkrankungen, einmal auch bei einer Schrumpfniere, die arteriellen Hochdruck und Angina pectoris zur Folge hatte. Die Höhe des Blutdruckes besitzt nach E. FREUND keine Bedeutung für die Heilungsaussichten. Zuweilen werden allerdings auch vollkommene Mißerfolge beobachtet. Diese beziehen sich auffallend oft auf nervöse Personen. Bei solchen verlaufen aber die Anfälle zuweilen so untypisch, daß an der Diagnose einer echten organisch bedingten Angina pectoris Zweifel berechtigt sind und man an rein funktionelle Störungen denken kann.

Wir erklären uns die Wirkung des Quarzlichtes auf die Angina pectoris in analoger Weise wie beim Asthma bronchiale durch einen autonomen Reflexvorgang von der Haut des Brustkorbes auf das Herz und die Koronargefäße. E. FREUND sieht in der ständigen Hyperämie eines Hautfeldes das wesentliche Heilmoment. Dadurch soll jene „Eröffnung des peripheren Kreislaufes" gegeben sein, welche WENCKEBACH für die Therapie der Angina pectoris hervorhob.

Gefäßlähmung, Erfrierung.

Gefäßlähmungen, Angioparesen kommen entweder auf neuropathischer Grundlage, als sog. Angioneurosen vor, oder sie sind die Folge von Erkrankungen peripherer Nerven, und zwar von Lähmungen oder von Entzündungen derselben; sie werden auch bei Affektionen im Zentralnervensystem beobachtet, wie bei Poliomyelitis anterior acuta. Schließlich beruhen auch die Erfrierungen auf Gefäßparesen. Bei den Frostbeulen, Perniones, kommen noch exsudative Veränderungen hinzu. Die Kennzeichen der Gefäßlähmung sind Zyanose und Kühle der Haut, subjektiv Parästhesien und Schmerzen. Bei allen diesen Formen von Gefäßlähmungen sind Quarzlichtbestrahlungen angezeigt. Am häufigsten kommen Frostbeulen der Zehen und Finger oder Erfrierungen der Nasenspitze zur Behandlung. Wesentlich für den Erfolg derselben ist die

Technik der Bestrahlung. In allen Fällen werden kräftige Erythembestrahlungen vorgenommen. Diese erzeugen eine starke arterielle Hyperämie, welche der Zyanose entgegenarbeitet. Sie wirken bei Frostbeulen auch gegen den Juckreiz günstig ein. — Bei Erkrankungen der **Zehen** oder **Finger** werden abwechselnd Bestrahlungen des Fuß- bzw. Handrückens und der Sohlenseite der Zehen- bzw. der Handfläche ausgeführt. Da die Hornhaut und die Epidermis an diesen Stellen besonders dick sind und hier die regionäre Lichtempfindlichkeit eine geringe ist, braucht man starke Dosen. Man kann sie doppelt bis dreifach so stark annehmen, wie etwa für die Brusthaut. Die Abb. 55 gibt eine Bestrahlung der Handrücken wieder. — Zur Behandlung der Nasenspitze werden aus kosmetischen Gründen Profilbestrahlungen des ganzen Gesichtes gemacht. Keinesfalls wird die Nase von vorne bestrahlt, weil das im Verhältnis zum übrigen Gesicht zu einer zu starken unschönen Nasenrötung führen würde. Zur Gesichtsbestrahlung schließt der Patient die Augenlider. Brillen würden hellbleibende Flecke hinterlassen. Die Ausführung einer

Gesichtsbestrahlung zeigt die Abb. 56. Die Erytheme können auch im Gesicht so stark sein, daß es zu einem leichten Ödem kommt. Es

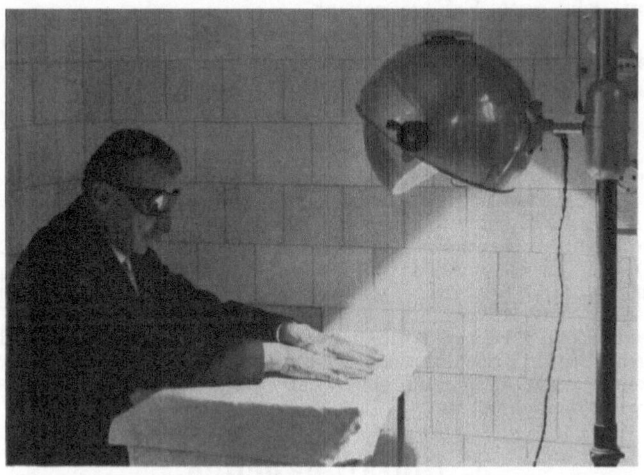

Abb. 55. Bestrahlung der Handrücken.

empfiehlt sich zur Schonung des Patienten, nicht beide Gesichtshälften zugleich zu bestrahlen, sondern etwa 2 Tage dazwischen liegen zu lassen.

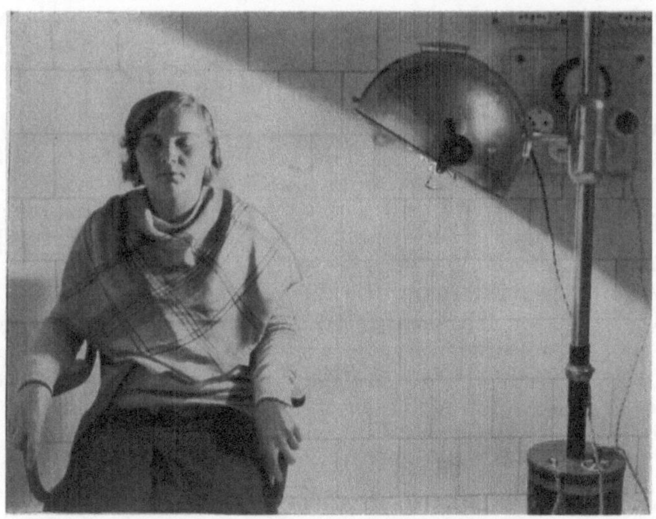

Abb. 56. Profilbestrahlung des Gesichtes.

Es können die genannten Hautstellen nach einer Woche mit einer etwa um 50% stärkeren Dosis wieder bestrahlt werden und nach einer zweiten Woche allenfalls ein drittes Mal mit fast der doppelten Anfangsdosis.

Dann müßte eine Behandlungspause von ungefähr 6 Wochen eingeschaltet werden. KOWARSCHIK benützt die UV-Behandlung der Gefäßlähmung zur Kombination mit der Diathermiebehandlung derselben, die hier oft sehr gute Erfolge zeitigt.

Nicht außer acht zu lassen ist bei Angioparesen stets die Allgemeinbehandlung des Kranken, die besonders bei gleichzeitiger Anämie, in allgemeinen Quarzlichtbestrahlungen, sowie in Eisen- und Arsendarreichungen bestehen soll.

Arterielle Hypertension, Arteriosklerose.

Da dem UV-Licht eine blutdruckherabsetzende Eigenschaft zukommt (S. 77), lag der Gedanke nahe, es zur Bekämpfung von Blutdruckerhöhungen heranzuziehen. Man hat das Quarzlicht bei sekundären Hypertensionen nach Nephritis, bei Arteriosklerose und auch bei essentieller Hypertension versucht (BACH, LAMPÉ, LAQUEUR, STRASSNER). Die dabei erzielten Blutdrucksenkungen betrugen allerdings kaum über 10 mm Hg. Die Besserungen bestanden in Abnahme von Kopfschmerzen, Schwindel- und Angstgefühlen.

Die Technik der Behandlung besteht in vorsichtig steigenden Allgemeinbestrahlungen (S. 45). Die Quarzlichttherapie der Hypertension wird meistens nur als unterstützende Maßnahme neben der Diathermie, Chemotherapie, Venaepunktion in Betracht kommen.

3. Blutkrankheiten.

Primäre Anämien.

Chlorose. Nach BACH und LAQUEUR soll die Wirkung der Quarzlampe bei dieser Erkrankung eine sehr gute sein. Wir selbst haben darüber keine Erfahrung. Die Haut chlorotischer Personen pigmentiert, wie BERNER mitteilt, auffallend gering, was sich durch die schlechte Durchblutung der Haut erklärt.

Perniziöse Anämie, Leukämien. Diese schweren Blutkrankheiten sind durch Quarzlicht nicht zu beeinflussen (BACH, LAQUEUR).

Sekundäre Anämien.

Anämien infolge von Blutverlusten, Infektionskrankheiten oder sonstigen Erschöpfungszuständen zeigen auf Quarzlichtbestrahlungen objektive und subjektive Besserungen. LAQUEUR beobachtete dabei Regenerationen von Blutelementen und Vermehrungen des Hämoglobingehaltes. LESNÉ und DE GENNES fanden dasselbe bei Bestrahlungen von anämischen Rachitiskranken.

Die Technik der Bestrahlung bei allen Formen von Anämien besteht in vorsichtig dosierten Allgemeinbestrahlungen. Eine gleichzeitige Darreichung von Eisenpräparaten ist empfehlenswert. Eisen besitzt, wie der Chemiker NEUBERG festgestellt hat, die Eigenschaft, tierische und pflanzliche Zellen besonders lichtempfindlich zu machen, sie für Licht zu „sensibilisieren".

4. Erkrankungen der Verdauungsorgane.

Ulcus ventriculi (duodeni).

Intensive lokale Quarzlichtbestrahlung bei Ulcus ventriculi und duodeni wurden von S. PLASCHKES[1] aufs wärmste empfohlen. Er selbst

---

[1] PLASCHKES, S.: Z. physik. Ther. 38, H. 4 (1930).

empfing die Anregung solche auszuführen durch Angaben von ulkuskranken Patienten, daß ihre Beschwerden sich nach ausgiebiger Besonnung der Bauchhaut besserten. PLASCHKES konnte nach den Bestrahlungen eine auffallende Linderung der Ulkusschmerzen nebst Abkürzung ihrer Dauer beobachten. Er war auch imstande, Schmerzanfälle, die sonst erfahrungsgemäß bei einer Reihe von Patienten im Frühjahr und Herbst auftraten, zu verhüten, wenn er unmittelbar vor diesen Zeiten eine Quarzlichtkur einleitete. Nach Angaben von OSTERMANN und DELACHEUX, die ebenfalls beim Ulcus ventriculi Quarzlicht anwendeten, soll dieses auch eine Herabsetzung der Hypersekretion

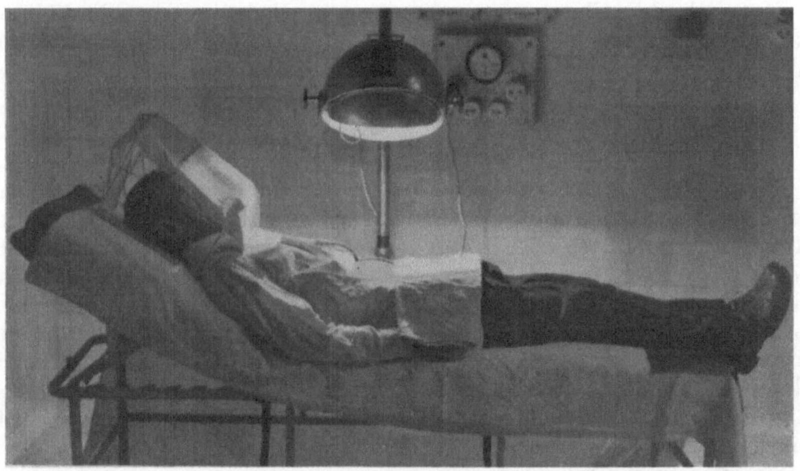

Abb. 57. Bestrahlung des Bauches.

bedingen können. KELLER und LOEB, die den Einfluß der UV-Lichtbestrahlungen auf die Azidität des Magensaftes untersuchten, fanden dabei allerdings keine eindeutigen Resultate. PLASCHKES empfiehlt die Behandlung auch für Magen-Darmneurosen, die mit Steigerungen der Sekretion und der Peristaltik einhergehen.

Auch beim Ulcus ventriculi erklären wir uns die Wirkung des Quarzlichtes vorwiegend durch einen sensorisch-viszeralen Heilreflex des autonomen Nervensystems, hier auf den Magen und Zwölffingerdarm. Diese Meinung äußert auch PLASCHKES. Dazu kommt noch zu einem gewissen Grade die unspezifische Reizkörperwirkung des Quarzlichtes. Unspezifische Reizkörper spielen in der Ulkustherapie eine bedeutende Rolle. Es sei nur an das Yatren-Kasein, an Novoprotin, an Vakzineurin erinnert.

Die Technik der Bestrahlung. Sie besteht wie beim Asthma bronchiale und bei der Angina pectoris in örtlichen Erythembestrahlungen. Es wird felderweise die Bauch- und die gegenüberliegende Rückenhaut bestrahlt. Man kann zwei Bauchfelder abgrenzen, das eine vom Nabel abwärts bis zur Symphyse, das andere vom Nabel aufwärts bis zum Processus xyphoideus reichend. Diesen Bauchfeldern entsprechend können auch zwei Rückenfelder zur Bestrahlung herangezogen werden. Handelt es sich um eine kleine Person, so kann man den ganzen Bauch auf einmal und ein großes dementsprechendes Rückenfeld bestrahlen. Bei der Wahl von 4 Feldern wird man die Bestrahlungen jeden zweiten bis vierten Tag aufeinander folgen lassen können, bei der Wahl von insgesamt bloß 2 Feldern ist es empfehlenswerter, eine Pause von 3—7 Tagen zwischen den Bestrahlungen einzuschalten, weil eine Entzündung großer Hautabschnitte dem Patienten Beschwerden bereiten kann. Im übrigen geschieht die Dosierung nach den üblichen Grundsätzen einer Erythembehandlung (S. 48). Wie eine Bauchbestrahlung ausgeführt wird, stellt die Abb. 57 dar. Auf dieser ist auch das schon S. 87 erwähnte Schutzgerüst für das Gesicht zu sehen.

Hat sich das Ulcus ventriculi auf dem Boden einer tuberkulösen Konstitution entwickelt, so ist auch eine allgemeine Quarzlichtkur anzuraten, welche mit obiger Erythemkur verbunden wird.

Peritonitis.

Eines der dankbarsten Gebiete stellt für die Quarzlichtbehandlung die Bauchfellentzündung dar (BUDDE, GASSUL, LAQUEUR, LASSER-RITSCHER, SELMA MEYER, STRAHLMANN u. a.). Nach LAQUEUR spricht am besten die seröse Form der Peritonitis an. Doch ist auch die fibrinöse Form zur Behandlung gut geeignet. Keinen Erfolg kann man bei jenen Formen erwarten, die ihren Ausgang von einer Tuberkulose der weiblichen Sexualorgane genommen haben. Auch die ulzeröse Form der Peritonitis soll nicht beeinflußt werden. Die Wirkung des UV-Lichtes tritt auch dann deutlich hervor, wenn die Erkrankung keine Neigung zur Selbstheilung zeigt.

Die Technik der Bestrahlung. Sie besteht in Allgemeinbestrahlungen, die mit lokalen Erythembestrahlungen des Bauches kombiniert werden. Die Allgemeinbestrahlungen können, solange der Bauch stark aufgetrieben ist, nur in Rückenlage gemacht werden. Im Stadium der Rekonvaleszenz werden sie dann auch auf die Rückenhaut ausgedehnt. Die Erythembestrahlungen werden wie bei der Therapie des Ulcus ventriculi durchgeführt (S. 93). Erythembestrahlungen bei Peritonitis werden auch von LIEBERMEISTER, SCHOOP und OSTERMANN empfohlen. Man soll möglichst frühzeitig zu behandeln beginnen, auch dann, wenn Fieber besteht. In diesem Fall muß man nur vorsichtig zu Werke gehen, d. h. mäßige Dosen anwenden und längere Pausen einschalten. Dann kann man dadurch sogar ein Absinken der Temperatur erreichen.

Cholelithiasis.

LORAND[1] empfahl bei Gallensteinen eine kombinierte Kur, die aus Quarzlichterythembestrahlungen der Bauchhaut und aus Moorumschlägen um den Bauch bestehen soll. Die Technik der Erythembestrahlungen wäre ebenso wie beim Ulcus ventriculi durchzuführen.

---

[1] LORAND, A.: Med. Klin. **1929 II**, 1587.

5. Stoffwechselerkrankungen.

Diabetes mellitus.

Wie schon im physiologischen Teil erwähnt wurde (S. 78), haben mehrere Autoren eine Herabsetzung des Blutzuckergehaltes nach Quarzlichtbestrahlungen angegeben. PINCUSSEN fand dieses Verhalten auch bei Diabetikern. Allerdings nur bei solchen, welche normale Harnmengen hatten, nicht bei jenen, die erhöhte Harnmengen aufwiesen. Bei den ersteren Fällen konnte er auch eine Herabsetzung der Zuckerausscheidung beobachten. Ja, in einem Fall gelang es sogar, den Patienten ganz zuckerfrei zu machen. Zuweilen beobachtete PINCUSSEN auch eine Abnahme der Azetonurie. Während der Zeit der Hypoglykämie ist auch die Zuckertoleranz der Diabetiker etwas gesteigert. Ein Bericht über eine lichtbewirkte Herabsetzung des Blutzuckers und der Zuckerausscheidung bei Diabetikern liegt auch von ANDERSEN vor, der mit der LANDEKERschen Ultrasonne (einer Bogenlampe) bestrahlte. Der diabetische Pruritus kann nach ROTHMAN durch Quarzlichtbestrahlungen oft gebessert werden (S. 123).

Die Technik der Bestrahlung besteht in Allgemeinbestrahlungen. Wir halten auch Erythembestrahlungen der Bauchhaut über dem Pankreas für empfehlenswert.

Fettsucht, Gicht.

Nach einer Angabe von K. WAGNER soll das Quarzlicht bei Magerkeit assimilatorisch, bei Fettsucht aber dissimilatorisch wirken. Exakte Daten über diese Vorgänge liegen jedoch bis heute nicht vor.

BACH und PINCUSSEN empfahlen bei Gicht die Vornahme allgemeiner Quarzlichtbestrahlungen. BACH ist der Ansicht, daß die lichtbewirkte Anregung der Hauttätigkeit, die eine Vermehrung der Hautausscheidungen erzeugt, einer Harnsäurestauung entgegenwirke. Das soll besonders bei abnormer Trockenheit der Haut von Bedeutung sein.

6. Erkrankungen der Niere.

Vom theoretischen Standpunkt aus ist von Quarzlichtbestrahlungen bei Nierenkranken ein Erfolg zu erwarten, da bei thermischer und sonstiger Reizung der Hautgefäße die Nierengefäße in gleichsinnig konsensuellem Sinn reagieren. Die klinische Anwendung des Quarzlichtes hat aber nach den bisherigen Beobachtungen nur bescheidene Erfolge ergeben. LAQUEUR berichtet von einer vorübergehenden Herabsetzung des Blutdruckes und einer damit zusammenhängenden subjektiven Besserung bei einem Patienten mit Schrumpfniere. BACH hat ähnliches ebenfalls bei einem Kranken mit Schrumpfniere gesehen. EBEL und MENTZER beobachteten bei Nephritikern wohl deutliche Besserungen, doch hatte es sich bei ihnen um Fälle von Kriegsnephritis gehandelt, welche eine große Neigung zur Spontanheilung zeigt. MENTZNER will bei Patienten mit Ödem und schwerer Nierenfunktionsstörung nach Quarzlichtbestrahlungen eine schädliche Reizung der Nieren gesehen haben.

Nierentuberkulose spricht nach LAQUEUR auf Quarzlicht kaum an, wie überhaupt die Urogenitaltuberkulose UV-lichtresistent ist.

Die Technik der Bestrahlung hat in Allgemeinbestrahlungen zu bestehen.

Besser als die künstliche wirkt bei Nierenleiden die natürliche Sonne, wie Beobachtungen von A. LÖWY aus Ägypten und von O. STRAUSS lehren.

7. Erkrankungen der Schilddrüse.

BACH, LANGEMARK und KLJATSCHKIN haben bei Struma nach Allgemeinbestrahlungen eine Verkleinerung des Kropfes und eine Beruhigung der Patienten gesehen. Eine wesentliche Beeinflussung des Morbus Basedowii durch die Quarzlampe ist aber nicht möglich. Es können im Gegenteil die bei Hyperthyreoidismus vorkommenden Erregungszustände durch das UV-Licht sogar verschlechtert werden, weshalb hier Vorsicht geboten ist.

8. Erkrankungen der Gelenke.

Arthritis tuberculosa.

Der tuberkulöse Gelenksrheumatismus (Rhumathisme tuberculeux Poncet) bietet eine empfehlenswerte Anzeige für eine Quarzlichtkur. Wir sehen unter einer solchen häufig einen Rückgang von Gelenksschwellungen, Besserungen der Beweglichkeit und der Schmerzen.

Fungus, Spina ventosa, Karies. Bei allen diesen Formen der Gelenksbzw. Knochentuberkulose hat eine Quarzlichtbehandlung Aussicht auf Erfolg, vorausgesetzt allerdings, daß sie richtig gemacht wird.

Die Technik der Bestrahlung. Wohl der häufigste Fehler, der bei Quarzlichtbehandlungen überhaupt gemacht wird, ist der, daß bei lokalen Erkrankungen, die auf einem Leiden des Gesamtorganismus beruhen, wie etwa bei einem Fungus, bloß die Haut über dem Krankheitsherd und nicht der ganze Körper bestrahlt wird[1]. Das UV-Licht vermag ja keineswegs direkt durch die Haut hindurch bis in die Tiefe eines darunterliegenden Organes einzudringen (S. 56), wie das offenbar in falscher Analogie mit den Röntgen- und Radiumstrahlen öfters angenommen wird. Es wirkt vielmehr auf dieses indirekt, durch den lichtbewirkten Hautreiz, über dem Blut- und Nervenweg ein. Diese Wirkung wird daher um so größer sein, je größer die Hautfläche ist, welche dem Lichte ausgesetzt wird. Es ist deshalb Grundsatz, bei Fungus oder Karies, ebenso wie bei einer tuberkulösen Polyarthritis, allgemeine Bestrahlungen zu verabreichen. Eine genaue Verfolgung der Temperaturkurve ist dabei unerläßlich. Bei Auftreten von Fiebersteigerungen, von Herd- oder Allgemeinreaktionen ist, analog wie bei einer Tuberkulinkur, bis zu deren Abklingen von einer weiteren Bestrahlung abzusehen.

Wir pflegen des öfteren die Quarzlichtkur der tuberkulösen Arthritis mit der Verabfolgung von Solebädern zu vereinen. Diese werden, 37° C warm und 20 Minuten lang, 3mal wöchentlich, an den quarzlichtfreien Tagen verordnet.

Arthritis infectiosa.

Postanginöse oder auf anderer infektiöser Grundlage beruhende Arthritiden eignen sich nach Ablauf des akuten Stadiums ebenfalls zur Quarzlichttherapie. LAQUEUR gibt an, bei *gonorrhoischer* Polyarthritis zuweilen Linderungen der Schmerzen nach UV-Bestrahlungen gesehen zu haben.

Wir konnten auch bei der *Polyarthritis chronica progressiva* im Verlaufe von Quarzlichtkuren Besserungen beobachten.

Die Technik der Bestrahlung besteht, wenn ein Erschöpfungszustand oder eine Anämie vorliegt, in Allgemeinbestrahlungen. In chronischen Fällen, in denen monatelang Reste von Gelenksschwellungen, -schmerzen und subfebrile Temperaturen vorhanden sind, nehmen wir felderweise Erythembestrahlungen des ganzen Körpers einschließlich der Gelenke vor. Wir führen durchschnittlich 2 Bestrahlungen in der Woche aus. Mit diesen Erythemen streben wir eine Umstimmung des Organismus im Sinne der unspezifischen Reizkörperwirkung an.

---

[1] KOWARSCHIK, J.: Wien. klin. Wschr. **1929**, Nr 46.

Arthritis deformans.

Bei diesem Leiden machen wir dann, wenn sein Verlauf besonders schleppend ist und keines unserer sonst bewährten Mittel, wie etwa die Diathermie, den gewünschten Erfolg bringt, lokale Erythembestrahlungen über dem betreffenden Gelenk. Wir erzielen damit öfters einen durchschlagenden Erfolg. Es ist oft eindrucksvoll, wie dadurch die daniederliegende Heilungstendenz zu neuem Leben entfacht wird. Wir meinen, daß es sich dabei um eine direkte reflektorische Beeinflussung der Synovia von der Haut aus handelt. In chronischen Fällen von

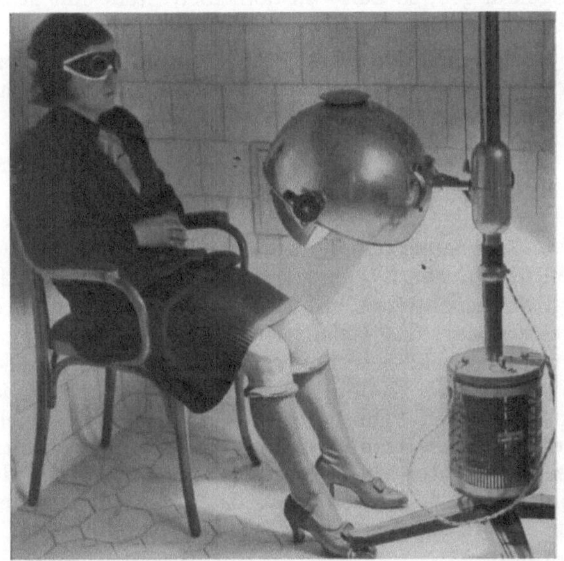

Abb. 58. Bestrahlung der Streckseite der Knie.

Gelenkskrankheiten Erytheme zu setzen, hat auch OSTERMANN vorgeschlagen.

Die Technik der Bestrahlung. Die Knie, welche bei der Arthritis deformans am häufigsten erkrankt sind, werden am bequemsten an ihren Streckseiten, und zwar sitzend bestrahlt (Abb. 58). Man kann dabei die Strümpfe anbehalten und sie nur bis unterhalb der Kniescheibe herunterstreifen lassen, weil man sich dadurch eine eigene Abdeckung der Unterschenkel erspart. Man braucht zur Bestrahlung der Streckseiten der Knie eine doppelt so starke Dosis als zur Bestrahlung etwa der Rückenhaut, da die Kniehaut sehr dick ist. Zur Bestrahlung der Kniekehlen liegt der Patient am besten auf dem Bauch. Entsprechend der hohen Lichtempfindlichkeit der Kniekehlen wird man hier etwa dieselbe Dosis anwenden können wie für die Rückenhaut. Für die Bestrahlung der Hand- und Ellenbogengelenke ist es praktisch, die Arme auf ein Tischchen zu lagern. Dabei kann man zur Stütze noch einen Polster unterlegen. Die Schulter behandelt man sitzend. Die Wirbelsäule kann sitzend oder in Bauchlage bestrahlt werden, wobei streifenförmige Hautfelder von 10 cm Breite und ein bis mehrere Dezimeter Länge zur Belichtung gelangen sollen. Die Sakroiliakalgelenke, deren Erythembehandlung zuweilen von guter Wirkung ist, können ebenfalls sitzend oder in Bauchlage bestrahlt werden. Die bestrahlte Hautfläche soll 15 × 15 qcm betragen. Die anderen Gelenke werden liegend bestrahlt. Bei den meisten Gelenken ist die Möglichkeit gegeben, sie von zwei Seiten zu bestrahlen. Es ist empfehlenswert, die zweite Bestrahlung etwa 3 Tage nach der ersten zu machen, man kann aber auch beide Seiten eines Gelenkes an einem Tage bestrahlen. Ist das Erythem nach 1 bis 2 Wochen abgeklungen, so kann an derselben Stelle mit stärkerer Dosis ein neues gesetzt werden.

Diese Erythembehandlung kann auch bei anderen chronischen Gelenkserkrankungen versucht werden. So haben wir von ihr bei Polyarthritis chronice progressiva ebenfalls Erfolge gesehen.

9. Kohlenoxydvergiftung.

F. Koza[1] hat die bemerkenswerte Feststellung gemacht, daß Erythembestrahlungen des ganzen Körpers (!) einen deutlichen günstigen Einfluß bei CO-Vergiftungen besitzen. Er sah dies besonders eindrucksvoll bei einem Schwesternpaar, das gleichzeitig eine CO-Vergiftung mitmachte. Beide Patientinnen bekamen Sauerstoffinhalationen, Injektionen von Lobelin, Kardiazol und Koffein, aber nur eine wurde außerdem noch mit Quarzlicht bestrahlt. Die bestrahlte Kranke erholte sich wesentlich rascher als die nicht bestrahlte. Koza bezieht diese Wirkung auf die Fähigkeit des UV-Lichtes, die verhängnisvolle Verbindung des CO-Gases mit dem Hämoglobin zu lockern. Daß das UV-Licht ins Blut, und zwar besonders in die roten Blutkörperchen eindringt, haben wir bereits auf S. 76 erwähnt.

10. Erschöpfungszustände, Vorbeugung.

Rekonvaleszenz nach Krankheiten und Operationen.

In der Rekonvaleszenz nach schweren Erkrankungen, wie nach Infektionskrankheiten oder nach einer Sepsis, leisten Quarzlichtbestrahlungen vorzügliche Dienste. Sie vermögen auch, etwa nach einer Grippepneumonie oder nach einer Pleuritis, die Gefahr des Ausbruches einer Lungentuberkulose herabzusetzen (Laqueur). Ihr Einfluß ist besonders bei anämischen Personen augenfällig (S. 92). Weiterhin eignet sich das Quarzlicht sehr zur Nachbehandlung von Operierten, die viel Blut verloren haben, wie etwa bei Frauen nach einem Abortus. Der Einfluß besteht in einer Hebung des Appetites und einer damit zusammenhängenden Gewichtszunahme, sowie in einer Hebung des Allgemeinbefindens.

---

[1] Koza, F.: Med. Klin. **1930**, Nr 12, 422—425.

Prophylaxe bei Gesunden.

Die zuletzt angeführten Wirkungen, die sich in einer Leistungssteigerung ausdrücken, sind oft auch bei Personen wünschenswert, die keineswegs als krank bezeichnet werden können, sondern, die mitten im Leben stehend, bloß geistig oder körperlich überanstrengt sind. Tatsächlich können auch in solchen Fällen Quarzlichtbestrahlungen zuweilen nützliche Dienste leisten. Hierbei ist allerdings zu beachten, daß die „inzitierende" Wirkung des Lichtes bei erregbaren Personen mit lebhaften Reflexen, wie dies z. B. Neurastheniker sind, im Gegenteil zu unangenehmen Erregungszuständen mit Herzklopfen, Tremor, Schwindelgefühl, Kopfschmerzen und Schlaflosigkeit führen kann.

Quarzlichtbestrahlungen wurden von L. C. DONELLY auch für solche ansonsten gesunde Personen empfohlen, die sich gerade in einer der biologischen Krisenzeiten befinden, wie sie die Pubertät, Menstruation, Gravidität und das Klimakteriums darstellen. Wenngleich es richtig ist, daß die Anfälligkeit für Krankheiten zu diesen Lebenszeiten häufig erhöht ist, stimmen wir doch DONELLY nicht bei, wenn er eine Massenbestrahlung sämtlicher Menschen in diesen Perioden fordert. Wir halten die künstliche Lichttherapie nur bei schwächlichen, gefährdet erscheinenden Personen für begründet. Für diese Fälle muß aber zugegeben werden, daß Quarzlampenbestrahlungen, zur richtigen Zeit angewandt, den Ausbruch von Krankheiten öfters zu verhüten vermögen.

Aus diesem Grunde haben BRUNTALER, HILL u. a. die Ausführung von Quarzlichtbestrahlungen bei Schulkindern angeregt. Dies wäre sicherlich für viele Kinder eine nutzbringende Einrichtung, vorausgesetzt, daß sie sachgemäß ausgeführt würde.

Schließlich wurde die „künstliche Höhensonne" auch zur Vorbereitung für Sport und Leibesübungen empfohlen (BACKMUND, LICKINT[1], LOHMEYER). Man will von ihr Leistungssteigerungen gesehen haben.

Die Technik der Bestrahlung besteht in allen obigen Fällen in der Durchführung einer allgemeinen Bestrahlungskur, wie sie auf S. 45 geschildert wurde.

Von mancher Seite wird für die „Selbstbestrahlung" von Laienpersonen Propaganda gemacht. Wie unkritisch dabei vorgegangen wird, geht bereits aus der Empfehlung hervor, daß diese monate-, ja selbst jahrelang fortgesetzt werden sollen. Abgesehen davon, daß eine solche Art der Bestrahlungstechnik nach wenigen Wochen wirkungslos wird, sind wir auch der Meinung, daß die Anwendung der Quarzlampe, schon der Gefahren wegen die ihre Handhabung in sich bergen kann (S. 53), dem Arzte allein vorbehalten sein muß.

III. Lungentuberkulose.

Die Bedeutung des Quarzlichtes für die Behandlung der Lungentuberkulose. Eine der wichtigsten Rollen in der Tuberkulosetherapie spielt die Lichtbehandlung. Wohl gilt der Grundsatz, daß hierzu in

---

[1] LICKINT: Münch. med. Wschr. **1928**, Nr 14, 605.

erster Linie natürliche Sonnenbäder heranzuziehen sind. Dies ist jedoch nicht immer möglich. Zunächst schon nicht wegen der wechselnden Witterung. Dann aber auch nicht, wenn dem Patienten die Hitze der Sonnenstrahlung nicht zuträglich ist. In diesen Fällen kommt die Quarzlichtkur zu ihrem Recht. Sie bietet auch den Vorteil der Möglichkeit einer genauen Dosierung. Deshalb sollte jede Lungenheilanstalt außer ihren Sonnenterrassen auch noch geräumige Einrichtungen für die künstliche Lichtbehandlung besitzen. Leider müssen wir feststellen, daß in diesem Punkte bisher noch manches versäumt wurde.

Die Wirkung der Bestrahlung. Es steht außer jedem Zweifel, daß es zwischen der Wirkung der UV-Bestrahlung auf der Haut und zwischen klinisch nachweisbaren Vorgängen in den Lungen einen deutlich nachweisbaren Zusammenhang gibt (SORGO, FOUBERT und MENARD). Zu kräftige Dosen verursachen prompt Temperaturanstiege und schädliche pulmonale Herdreaktionen. Nach sachgemäßen Bestrahlungen beobachtet man umgekehrt ein unverkennbares allgemeines Wohlbefinden der Kranken.

Die Erklärung der Heilwirkung ist vor allem in der esophylaktischen und der Reizkörperwirkung des Quarzlichtes zu suchen (S. 58—60). SORGO hat den Eindruck, daß letzterer Wirkung sogar ein gewisser spezifischer Charakter innewohnt. Er hat z. B. bei der Behandlung mit dem Reizkörper Sanocrysin zwar ebenfalls Hautreizungen, aber keine klinischen Erscheinungen beobachten können, wie nach Quarzlichtbestrahlungen. Sowohl der reflektorischen Wirkung, als auch der Hauthyperämie legen wir keine besondere Wichtigkeit bei, da wir bei der Behandlung der Lungentuberkulose die Erythembildung für unnötig, unter Umständen selbst für gefährlich halten.

Anzeigen und Gegenanzeigen. Bei der Vielgestalt der Lungentuberkulose ist es verständlich, daß nicht jede Form derselben zur Quarzlichtbehandlung geeignet ist.

Geeignet sind beginnende Spitzenprozesse und ältere, stationär gewordene zirrhotische Formen. Subfebrile Temperaturen sind dabei kein Gegengrund, wenngleich in diesem Falle erhöhte Aufmerksamkeit geboten ist. Auch die verschiedenen Arten der Drüsentuberkulose, soferne keine höheren Temperaturen vorliegen, kommen zur Lichtbehandlung in Betracht. Von der Tuberkuloseprophylaxe während der Rekonvaleszenz anderer Krankheiten ist schon S. 98 gesprochen worden.

Ungeeignet sind die exsudativen und die fortschreitenden Prozesse. Auch darf bei höherem Fieber nicht behandelt werden. Sehr gefährlich ist die Bestrahlung von Frühinfiltraten (BECKER[1], KAYSER-PETERSEN[2]). Von der Quarzlichttherapie auszuschließen sind ferner jene labilen Kranken, bei denen die Möglichkeit besteht, daß sie auf selbst geringe Reize hin mit unberechenbaren Reaktionen antworten (SORGO). Die Neigung zur Hämoptoe liefert unserer Meinung nach ebenfalls einen Gegengrund zur Bestrahlung. SORGO hält zwar bei fieberlos verlaufenden kavernösen Blutungen aus alten Aneurysmen der Pulmomalarterie

---

[1] BECKER: Tuberkulose 8, 191—193 (1928).
[2] KAYSER-PETERSEN, J. E.: Münch. med. Wschr. **1929 I**, 995—996.

Quarzlichtbestrahlungen für zulässig, fügt jedoch gleich hinzu, daß die Entscheidung, ob es sich um eine solche Blutung handelt oder aber um eine auf entzündlicher Kongestion beruhenden, nicht immer sicher möglich ist. Wir empfehlen daher zumindestens dem Nichtfachmann jede Hämoptoe als Kontraindikation zu betrachten. Wie gefährlich Quarzlichtbestrahlungen bei der Neigung zu Blutungen sein können, wurde schon S. 55 geschildert. Es sei hier wiederholt, daß WEIDINGER sogar von einer tödlich verlaufenden Lungenblutung berichtete, welche durch Quarzlichtbestrahlungen verursacht wurde.

Die Prognose der Behandlung. SORGO hat den Eindruck, daß eine gute Pigmentierung im allgemeinen auch zu guten Heilungsaussichten der Lungenkranken durch Quarzlichtbestrahlungen berechtigt. Diesen Eindruck haben wir auch empfangen.

Von Belang für die Beurteilung der Prognose der Lichttherapie ist ferner das Verhalten der Senkungsgeschwindigkeit der roten Blutkörperchen. Diese wird bekanntlich rascher, je aktiver die Tuberkulose verläuft. Wenngleich das UV-Licht auf die Senkungsgeschwindigkeit keinen gesetzmäßigen Einfluß besitzt (S. 76), so ist doch ein Steigen der Senkungsgeschwindigkeit während einer Quarzlichtkur ein Zeichen für eine eingetretene Verschlechterung der Tuberkulose und muß daher als Mahnung zu besonderer Vorsicht gewertet werden. Eine prognostische Bedeutung kommt auch dem Verhalten des Blutbildes zu. Es ist günstig, wenn schon vor oder auch erst während der Kur eine Lymphozytose beobachtet wird und eine relative Vermehrung der alten mehrkernigen, im Verhältnis zu den jungen, einkernigen neutrophilen Leukozyten. Letzterer Befund wird auch als „Verschiebung des ARNETHschen Blutbildes nach rechts" bezeichnet.

Die Technik der Bestrahlung. SORGO hat den Ausspruch getan, daß die Anzeigen der Quarzlichtbehandlung im allgemeinen vollkommen übereinstimmen mit denen der Tuberkulin- oder einer unspezifischen Reizkörpertherapie. Auf Grund unserer Erfahrungen schließen wir uns dieser Ansicht vollinhaltlich an. Wir verabreichen bei der Lungentuberkulose nur Allgemeinbestrahlungen, die wir, wie schon im technischen Teil auseinandergesetzt wurde, analog den Regeln einer Tuberkulinkur durchführen.

Es ist bei der Bestrahlung Lungentuberkulöser ganz besonders wichtig, zu Beginn der Lichtkur die individuelle Lichtempfindlichkeit richtig zu beurteilen.

Das wird zuweilen Probebestrahlungen erfordern, die man zweckmäßig mittelst der auf S. 50 angegebenen leicht selbst herstellbarer Vorrichtung ausführt: Man legt das Wachsleinwandstück mit der glänzenden Seite zweckmäßigerweise auf die sehr lichtempfindliche Bauchhaut und bestrahlt jetzt der Reihe nach die kreisförmigen Testfelder, stets mit demselben Lampenabstand von 1 m (bei neuem Brenner) etwa 2, 4, 6, 8 und das letzte Feld 10 Minuten lang. Dann besichtigt man 24 Stunden nach dieser Probebestrahlung die Bauchhaut. Hat jetzt beispielsweise die 10-Minutenbestrahlung ein kräftiges, die 8-Minutenbestrahlung ein deutliches, die 6-Minutenbestrahlung ein eben erkennbares, die 4- und 2-Minutenbestrahlung aber kein Erythem mehr ergeben, so wählt man als Anfangsdosis für die erste therapeutische Bestrahlung eine Bestrahlungszeit von je 4 Minuten für die Vorder- und für die Rückseite des ganzen Körpers. Wir wählen also jene größte Dosis, bei welcher eben noch kein Erythem auftritt. Ein solches kann nämlich gerade bei der Lungentuberkulose unberechenbare Wirkungen entfachen, ohne zur Heilung nötig zu sein.

Die Steigerung der Bestrahlungszeiten erfolgt nach den im technischen Teil S. 45 dargelegten Grundsätzen. Das Abklingenlassen der Lichtwirkung nach jeder einzelnen Bestrahlung, dessentwegen wir ja gewöhnlich nicht täglich, sondern nur jeden zweiten Tag behandeln, ist besonders dann wichtig, wenn es zu einer stärkeren Herd- oder Allgemeinreaktion etwa auch mit Fieberanstieg gekommen ist. In einem solchen Fall setzen wir mit der Weiterbestrahlung solange aus, bis diese Reaktion völlig zurückgegangen ist, um auch dann nur mit verminderter Dosis wieder weiterzuschreiten. Unterlassen werden die Bestrahlungen auch vorsichtshalber während der Menses. Es sei an dieser Stelle nochmals auf die Wichtigkeit einer fortlaufenden strengen Temperaturkontrolle bei der Lichtbehandlung aufmerksam gemacht.

Nie soll man die Quarzlichtkur mit einer Tuberkulinkur kombinieren, da man sonst die Übersicht über die Wirkung jeder einzelnen Behandlungsart verlieren kann (SORGO).

Für Lungenheilanstalten ist die Bestrahlung mit den großen Hallenquarzlampen (S. 46) sehr geeignet.

IV. Nervenheilkunde.

Die Bedeutung der Quarzlampe für die neurologischen Erkrankungen liegt vorwiegend in der viel zu wenig bekannten antineuralgischen Wirkung, die Erythembestrahlungen besitzen. Diese Wirkung spielt bei der Behandlung der Neuralgien und auch der Myalgien eine wichtige Rolle.

1. Die Neuralgien.

Die Wirkung der Bestrahlung. Unter den physikalischen Antineuralgicis nimmt das Quarzlicht in der Form von Erythembestrahlungen eine erste Rolle ein. Hautreizende Mittel, wie Einreibungen oder blasenziehende Pflaster, sind ja seit langem bei Nervenentzündungen als schmerzstillend bekannt. Aber mit dem Begriff „Ableitung auf die Haut" allein ist die antineuralgische Wirkung des UV-Lichtes nicht erklärt. Denn wir sehen oft Besserungen in Fällen, die früher mit anderen Hautreizmitteln vergeblich behandelt wurden. S. BRUSTEIN machte überdies die Beobachtung, daß die Besserung schon im Latenzstadium, also schon vor dem Auftreten des Erythems eintreten kann. Die Erklärung der antineuralgischen Wirkung der UV-Lichterytheme liegt vielmehr in ihrer Eigenschaft, den krankhaft erregten Nerventonus herabzusetzen (S. 80).

Durchschlagenden Erfolgen, die wir bemerkenswerterweise auch in Fällen sahen, die mit anderen Mitteln vorbehandelt waren, stehen selbstredend auch Mißerfolge gegenüber, was niemanden wundern wird, der die unberechenbare Natur der Neuralgien kennt.

Die Neuralgia ischiadica.

Schon 1909 berichtete BRUSTEIN[1] (in russischer Sprache) über Erfolge mit Quarzlichterythembestrahlungen bei Ischias und anderen Neuralgien.

---

[1] BRUSTEIN, S.: Z. physik. u. diät. Ther. **13**, 557—565 (1910).

Er benützte die damals eben aufgekommene Kromayerlampe, mit der er in 5—7 cm Entfernung 2—7 Minuten lang einzelne Nervenschmerzpunkte bestrahlte. Später empfahl eine große Anzahl von Autoren die Anwendung von Erythembestrahlungen mit der mittleren Quarzlampe („künstlichen Höhensonne“) bei Neuralgien, vornehmlich bei Ischias (BACH, KOWARSCHIK, LAMARQUE und ALINAT, RUDNITZKY, R. F. WEISS u. a.). Erst letzthin hat S. LEPSKY[1], der Hunderte von Ischiaskranken mit UV-Lichterythemen behandelte, den großen Heilwert dieses Verfahrens eindrucksvoll bestätigen können.

Die Technik der Bestrahlung. Wir führen eine felderweise Erythembestrahlung des erkrankten Beines aus (Abb. 59). Gewöhnlich bestrahlen wir zuerst die Beugeseite des Oberschenkels einschließlich der Glutäalgegend, dann die Wade einschließlich der Kniekehle. Hernach folgt ein etwa 20×20 qcm betragendes Feld über der Lumbalgegend, dessen Mittelpunkt der 1. Lendenwirbel sein soll. Damit greifen wir den Plexus lumbosacralis an seinem Austritt aus dem Wirbelkanal an. Dann gelangt die Streckseite des Oberschenkels vom POUPARTschen Band bis zum oberen Rand der Patella und schließlich die Streckseite des Knies und Unterschenkels zur Bestrahlung. Der Zeitabstand der einzelnen Sitzungen voneinander beträgt 1—3 Tage. Nach Ablauf eines Turnus können dieselben Felder neuerlich bestrahlt werden. Steht eine Lumbalgie oder eine Glutäalgie im Vordergrund der Schmerzen, so verabreichen wir besonders an der Lenden- bzw. Gesäßgegend kräftige Erytheme. Liegt hauptsächlich eine Neuralgie des Nervus peronaeus vor, so führen wir wiederholte stark dosierte Bestrahlungen des Unterschenkels aus. In hartnäckigen

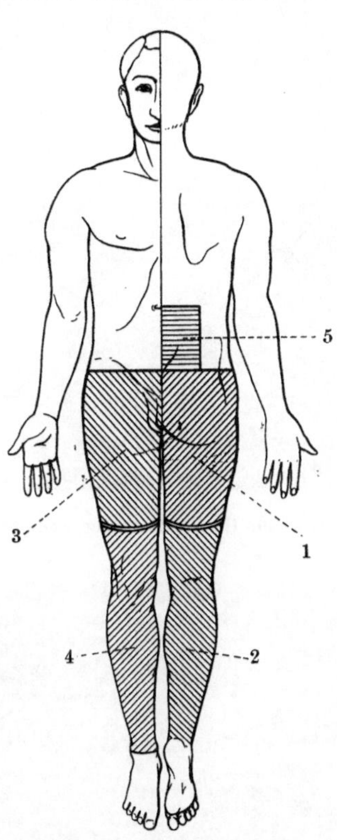

Abb. 59. Die bei Ischias zu bestrahlenden Hautfelder.

Fällen bestrahlen wir auch die gesamte Beuge- bzw. Streckseite eines Beines auf einmal. Dabei muß aber der Lampenabstand mindestens 60 cm betragen, damit der Lichtkegel noch genügend groß ist, um das ganze Bein zu treffen. Ja, zuweilen nehmen wir Bestrahlungen beider Beinseiten an einem Tage vor, um eine Dermatitis der Haut des gesamten Beines zu erreichen. Es gelingt uns dadurch zuweilen ein schöner Erfolg. Viel schwerer als die einseitigen, sind die beidseitigen Neuralgien zu beeinflussen. Diese beruhen häufig auf einer Tuberkulose oder auf einem Diabetes, welche Grundleiden hier in erster Linie zu behandeln sind.

[1] LEPSKY, S.: Z. physik. Ther. **39**, H. 2 (1930).

Die Neuralgia brachialis

spricht ähnlich gut an wie die Ischias. Voraussetzung zu einem Erfolg ist nur, daß man große Bestrahlungsfelder wählt. Wir bestrahlen zunächst die gesamte Streckseite des Armes und zwar derart, daß die Handfläche des kranken Armes auf die Schulter der gesunden Seite gelegt wird (Abb. 60). Dabei können Kleidungsstücke mit Ärmeln anbehalten werden und braucht bloß der zu bestrahlende Arm aus dem Ärmel zu schlüpfen. 1–2 Tage später folgt die gesamte Beugeseite des Armes nach. Hierzu wird der adduzierte Arm mit dem Ellenbogen auf eine seitlich hingestellte Stütze gelagert (Abb. 61). Zu achten ist bei der Dosierung auf die größere regionäre Lichtempfindlichkeit der Beugeseite. Nach etwa einer Woche kann der Turnus wiederholt werden.

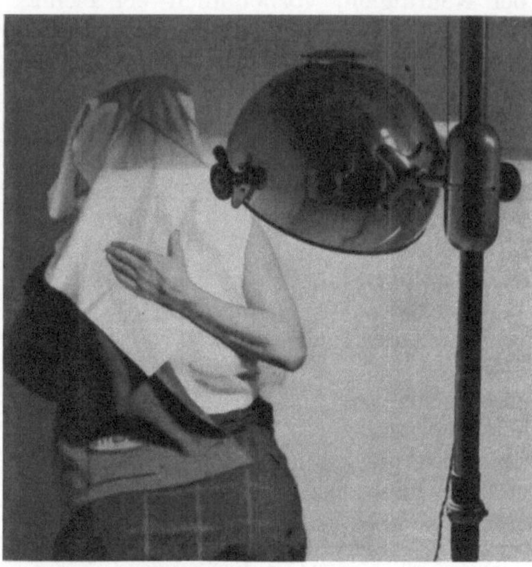

Abb. 60. Bestrahlung der Streckseite eines Armes.

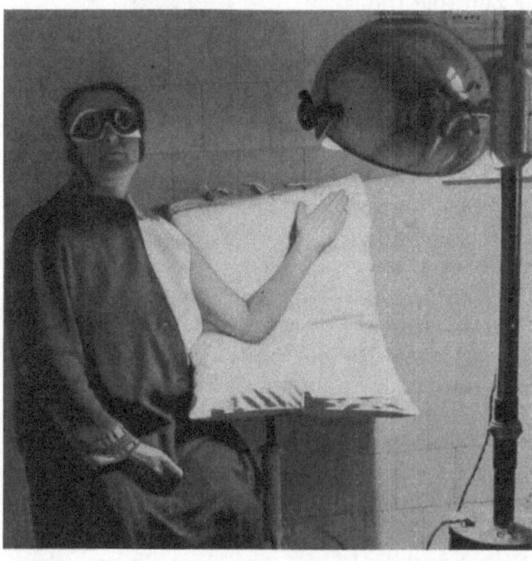

Abb. 61. Bestrahlung der Beugeseite eines Armes.

Die Neuralgie des Nervus trigeminus.

Auch bei dieser Erkrankung haben wir mit Erythembestrahlungen Erfolge erzielt. Wir vermochten sogar in einigen besonders hartnäckigen Fällen die Qualen der Patienten schon nach 1 bis 2 Bestrahlungen wesentlich zu lindern. Manche Formen der Trigeminusneuralgie erweisen sich jedoch auch der UV-Lichtbehandlung gegenüber als völlig resistent.

Die Technik der Bestrahlungen besteht in Profilbestrahlungen (S. 91). Man soll selbst vor einer ödematösen Dermatitis der Gesichtshaut nicht zurückschrecken. Die dadurch möglichen Beschwerden sind ungleich geringer als die zu bekämpfenden Nervenschmerzen. Man behandelt zuerst die kranke, dann aber aus kosmetischen Gründen auch die gesunde Gesichtshälfte. Nach 1—2 Wochen kann man neuerlich bestrahlen.

Die Okzipitalneuralgie

wird durch Erythembestrahlungen der Nackengegend behandelt. Die Lichtempfindlichkeit dieser Gegend ist verhältnismäßig gering. Man kann dieselbe Fläche nach 3—6 Tagen neuerlich bestrahlen.

Die Interkostalneuralgie.

Wir machen Erythembestrahlungen über der Gegend der erkrankten Interkostalnerven. Das Bestrahlungsfeld soll mindestens 15×15 qcm betragen, um eine entsprechende Wirkung zu gewährleisten. Bei Herpes zoster ist es angezeigt, auch die Gegend des Rückenmarksabschnittes, welcher den erkrankten Spinalganglien entspricht, kräftig zu bestrahlen. Von Erfolgen speziell bei Herpes zoster haben TRAIKIN und BURILL berichtet.

2. Die Myalgien.

Quarzlichtbestrahlungen erzielen bei Myalgien, dem sog. „Muskelrheumatismus", zuweilen vorzügliche Erfolge, die oft besser sind als bei Anwendung der Diathermie. Gegenüber von Dampfduschen haben Quarzlichtbestrahlungen den Vorteil der wesentlich einfacheren Technik.

Die Myalgia lumbalis, die häufigste Form der Myalgie, spricht auf Quarzlichtbestrahlungen besonders günstig an. Die Technik der Bestrahlung besteht in lokalen kräftigen Erythembestrahlungen. Auch BACH und LEPSKY sahen bei dieser Technik ausgezeichnete Erfolge. Wir bestrahlen meistens ein 20×20 qcm großes Feld der Lumbosakralgegend über der Schmerzzone. Das wird am bequemsten sitzend gemacht. Frische Lumbalgien können schon nach 1—2 Bestrahlungen verschwinden. Falls mehrere Sitzungen nötig sind, bestrahlt man entweder ein höher als die Schmerzzone liegendes Rückenfeld oder wartet mehrere Tage das Abklingen des ersten Erythems ab. Dann macht man auf dieselbe Hautstelle eine fast doppelt so starke Bestrahlung wie das erste Mal.

3. Die Erkrankungen des Zentralnervensystems.

Lanzinierende Schmerzen der Tabiker haben wir mit Erythembestrahlungen der über dem Rückenmark gelegenen Haut oder der Extremitäten zuweilen bessern können. Es ist bei diesen Bestrahlungen, insbesondere wenn sie an den Unterschenkeln gesetzt werden, jedoch deshalb Vorsicht geboten, weil auf der oft trophisch gestörten Haut der Tabiker zuweilen unerwartet heftige und bei Blasenbildung dann meist schwer heilende Hautentzündungen entstehen können.

Die progressive Paralyse wird nach einer interessanten Auffassung HULDSCHINSKYS[1], ebenso wie die Rachitis, durch Lichtmangel begünstigt. Denn es folgt ihre Verbreitung etwa denselben Gegenden wie die Rachitis. HULDSCHINSKY

---

[1] HULDSCHINSKY, K.: Z. physik. Ther. **34**, H. 1 (1928).

empfiehlt daher zur Prophylaxe der Paralyse den Versuch von lange dauernden Bestrahlungen.

Die Encephalitis lethargica (Parkinsonismus). Dieses fürchterliche Leiden konnte von R. FAWCITT[1], E. HUNT[2] und H. JAFFÉ[3] bei einer größeren Reihe von Kranken durch allgemeine Quarzlichtbestrahlungen günstig beeinflußt werden. Während HUNT keine Erytheme erzeugte, hat JAFFÉ kräftige Erythemdosen über den ganzen Körper erstrebt. Die Besserungen bestanden in einer Erleichterung der Beweglichkeit beim Gehen und bei Hantierungen, im Nachlassen des Speichelflusses und in einer Hebung des Allgemeinbefindens. Bei zwei Patienten mit postenzephalitischem Parkinsonismus, die wir mit Allgemeinbestrahlungen zu behandeln Gelegenheit hatten, vermochten auch wir eine Steigerung ihres Wohlbefindens festzustellen.

4. Neurosen.

Die Therapie der Angioneurosen wurde schon auf S. 90 erwähnt. UV-Lichterytheme können sowohl bei paralytischen als auch bei spastischen Formen derselben versucht werden. Bei letzteren eignen sich allerdings öfters Wärmeverfahren besser.

Neurasthenie. Besteht diese in Schwächezuständen, Müdigkeit, Apathie, so können allgemeine Quarzlichtbestrahlungen vorsichtig versucht werden. Liegt aber eine übererregbare Form der Nervenschwäche vor, mit Unruhe, Schlaflosigkeit, Gereiztheit, dann kann die „inzitierende" Wirkung des Quarzlichtes diese Erscheinungen sogar noch verstärken, also Schaden statt Nutzen stiften.

Als Suggestionsmittel sollte die Quarzlampe niemals Verwendung finden. Will man schon den Kranken bewußt täuschen, so kann man das mit einfacheren nnd billigeren Mitteln tun.

5. Geisteskrankheiten.

Selbst bei diesen sind Quarzlichtbestrahlungen mit einigem Nutzen angewandt worden. So haben H. CORMAC[4] und J. JACKSON[5] bei Manisch-Depressiven und bei Schizophrenen nach Lichtkuren eine Besserung ihres Appetits, Gewichtszunahme, lebhaftere Muskeltätigkeit, eine Aufheiterung und ein Gefühl gesteigerten Wohlbefindens festgestellt.

V. Kinderheilkunde.

Die Bedeutung der Quarzlampe für die Kinderheilkunde. Für kein medizinisches Teilgebiet ist die Quarzlampe von solcher Wichtigkeit geworden, wie für die Kinderheilkunde. Leistet sie doch zur Bekämpfung der Volksseuche Rachitis unschätzbare Dienste. Wenn die englische Krankheit heute glücklicherweise immer seltener wird, so ist dies zum größten Teil das Verdienst der modernen Lichtheilkunde. Gleich an zweiter Stelle sei der große Wert der Quarzlampe für die Behandlung des kindlichen Asthmas erwähnt. Von den vorzüglichen Diensten, welche die UV-Lichttherapie der Kinder ferner leistet, seien noch ihre schönen Erfolge bei tuberkulösen Affektionen, voran bei Drüsenerkrankungen und bei der Bauchfellentzündung, vorweggenommen. Die Erklärung für die hervorragende Bedeutung der Quarzlichtbehandlung gerade für die

---

[1] FAWCITT, R.: Brit. med. J. **1927**, Nr 3452, 422.
[2] HUNT, E.: Brit. J. Actinother., Febr. **1930**.
[3] JAFFÉ, H.: Brit. med. J. **1927**, Nr 3495, 1219—1220,
[4] CORMAC, H. DOVE: J. ment. Sci. **75**, 410—419 (1929).
[5] JACKSON, J.: Med. J. a. Rec. **126**, Nr 12, 731—734 (1927).

Pädiatrie liegt in der Tatsache der hohen Lichtempfindlichkeit des kindlichen Organismus.

Die hohe Lichtempfindlichkeit des kindlichen Organismus. Kinder sind für UV-Licht in höherem Maße empfänglich als Erwachsene. Das liegt zunächst darin, daß der kindliche Organismus im Wachstum begriffen ist und daß das Licht eine Notwendigkeit für dieses bedeutet. Mit Recht weist HULDSCHINSKY darauf hin, daß uns diese biologische Grundtatsache wohl für das Pflanzenreich geläufig ist, nicht aber für die Tiere und für den Menschen. Auch der Mensch ist ein Lichtwesen. Vor allem ist es das wachsende Kind. Daher führt Lichtmangel zu ganz bestimmten Krankheiten und daher vermag Lichtzufuhr eben diese Krankheiten zu heilen. Die besondere Empfänglichkeit des Kindes für UV-Strahlen hängt ferner mit der hohen Reflexbereitschaft des kindlichen Körpers zusammen. Denn die Wirkung des Quarzlichtes vor allem auf die inneren Organe ist ja zum Teil durch sensorisch-viszerale Reflexvorgänge bedingt (S. 82). Schließlich erklärt sich die hohe Lichtempfindlichkeit der kindlichen Haut, besonders im Verhältnis zur Haut alter Personen, teilweise auch durch ihre gute Durchblutung, welche für das UV-Licht sensibilisierend wirkt (S. 65).

1. Rachitis.

Allgemeines. Die Quarzlichtbehandlung der Rachitis hat seit ihrer Begründung durch HULDSCHINSKY im Jahre 1919 einen Siegeszug durch die ganze Welt angetreten. HULDSCHINSKY war es, der die Rachitis als eine Lichtmangelkrankheit erklärte. Er wies auf die jahrhundertelang bekannte Heilwirkung der Sonne auf rachitische Kinder hin, ferner auf die Schäden, welche durch unsere lichtabschließende Kleidung entstehen und betonte nachdrücklichst die Tatsache, daß die Rachitis in sonnenreichen Ländern und in den Tropen — fehle!

Das UV-Licht stellt gegen die englische Krankheit ein Spezifikum dar, welches nach einem Ausspruch HULDSCHINSKYs mit der Sicherheit eines Reagenzglasversuches wirkt, so ähnlich wie das Salvarsan gegen die Lues. Daß diese spezifische antirachitische UV-Lichtwirkung in der Bildung des Vitamin D in der Haut ihren Grund hat, wurde schon im physiologischen Teil eingehend geschildert. Es sei hier wiederholt, daß das antirachitische Prinzip auf der Einverleibung ultravioletter Lichtenergie in das Ergosterin beruht, welcher Stoff dadurch zum lichterschaffenen Vitamin D wird, so daß Kraft und Stoff gemeinsam das antirachitisch wirksame Prinzip bilden.

Die Wirkung der Bestrahlung drückt sich in dreifacher Weise aus: in der Besserung der klinischen Krankheitserscheinungen, in der Besserung des Röntgenbildes, in der Besserung des Blutchemismus.

Für die Beurteilung der Besserung der klinischen Krankheitserscheinungen ist das Alter des Kindes und das Stadium, in dem sich die Rachitis befindet, maßgebend. Beim Säugling und bis zum 5. Lebensmonat sehen wir die um diese Zeit häufig bestehende Kraniotabes nur langsam, etwa in 4—10 Wochen zurückgehen. Vom 5. Monat an heilt die Kraniotabes wesentlich rascher, was aber auch mit der nunmehr einsetzenden Neigung zur Spontanheilung zusammenhängt. Die Muskelschlaffheit und mit ihr die Motilität bessern sich vom 5. Monat an meist nach 4 Wochen. Am eindrucksvollsten aber ist in dieser Zeit das rasche Nachlassen der Unruhe und der Knochenschmerzen, was zuweilen schon in einer Woche zu beobachten ist. Die offenen Fontanellen, welche nach dem ersten Lebensjahr vorkommen, werden nur wenig gebessert. Auch die verzögerte Erlernung des Laufens und Sprechens ist nur schwer zu beeinflussen. Sie tritt nach zweimonatiger Bestrahlung, oft erst am Ende des 2. Lebensjahres ein. Die Gefahr des Auftretens einer dauernden Dementia rachitica (HULDSCHINSKY), wie sie in schwersten Fällen zu befürchten ist, wird durch intensive Bestrahlung vermindert. Verspätete Zahnung wird nicht mit Sicherheit behoben. Ausgebildete Verkrümmungen des Skelettes bilden sich durch die UV-Therapie natürlich nicht von selbst wieder zurück. Sie müssen vielmehr orthopädisch behandelt werden. Auffallend wenig oder nicht beeinflußt wird die rachitische Anämie.

Dies ist einer der Gründe, welche französische Autoren (MARFAN, VIGNAL) veranlassen, dem Lichte bei der Rachitisheilung nur eine symptomatische und keine ätiologische Bedeutung zuzumessen. Sie halten die Rachitis für eine Milz- und Leberschädigung auf infektiöser Grundlage. Es soll nämlich in diesen Organen normalerweise aufgespeichertes Ergosterin aktiviert und dem Gesamtorganismus zugeführt werden, welche Funktion im Falle einer Milz- und Leberschädigung eine Störung erfährt. So interessant auch diese Ansicht ist, kann sie doch der Tatsache nicht standhalten, daß das Fehlen und Vorhandensein des Lichtes die auffälligste Bedingung für die Entstehung und Heilung der Rachitis darstellt, welche Erscheinung NÖGGERATH als „Primat der Sonne" bezeichnete.

Die Besserung des Röntgenbefundes beweist den Heilwert des Quarzlichtes in schlagender Weise. Sie ist so überraschend, daß HULDSCHINSKY, welcher sie als erster beobachtete, zuerst den eigenen Augen nicht traute und die Röntgenbilder für Plattenfehler ansah. Zu seinen ersten Kontrollversuchen gehörte es natürlich, daß er Bestrahlungen mit Filtern vornahm, welche kurzwelliges UV-Licht nicht durchließen. Da dabei die Wirkungen prompt ausblieben, war der Nachweis für die reine UV-Wirkung erbracht. Im ersten Halbjahr gestaltet sich ein röntgenologischer Nachweis sehr schwierig. Vom ersten Lebensjahr an aber sieht man schon nach einer 3—4wöchigen Bestrahlung sehr deutlich das Auftreten neuer Kalkzonen im Knochen, Verkalkung von Osteoid, Ausheilung von „Wachstumslücken" (LOOSER) durch Kallusbildung, Entstehung von Knochenkernen (Abb. 62). Am besten eignet sich zur Röntgenuntersuchung eine Unterarmepiphyse. Die Besserungen schreiten rasch weiter und können nach einem Jahr bereits bis zur normalen Verkalkung führen. Dabei bleibt aber allerdings der Bau des Knochens häufig noch jahrelang zart und substanzarm.

Auch die Besserung des Blutchemismus beweist die Heilwirkung auf das exakteste. Das normale Kind besitzt in 100 ccm Serum etwa 4 mg anorganisches Phosphat. Eine Herabsetzung dieses Phosphorspiegels ist nun gleichbedeutend mit Rachitis. Durch Quarzlichtbestrahlungen werden in einigen Wochen die normalen Phosphorzahlen wieder erreicht. Was den Kalziumgehalt des Blutes anbelangt, so kann dieser bei Rachitikern erniedrigt, normal oder sogar erhöht sein. Jedenfalls wird er durch UV-Bestrahlungen normalisiert, also bei Erniedrigungen erhöht und bei Erhöhungen erniedrigt.

Die Technik der Bestrahlung. Es werden Allgemeinbestrahlungen vorgenommen, die, wie wir das auch sonst beschrieben haben, nicht zum Erythem führen sollen. Als Lampenabstand wählt man auch beim Kinde 1 m. Die Bestrahlungsdauer soll nach HULDSCHINSKYs[1]

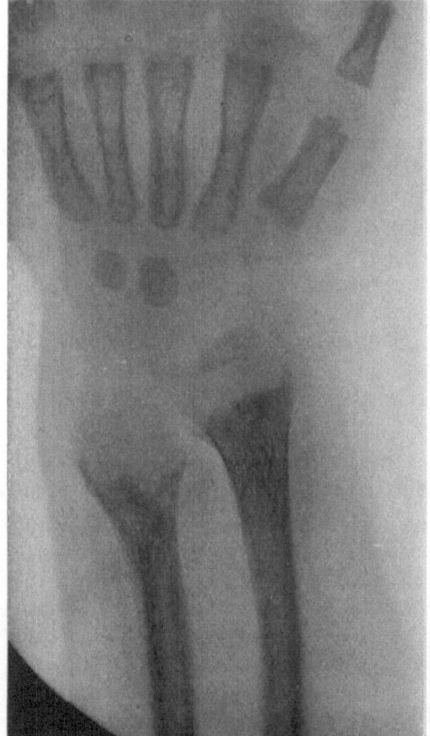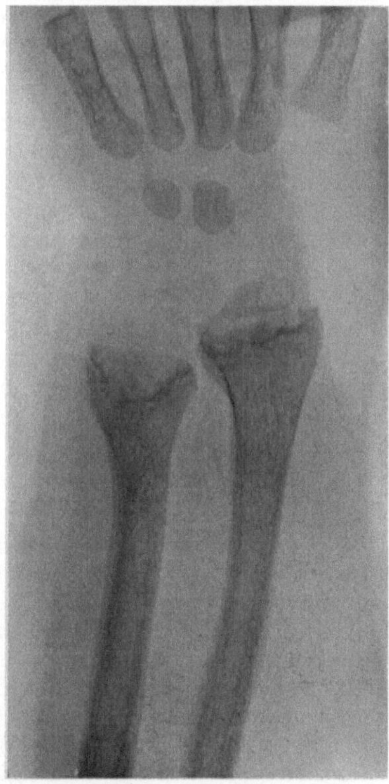

Abb. 62. Besserung des Röntgenbefundes bei der Rachitis infolge von Quarzlichtbestrahlungen. (Nach K. HULDSCHINSKY: Handbuch der Lichttherapie, herausgeg. von W. HAUSMANN u. R. VOLK.)

Erfahrung bei der Rachitis nur ausnahmsweise über 5 Minuten hinausgehen, soll also um vieles kürzer sein, als wir sie sonst meist bemessen (S. 45). HULDSCHINSKY will nämlich die nach längeren Bestrahlungen sich einstellende Lichtimmunität vermeiden, die nach einer bestimmten Zeit jeden weiteren Lichteinfluß wirkungslos macht und will mit seinen schwachen Dosen ein stetes Erhaltenbleiben der Lichtempfänglichkeit der Haut erreichen. Er befürchtet überdies von längeren Bestrahlungen eine Aufhebung der Aktivierung des Ergosterins der Haut, wie dies im Laboratoriumsversuch gesehen wurde. Aus diesen Erwägungen heraus

---

[1] HULDSCHINSKY, K.: Ther. Gegenw., Aug. **1931**.

begnügt sich HULDSCHINSKY mit 2 Bestrahlungen in der Woche. Über die Dauer der ganzen Kur gibt HULDSCHINSKY folgende Regel: Frühgeburten und Säuglinge, die jünger als 4 Monate sind, sollen 2 Monate lang, ältere Säuglinge 1 Monat lang bestrahlt werden. Vom 2. Jahre an werden die Kinder etwa so viele Monate hindurch, als sie Jahre alt sind, behandelt.

Für den Fall, daß das unruhige Verhalten der Kinder dem Aufsetzen von Brillen Schwierigkeiten macht, hat DUFESTEL den Wink angegeben, ein Vorhangstativ so in die Nähe der Lampe hinzustellen, daß das Kind seinen Kopf durch den Vorhang stecken und auf diese Weise seine Mutter sehen kann. Nun läßt sich der übrige Körper bequem bestrahlen, was, um Zeit zu gewinnen, aus möglichst geringer Distanz geschehen soll.

Wenn Verkrümmungen des Skeletts bestehen, so soll man zunächst etwa 3 Wochen lang bestrahlen, um vorerst den Allgemeinzustand zu stärken. Dann soll man, am noch weichen Knochen, den nötigen orthopädischen Eingriff, wenn möglich unblutig vornehmen. Durch die Weiterbestrahlung werden dann die korrigierten Knochen hart.

Empfehlenswert ist es, auch während einer Quarzlichtkur nicht auf die Unterstützung des Lebertrans zu verzichten. Auch sind Kalkpräparate in der Tagesdosis bis zu 1,5 g anzuraten.

Die Allgemeinbestrahlungen der Säuglinge können auch mit der kleinen Quarzlampe vorgenommen werden. Man braucht hierzu allerdings eine 3mal so lange Bestrahlungsdauer (S. 51) als mit dem Normalmodell.

Die prophylaktische Bestrahlung der Rachitis.

HULDSCHINSKY hat die Forderung ausgesprochen: „Rachitis behandeln muß heißen, Rachitis verhüten." Er propagierte eine großzügige Aktion der Rachitisprophylaxe mit Quarzlampenbestrahlungen. Daß diese den bisher üblichen Vorbeugungsmitteln Lebertran und Freilichtkuren überlegen sind, haben Arbeiten von BIRK und SCHALL u. a. dargetan. Die Rachitisprophylaxe soll nach HULDSCHINSKY vor allem durchgeführt werden bei Kindern mit einem Geburtsgewicht unter 3000 g, bei Kindern aus Familien, in denen Rachitis bereits vorgekommen ist und die in ungünstigen Wohnungsverhältnissen leben, ferner bei Kindern mit positivem CHVOSTEKschen Zeichen und bei allen Kindern, die zwischen dem 1. Juli und 1. März geboren wurden. Frühgeburten und auch Zwillinge sollten am besten schon vom ersten Lebenstag an bestrahlt werden. Die anderen Kinder vom 3. Lebensmonat an. Die Dauer einer prophylaktischen Kur muß 6—8 Monate lang, also sehr lange hindurch ausgeführt werden, um vollen Erfolg zu haben. Das ist, wie PH. ZOELCH[1] betont, ein wichtiger Grund dafür, warum sich eine großzügige Rachitisprophylaxe im ambulanten Betrieb kaum durchführen läßt. Denn die Mütter sind, wie er aus seiner eigenen Erfahrung mitteilt, wohl bereit, kranke Kinder zu einer mehrwöchentlichen Behandlung zu bringen, nicht aber gesunde Kinder zu einer mehrmonatlichen. Der Hauptgrund aber, warum HULDSCHINSKYs Anregung bisher keine Verwirklichung hat finden können, ist rein finanzieller Natur, da die

[1] ZOELCH, PH.: Münch. med. Wschr. **1929**, Nr 34, 1420.

Einrichtung zahlreicher großer Bestrahlungshallen sehr kostspielig ist. Den Einwand, daß durch Massenbestrahlungen die Gefahr von Infektionsübertragung groß wäre, weist ZOELCH als nicht zutreffend zurück.

In der Rachitisprophylaxe und teilweise auch -therapie hat den Quarzlampenbestrahlungen heute, zwar nicht an Wirksamkeit, wohl aber an praktischer Durchführbarkeit, die Darreichung bestrahlter Nahrungsmittel den Rang abgelaufen.

Die Behandlung und Vorbeugung der Rachitis mit bestrahlten Nahrungsmitteln und bestrahlten Ergosterinpräparaten (Indirekte Lichttherapie).

Seit der Entdeckung von HESS, daß die Bestrahlung cholesterinhaltiger Substanzen rachitisheilend wirkt (S. 57), hat man verschiedene bestrahlte Nahrungsmittel zur Rachitistherapie und -prophylaxe herangezogen. Die damit erzielten Erfolge waren ausgezeichnet, sie reichten an die durch direkte Bestrahlung erzielten heran. Man bestrahlte inzwischen schon fast alle cholesterinhaltigen Nahrungsmittel, wie Butter, Öle, Eigelb, Bananen, Gemüse, Kindermehle. Zu hoher praktischer Bedeutung gelangte aber nur die bestrahlte Milch.

Bestrahlte Milch. Von HESS zum erstenmal erprobt, wurde der antirachitische Heilwert von bestrahlter Milch bald von zahlreichen Forschern bestätigt (DEGKWITZ, GYÖRGY, PEEMÖLLER, WIELAND u. a.). GYÖRGY machte dabei die seltsame Feststellung, daß die bestrahlte Milch einen öligen Geruch und Geschmack besitzt, der ganz an den des Lebertrans erinnert. Einem Vorschlag MOROS entsprechend, wurde diese Eigenschaft der bestrahlten Milch als „Jekorisation" bezeichnet. Heute wissen wir, daß in dieser tatsächlich dasselbe Vitamin D vorhanden ist, welches dem Lebertran seine Wirksamkeit verleiht. Der tranartige Geruch und Geschmack erwies sich als die Folge von Oxydationsprodukten, die durch den Luftsauerstoff entstehen. SCHOLL kam nun auf die glückliche Idee, diesem Übelstand dadurch abzuhelfen, daß man die Bestrahlung unter Sauerstoffabschluß und dafür in einer Kohlensäureatmosphäre vornimmt. Nach diesem Verfahren gelingt es, eine in jeder Weise einwandfreie antirachitische Milch herzustellen. Diese ist für die Rachitisprophylaxe heute das Mittel der Wahl geworden, da sich als Prophylaktikum nichts so gut wie eine natürliche Nahrung eignet[1]. Aber auch zur Therapie findet bestrahlte Milch heute vielfach Verwendung. Ihre nötige Tagesmenge beträgt 300—500 ccm. ADAM schlägt vor, statt bestrahlter Milch vorteilhafter Milch mit Zusatz von bestrahltem Ergosterin, das auf das exakteste zu dosieren ist, zur Prophylaxe zu verabreichen.

Nicht nur bestrahlte „Frischmilch" findet Verwendung, sondern auch bestrahlte Trockenmilch. Als ausgezeichnetes Milchpulver empfiehlt WIELAND das schweizerische Präparat „Ravix"; dieses enthält alle Vitamine, einschließlich des Vitamin C und ist etwa 5 Monate haltbar. Darin liegt ein Vorteil gegenüber der Frischmilch, welche täglich durch Bestrahlung erst gewonnen werden und innerhalb von 24 Stunden verbraucht sein muß. Trockenmilch hat jedoch einen leicht angebrannten Geschmack, der aber die Kinder nicht abhalten soll, sie gerne zu nehmen.

Bestrahlte Ergosterinpräparate (Vigantol). Auf Grund der mit dem Nobelpreis ausgezeichneten Entdeckung des Göttinger Forschers WINDAUS und seiner Mitarbeiter, daß das antirachitische Vitamin im bestrahlten Ergosterin zu suchen sei (S. 57), sind bald in aller Welt Präparate aus bestrahltem Ergosterin hergestellt worden. In Deutschland das Vigantol, in Frankreich das Vitasterin, in England das Radiostol,

---

[1] SCHEER, K.: Münch. med. Wschr. **1928**, Nr 15, 642.

in Amerika das Acterol. Alle Arbeiten aufzuzählen, welche über die glänzenden Resultate nur allein mit dem Vigantol berichteten, würde mehrere Seiten dieses Buches füllen. In übersichtlicher Weise hat u. a. E. WIELAND[1] darüber berichtet.

Das Vigantol wird von manchen Beobachtern (AURNHAMMER und KOLL-MANN) in bezug auf Heilungsdauer und Längenwachstum der Quarzlichtbestrahlung sogar für überlegen gehalten.

Schädigungen durch Vigantol. Das Vigantol ist unser konzentriertestes Antirachitikum, aber es ist kein ungefährliches Mittel. PFANNENSTIEL, KREITMAIR, MOLL u. a. haben an Tierversuchen bei allerdings hohen Vigantolgaben Kachexie, schwerste Organveränderungen, Sklerosen in Gefäßen, Nieren und inneren Organen gesehen. Pathologisch-histologische Untersuchungen von H. HERZENBERG[2] an mit Vigantol überfütterten Ratten ergaben Kalkablagerungen und Nekrosen in der Herzmuskulatur, in den Nieren, Lungen, im Magen und in der Media der Gefäße, vor allem der Aorta. Ähnliches fand H. WENZEL an Kaninchen. Aber auch an Kindern wurden Vigantolschäden beobachtet, so daß man geradezu von einer „Vigantolkrankheit" gesprochen hat. DEGKWITZ und ADAM sahen sie bei tuberkulösen Kindern, welche mit Gewichtsabnahme und Nierenschädigungen reagierten. C. WIENER beobachtete bei 3 etwa 1 Jahr alten Kindern durch Über-dosierung Nierenschädigungen. HOTTINGER sah ferner bei gesunden Säuglingen Erscheinungen auftreten, die einer floriden Rachitis entsprachen. Das heißt, es kam zur Kalkmobilisierung aus den Knochen. Dasselbe beobachtete auch KRÖTZ bei gesunden Erwachsenen. HESS hebt als führendes Symptom der Vigantol-schädigung Hyperkalzämie hervor. Er sieht ihre Ursache in einer „Hypervita-minose". REYHER meint hingegen, daß es sich hierbei um eine Vergiftung handle. Fest steht jedenfalls, daß der rachitische Körper gleichsam „Vitamin D-hungrig" das Vigantol, solange es richtig dosiert wird, organisch verarbeitet, während er auf eine Überdosierung krankhaft reagiert und daß der nichtrachitische, gleichsam „Vitamin D-satte" Körper ein Vigantolangebot ebenfalls mit Krankheitserschei-nungen ablehnt. Daraus geht hervor, daß man Vigantol nur für Rachitis und verwandte Zustände (Tetanie, Spätrachitis, Osteomalazie) verwenden darf, und daß man auch bei der Rachitis mit der Dosierung des Präparates sehr vorsichtig sein muß.

Die Dosierung des Vigantols ist deshalb von besonderer Bedeutung, weil die Vigantolschäden durch Überdosierung zustande kommen. Die Vorschriften der einzelnen Autoren weichen hier von $^1/_2$ mg (EDELSTEIN) bis zu 8 mg täglich (VOLLMER) auseinander. AURNHAMMER und KOLLMANN[3] verordnen eine Tagesdosis von 2 mg Vigantol. Als prophylaktische Dosis genügen 0,1—0,5 mg pro Tag.

Die Stellung der Quarzlampe in der modernen Rachitistherapie. Die Quarzlampe ist trotz der glänzenden Wirkungen der indirekten Licht-therapie keineswegs überflüssig geworden. Sie hat vielmehr ihre eigene Bedeutung für die Rachitisbehandlung bewahrt. LANDSTEIN, PFAUNDLER, ZOELCH u. a. wiesen mit Nachdruck darauf hin, daß den allgemeinen Quarzlichtbestrahlungen außer ihrer vitaminerzeugenden Wirkung in der Haut noch andere physiologische Eigenschaften, wie Reizkörper- und Hormonwirkungen zukommen. Sie sind daher überall dort vorzuziehen, wo allgemeine Schwächezustände im Vordergrund stehen und vor allem, wo gleichzeitig mit der Rachitis Tuberkulose wirklich oder möglicher-weise vorhanden ist.

Vigantol ist besonders dann angezeigt, wenn äußere Gründe einer Quarzlichtkur nicht günstig sind. Hierzu gehören die Kostenfrage, der Weg in die Ordination, Besorgnis vor einer Erkältung während der Bestrahlung.

---

[1] WIELAND, E.: Z. Kinderheilk. **47,** H. 6, 643—675 (1929).
[2] HERZENBERG, H.: Beitr. path. Anat. **82,** 27—56 (1929).
[3] AURNHAMMER, A. u. A. KOLLMANN: Arch. Kinderheilk. **87,** H. 2/3, 138—160.

Bestrahlte Milch stellt das Mittel der Wahl für die Rachitisprophylaxe dar.

Was schließlich den Lebertran anbelangt, so leistet er auch heute noch als Unterstützungsmittel der Quarzlichtbestrahlungen achtbare Dienste.

2. Rachitogene Tetanie.

Besteht bei einer Rachitis spasmophile Diathese, so kann es zur Ausbildung einer rachitogenen Tetanie kommen. Diese ist durch Quarzlichtbestrahlungen prompt zu beeinflussen.

Die Wirkung der Bestrahlung besteht während des latenten Stadiums im Verschwinden des bedrohlichen CHVOSTEKschen Zeichens, während des manifesten Stadiums zeigt sie sich im baldigen Nachlassen der Karpopetal- und Laryngospasmen, der bronchotetanischen Anfälle, sowie im Normalerwerden der elektrischen Erregbarkeit des Nervus facialis. Die Heilwirkung beruht auf dem lichtbewirkten Steigen des Blutkalkspiegels, denn das Wesen der Tetanie beruht ja im charakteristischen niedrigen Kalziumgehalt des Serums. Daher sind alle Einflüsse, welche den Kalkgehalt des Blutes vermindern, imstande, eine manifeste Tetanie auszulösen. So die erste Frühjahrssonne oder eine beginnende Quarzlichtkur, bei welchen Gelegenheiten es zur Abwanderung des Kalkes aus dem Blut in die Knochen kommt. Quarzlichtbestrahlungen sind nach ROHR u. a. der Lebertrantherapie bei Tetanie überlegen.

Die nicht auf rachitischer Grundlage beruhende Tetanie der Kinder und die Tetanie der Erwachsenen ist durch UV-Behandlung nicht heilbar.

Die Technik der Bestrahlung hat einen möglichst raschen Anstieg des Serumkalkgehaltes anzustreben. Es werden daher die Bestrahlungen, die als Allgemeinbestrahlungen auszuführen sind, täglich, ja in schweren Fällen sogar zweimal an einem Tag vorgenommen. Erytheme sollen dabei nicht auftreten. Die Dauer einer Kur muß mindestens 6 Wochen betragen. Man soll bis zur Heilung des Grundleidens, der Rachitis, weiterbestrahlen.

Gleichzeitig werden hohe Dosen von Kalk intern verabreicht. Auch Lebertran als Zugabe verspricht die Heilung zu beschleunigen.

Statt mit direkter, kann die Tetanie auch mit indirekter Lichttherapie geheilt werden. Nur sind hierzu z. B. vom Vigantol etwa 3—6 mg täglich erforderlich. Bestrahlte Milch reicht als Mittel gegen manifeste Tetanie allein nicht hin.

3. Kindliches Asthma.

Von oft sehr guter Wirkung sind Quarzlichtbestrahlungen beim kindlichen Asthma. Sie übertreffen hier die Erfolge, die man mit dieser Therapie bei Erwachsenen erzielen kann. Das hängt außer mit der erhöhten Lichtempfindlichkeit des kindlichen Organismus auch damit zusammen, daß das Asthma der Kinder oft durch eine nicht bemerkte Anschwellung der Tracheobronchialdrüsen erzeugt wird, welche durch das UV-Licht sehr günstig zu beeinflussen ist.

J. Saidman[1] hat 1924 als erster von ausgezeichneten Heilerfolgen berichtet, die er beim kindlichen Asthma mit UV-Lichttherapie erhielt. Er betont dabei, was wir besonders hervorheben, daß er seine Resultate der Anwendung von Erythembestrahlungen verdankt, die er auf die Haut des Brustkorbes verabreichte. Ja, er schilderte, daß zu schwache Dosen die Anfälle eher zu vermehren vermögen. Die Erfolge traten häufig mit bemerkenswerter Raschheit auf. Oft ließen die Anfälle schon in der der ersten Bestrahlung folgenden Nacht nach. Am besten ließen sich Kinder mit katarrhalischen Erscheinungen beeinflussen. Das günstigste Alter gaben Kinder jenseits des 3. Lebensjahres ab. Saidman wies auf den schädlichen Einfluß der nitrosen Gase der Quarzlampe hin, welche die Schleimhäute der kleinen Asthmatiker zuweilen unangenehm reizen. Saidmans Erfahrungen wurden durch die Ergebnisse von Beaujard und le Goff, von Binet, Dorlencourt, Laqueur, Schreiber, Tissier und Mathieu und Tixier bestätigt. Laqueur beschreibt günstige Resultate, die er vor allem bei Kindern mit exsudativer Diathese sah. Auch Duhem berichtet von günstigen Wirkungen, doch betont besonders er, daß Erfolgen zuweilen auch völlige Versager gegenüberstehen.

Die Technik der Bestrahlung ist in analoger Weise, wie wir sie auf S. 87 für den Erwachsenen schilderten, auszuführen. Man nimmt also örtliche Erythembestrahlungen vor. Da der kindliche Brustkorb meist nur recht kleine Hautflächen für die Bestrahlungen zur Verfügung stellt, so ist es bei Kindern oft empfehlenswert, die Haut des ganzen Stammes zu verwerten. Man bekommt so je ein genügend großes Brust-, Bauch-, Rücken- und Lendenfeld. Es wird etwa jeden 3. Tag eine Bestrahlung vorgenommen. Eine Kur soll mindestens 10 Sitzungen umfassen und kann nach mehrwöchiger Pause wiederholt werden.

Die Kombination mit Diathermie der Lunge wird auch bei Kindern das Heilresultat noch verbessern können.

4. Tuberkulose der Kinder.

Skrofulose.

Die aus der exsudativen Diathese durch Infektion mit dem Tuberkelbazillus entstehende Skrofulose bietet in allen ihren Formen ein aussichtsreiches Feld für Quarzlichtbestrahlungen.

Skrofulose der Haut. Das Säuglingsekzem ist nach Goyarola, Huldschinsky und Mosse durch sehr kräftige Erythembestrahlungen gut zu beeinflussen. Mit derselben Technik sah Rohr bei Lichen scropholusorum schöne Erfolge.

Skrofulose der Schleimhäute. Bei Rhinitis, Phlyktänen und Conjunctivitis eczematosa sind Allgemeinbestrahlungen von Nutzen.

Skrofulose der Drüsen werden durch UV-Lichttherapie in ausgezeichneter Weise beeinflußt. Drüsen, welche sonst jahrelang bestehen, werden oft in wenigen Wochen kleiner; große Pakete lösen sich in Teile auf, Fisteln schließen sich, zuweilen wird eine Vereiterung verhindert.

---

[1] Saidman, J.: Bull. Soc. Pédiatr. Paris, Juni **1924**.

Die Technik hat in Allgemeinbestrahlungen zu bestehen. Am besten sprechen die zervikalen, weniger gut die inguinalen Drüsen an (COLANÉRI). Bestrahlungen bloß einzelner Hautpartien über geschwollenen Drüsen ist, wie schon auf S. 96 dargetan wurde, ein Kunstfehler.

Skrofulose der Gelenke und Knochen. Die Spina ventosa, die Tuberkulose der Hand- und Fußwurzelknochen, sowie der Rippen, wie sie bei Kindern so häufig ist, wird ebenfalls durch Allgemeinbestrahlungen, und zwar nur durch solche, behandelt. Die Erfolge der Heliotherapie werden hierbei allerdings nicht erreicht.

Lungentuberkulose.

Bei dieser wurden bisher im allgemeinen keine besonderen Erfolge berichtet. Höheres Fieber und Neigung zu Hämoptoe stellen eine Kontraindikation dar, wie bei der Lungentuberkulose der Erwachsenen (S. 100).

Über die Beeinflussung der Hilusdrüsentuberkulose der Kinder wurden günstige Angaben von GONVALEZ und von HULDSCHINSKY gemacht.

Die Technik der Bestrahlung besteht in Allgemeinbestrahlungen. Bezüglich ihrer Methodik gelten die auf S. 101 gemachten Ausführungen.

Peritonitis.

Die tuberkulöse Bauchfellentzündung gehört zu den erfolgreichsten Gebieten der Quarzlichtbehandlung. Das UV-Licht ist hier sowohl der medikamentösen, als auch der chirurgischen Therapie entschieden überlegen. Eingehende Studien über dieses Thema von FINKELSTEIN und ROHR, sowie zahlreiche andere Arbeiten, bezeugen das. Besonders gut spricht die seröse Peritonitis an, aber auch die mit Verwachsungen mit dem Netz und Darm einhergehende Form läßt schöne Erfolge erwarten. Nicht geeignet zur Behandlung sind jedoch hochfiebernde und kachektische Kranke.

Die Bestrahlungstechnik besteht in einer allgemeinen Bestrahlungskur, während welcher einige Erythembestrahlungen lokal über die Bauchhaut verabreicht werden können (S. 93).

Die Prophylaxe der kindlichen Tuberkulose.

Pirquetpositive Kinder, d. h. solche, welche einmal eine Tuberkuloseinfektion mitgemacht haben, die aber keinerlei Krankheitssymptome aufweisen, brauchen nicht bestrahlt werden, da sie ja vor einer Tuberkulose sogar sicherer wie pirquetnegative Kinder sind. Besteht aber eine exsudative Diathese, Anämie oder Anorexie, so sind Quarzlichtbestrahlungen als Vorbeugungsmittel gegen Tuberkulose empfehlenswert.

5. Anämie, Anorexie, Erschöpfungszustände.

Anämie. Sie werden nach HULDSCHINSKYS und ROHRS Ausspruch ähnlich wie bei Erwachsenen beeinflußt (S. 92). Sekundäre Anämien zeigen oft eine Vermehrung der Erythrozyten und des Hämoglobingehaltes (KOPITS, RIEDEL u. a.). Bezüglich der Leukozyten sind die Angaben nicht einheitlich. Häufig wurde Eosinophilie gefunden. Daß die rachitische Anämie nicht deutlich anspricht, ist schon gesagt worden. Primäre Anämien bleiben in ihrem Blutbild unverändert.

Anorexie. Die Appetitlosigkeit der Klein- und Schulkinder bildet eine der dankbarsten Anzeigen für eine Quarzlichtkur. HULDSCHINSKY berichtet dabei über glänzende, und zwar häufig dauernde Erfolge. Das UV-Licht fördert die Eßlust der Kleinen nach HULDSCHINSKY in überzeugender Weise.

Erschöpfungszustände, wie sie insbesondere nach Krankheiten oder Operationen vorkommen, sind, wie beim Erwachsenen, so auch bei Kindern eine Domäne für Quarzlichtbestrahlungen. Das Allgemeinbefinden, das Gewicht, der Appetit und der Schlaf bessern sich zusehends dabei. HULDSCHINSKY empfiehlt die Lichtbehandlung besonders für die Masernrekonvaleszenz.

Die Technik der Bestrahlung bei Anämie, Anorexie und bei Erschöpfungszuständen besteht ausschließlich in Allgemeinbestrahlungen.

6. Infektionskrankheiten.

Keuchhusten. Auch Quarzlichtbestrahlungen sind, ebenso wie andere gegen diese Krankheit gerühmten Remedien, kein Heilmittel der Pertussis. ROHR hält ihre Wirkung jedoch immerhin für mehr als die eines einfachen Roborans oder Suggestivums und empfiehlt daher ausdrücklich ihre Anwendung. Nach BECKERs Beobachtungen mildern sie die nächtlichen Anfälle, was er auf den beruhigenden und vertiefenden Einfluß des Quarzlichtes auf den Schlaf zurückführt. HAMBURGER, BIRK und SCHALL sahen keine Erfolge. Bezüglich der Bestrahlungstechnik halten wir die Vornahme von Erythembestrahlungen der Thoraxhaut für am aussichtsreichsten. Auch empfehlen wir, die Behandlung mit einer Diathermie der Lunge zu kombinieren.

Säuglingserysipel. Nach einer Statistik von A. SCHLIEPE beträgt die Sterblichkeit an Säuglingserysipel, bis zum Ende des 2. Lebensjahres gerechnet, den enormen Prozentsatz von 70%. Es ist daher der Bericht J. BECKERs[1] der höchsten Beachtung wert, daß es durch eine bestimmte Technik der Quarzlichtbehandlung gelingt, die Mortalität dieser furchtbaren Krankheit um ein bedeutendes herabzudrücken. So konnte er von 8, zum Teil schwersten Fällen, 7 am Leben erhalten. Die Besserung zeigt sich meist schon nach 1—2 Tagen in einem ausgiebigen Sinken der Temperatur an.

BECKERs Technik besteht in der Ausführung intensiver Erythembestrahlungen, die er nicht nur auf die erkrankte Haut, sondern auch etwa 4 cm weit ins Gesunde hinein verabreicht. Als optimale Dosis bewährte sich ihm die $1^1/_2$fache Höhensonneneinheit nach KELLER (S. 15). Diese entspricht bei einem neuen Brenner einer 220 Volt-Wechselstromlampe und einem Lampenabstand von 70 cm, einer Bestrahlungszeit von etwa 8 Minuten. Man bestrahlt täglich. Nach jeder Bestrahlung soll man die Haut gut mit Adeps lanae oder mit Lebertran einfetten. Um Rezidive zu vermeiden, soll auch nach Absinken der Temperatur noch 2—3 Tage täglich weiter bestrahlt werden. Von etwa entstehenden Lichtblasen hat BECKER später nie einen kosmetischen Schaden gesehen.

---

[1] BECKER, J.: Strahlenther. **34**, 205—208 (1929).

Die Erklärung der Heilwirkung kann darin gesehen werden, daß die durch Eiweißzerfall geschädigten Zellen keinen Boden mehr für ein Fortschreiten der Kokkeninvasion abgeben. Außerdem kommt es in den hyperämisierten gesunden Hautpartien zur Anschoppung von Schutzstoffen.

Günstige Mitteilungen über die UV-Lichttherapie des Säuglingserysipels liegen auch von BRÜNAUER, SCHENK-POPP, WELTRING u. a. vor, während BIRK und SCHALL sowie HAMBURGER u. a. von ihr keine Erfolge sahen. BECKER bezieht diese Mißerfolge auf entweder zu schwach, oder aber auf allzustark dosierte Bestrahlungen.

7. Hautkrankheiten.

Da die Hautkrankheiten der Kinder sich dem Quarzlicht gegenüber ähnlich verhalten wie die der Erwachsenen, so verweisen wir auf die Ausführungen des dermatologischen Abschnittes. Doch sei hier, ihrer Bedeutung wegen, die Quarzlichtbehandlung des **kindlichen Ekzems** besonders hervorgehoben. Sie wurde schon bei Besprechung der exsudativen Diathese S. 114 berührt. HULDSCHINSKY behandelt ausgedehnte Gesichts- oder Körperekzeme derart, daß er sie zunächst durch Bestreichung mit 3—5% Höllensteinlösung vorbehandelt und dann, unter Abdeckung der gesunden Hautstellen, einer kräftigen Erythembestrahlung aussetzt. Er betont, daß schwache, nicht erythemerzeugende Dosen, die Ekzeme nicht nur nicht zu heilen vermögen, sondern sie sogar reizen und verstärken können. Es kommt so zur raschen Austrocknung nässender Ekzeme, zum Nachlassen der Schmerzen und des quälenden Juckreizes. Demgegenüber spielt die verursachte Schwärzung der Haut keine Rolle, welche übrigens durch Abblätterung in wenigen Tagen wieder verschwindet. — Auch MOSSE behandelt das neurogene Ekzem, das sich besonders an den Gelenksbeugen schubweise zeigt, mit sehr intensiven Erythembestrahlungen. Dabei werden die gesunden Hautbezirke sorgsamst zugedeckt. Er verabreicht nach Abklingen der Reaktion etwa wöchentlich eine Bestrahlung und erreicht nach etwa 3 Behandlungen schöne Erfolge. — ROHR empfiehlt, neben den Bestrahlungen Zinktrockenpinselungen und bei starken Entzündungserscheinungen feuchte Verbände mit essigsaurer Tonerde zu geben.

VI. Hautheilkunde.

Die Bedeutung der Quarzlampe für die Dermatologie. Die Haut, als das unmittelbar vom Licht getroffene Organ, gab bei ihren Erkrankungen seit jeher ein ausgezeichnetes Feld für die Lichttherapie ab. Es gibt wohl kein Fach der Medizin, in dem diese seit so langer Zeit und so vielfach angewendet wurde, als die Dermatologie.

Die Lichtbehandlung der Hautkrankheiten wird je nach der Wirkung, die man mit ihr anstrebt, entweder als örtliche oder als allgemeine Bestrahlung ausgeführt. Bei den örtlichen, auf die erkrankte Hautstelle beschränkten Bestrahlungen sind es verschiedenerlei Wirkungen, die den therapeutischen Erfolg bedingen, und zwar: Die hyperämisierende Wirkung, welche bei manchen Ekzemen, bei torpiden Geschwüren, bei Alopezien Bedeutung hat. Die schälende Wirkung, die bei Pilzerkrankungen, bei Akne vulgaris die Hauptrolle spielt. Die nekrotisierende

Wirkung, der wir die Erfolge bei der Lupustherapie zum Teil verdanken. Die verhornende Wirkung, welcher JESIONEK bei der Akne eine große Bedeutung zumißt. Diesen Hauptwirkungen gegenüber treten an Bedeutung zurück: die pigmentierende Wirkung bei der Behandlung der Vitiligo und die bakterizide Wirkung, der bei der Behandlung von Wunden und Dermatomykosen ebenfalls ein Einfluß einzuräumen ist. Allgemeinbestrahlungen werden vor allem dann ausgeführt, wenn es sich darum handelt, den als ganzen erkrankten Körper zu beeinflussen, wie bei der Hauttuberkulose [1].

Betrachten wir die Leistungen der Quarzlampentherapie in der Dermatologie, so müssen wir eingangs feststellen: eine spezifische Wirkung wie etwa gegen die Rachitis besitzt das UV-Licht gegen Hautkrankheiten nicht. Dennoch gibt es aber ein Gebiet, in dem es Einzigartiges zu leisten vermag, die Lupusbehandlung. Bei sonstigen Hautkrankheiten vermögen zwar andere Mittel die UV-Therapie häufig zu ersetzen, doch bietet diese den Vorteil des reinlicheren und für den Kranken vielfach angenehmeren Verfahrens. Es gibt auch dermatologische Fälle, bei denen gerade die UV-Lichttherapie noch Hilfe zu bringen vermag, nachdem schon alle anderen Mittel vergeblich versucht worden waren.

1. Lupus.

Die Stellung der Quarzlichtbehandlung in der Lupustherapie. Die Behandlung des Lupus stellt eine der größten Aufgaben der Dermatologie dar. Aus der Fülle der Mittel, die hierfür in Betracht kommen, ist nur der besonders geschulte Facharzt berufen, den jeweils geeigneten Heilplan aufzustellen. Dieser besteht fast immer in einer Kombination verschiedener Methoden, als da sind: der chemischen Methode (z. B. Pyrogalluskur), der chirurgischen Methode (Exzisionen), der diätetischen Methode (kochsalzfreie Diät) und der Strahlentherapie (UV-Lichttherapie, Röntgen-Radiumtherapie).

Die UV-Lichttherapie im besonderen ist somit nicht die einzige maßgebende Lupusheilmethode. Ihre Erfolge sind jedoch so bedeutsam, daß ihnen die allgemeine Anerkennung des UV-Lichtes in der Medizin zuzuschreiben ist. Es ist daher berechtigt, vom Standpunkt der UV-Lichttherapie aus, den Lupus als ihre Domäne anzusehen. Allen anderen Methoden vorzuziehen ist die UV-Lichttherapie beim Lupus des Gesichtes, da die dabei erzielten Narben kosmetisch am besten ausfallen.

Was nun unter den verschiedenen UV-Lichtquellen gerade die Quarzlampe anbetrifft, so ist festzustellen, daß sie oft keine so idealen Narben liefert, wie die Finsenapparatur (VOLK u. a.). Sie besitzt aber dafür dieser gegenüber den Vorteil, billiger und rascher zu arbeiten. Bezüglich der Tiefenwirkung beider Lampen stellte M. POPPER[2] fest, daß die Kromayerlampe vorwiegend eine oberflächliche Wirkung und eine Epidermisschädigung erzeugt, während die Finsenlampe eine Wirkung sowohl auf die Epidermis, als auch auf die Kutis entfaltet. Zu Lokalbestrahlungen

---

[1] JESIONEK, A. u. ST. ROTHMAN: Irrtümer der allgemeinen Diagnostik und Therapie, sowie deren Verhütung. **1924**, H. 4, 421.
[2] POPPER, M.: Strahlenther. **35**, 539—548 (1930).

findet meistens die Kromayerlampe Verwendung, zu Allgemeinbestrahlungen, die gleichfalls geübt werden, jedoch meistens das Normalmodell der Quarzlampe. Denn die großen Bogenlampen, die im Verhältnis zu den Quarzlampen Besseres leisten (REYN, VOLK), sind wesentlich kostspieliger und im Betrieb umständlicher als diese.

Die Wirkung der Bestrahlung. Das UV-Licht bewirkt, mit größter Intensität angewandt, eine Nekrose der obersten Lupusschichten. Eine Abtötung von Tuberkelbazillen wird damit nicht erreicht. Histologisch besteht der Einfluß des UV-Lichtes in einer beinahe elektiven Zerstörung des tuberkuloiden Gewebes, nämlich in Vakuolisierung des Protoplasmas der Riesen- und der Epitheloidzellen.

Das UV-Licht leistet unbestritten Großes bei der Bekämpfung des Lupus vulgaris. Die dabei erzielten kosmetischen Erfolge sind oft erstklassig. Beim Lupus erythematodes darf die Lichtbehandlung jedoch höchstens nur im chronischen Stadium und da nur mit Vorsicht verwendet werden. UV-Licht kann auch für die Behandlung anderer tuberkulöser Hauterkrankungen versucht werden, wie des papulonekrotischen Tuberkulids, des Skrofuloderm u. a.

Die Technik der Quarzlichtbestrahlung des Lupus besteht in der Lokalbestrahlung der Lupusherde und außerdem auch in der Allgemeinbestrahlung des gesamten als tuberkulös anzusehenden Körpers.

Die Lokalbestrahlung. Ehe man zu dieser schreitet wird man häufig eine Vorbehandlung vorausschicken, um dadurch die Wirkung des Lichtes zu beschleunigen. Man wird bei hypertrophischen, verrukösen und exulzerierten Formen etwa mit Pryrogallol, Resorzin oder mit dem scharfen Löffel das lupöse Gewebe „aufschließen". Auch Röntgenstrahlen leisten nach VOLK oft Gutes, vorausgesetzt, daß sie von einem geschulten Röntgenologen verabreicht werden.

Die lokale Quarzlichtbestrahlung wird mit der Kromayerlampe vorgenommen. Es haben sich uns auch Kontaktbestrahlungen mit der auf S. 30 erwähnten Ultrakontaktlampe sehr gut bewährt, welche z. B. einen Lupus vulgaris der Ohrmuschel ausgezeichnet beeinflußten. Bei Verwendung der Kromayerlampe benützt man zur Beeinflussung der tiefen Lupusinfiltrate die Kompressionsbestrahlung mit den auf S. 29 beschriebenen Ansätzen und nach den auf S. 51 angegebenen Grundsätzen. Man behandelt mit intensivem Weißlicht, also ohne abschwächendem Blaufilter. STÜMPKE, der die Wirkung der Kromayerlampe eingehend studiert hat, empfiehlt für eine Sitzung anfangs 20—25 Minuten, später bis 60 Minuten. Es soll ein kräftiges Erythem oder, nach manchen Therapeuten, sogar eine Blasenbildung erzielt werden. Die nächste Bestrahlung erfolgt gewöhnlich erst nach Abklingen der letzten Reaktion, was 3—14 Tage dauern kann. W. JADASSOHN schlug vor, jeden 2. Tag eine intensive Kromayerdruckbestrahlung vorzunehmen, so daß sich die dabei entstehenden Erytheme überlagern und beschrieb, von diesen „superponierten Intensivbestrahlungen" gute Erfolge gesehen zu haben. Eine und dieselbe Stelle ist nach STÜMPKE etwa 3mal behandelbar. Falls dann noch eine weitere Bestrahlung nötig erscheint, muß eine mehrwöchige Pause zur neuerlichen Sensibilisierung der Haut eingeschaltet werden. Einschaltungen solcher Pausen sind im Verlaufe der Behandlung öfters nötig. Denn diese zieht sich oft über viele Monate hin. Um ein Fortschreiten des Lupus zu verhindern, muß eine 1—2 cm breite Randzone mitbestrahlt werden. Ist der Herd so groß, daß man ihn nicht auf einmal bestrahlen kann, so soll man die Bestrahlungen von außen nach innen zu vornehmen. Knötchen in narbigem Gewebe sind auffallend schwer zu beeinflussen (ROST, JESIONEK und ROTHMAN). Die näheren Einzelheiten der Technik, die im Zusammenhang mit den verschiedensten dermatologischen Maßnahmen stehen, gehören ins Spezialgebiet des Lupusforschers. VOLK und JESIONEK führten die Lokalbestrahlung des Lupus auch in Form von Distanzbestrahlungen aus. Letzterer verwendet hierzu auch das Normalmodell der Quarzlampe.

Die Allgemeinbehandlung. Der Lupus stellt nur in seltenen Fällen, welche auf exogener Infektion beruhen, ein örtliches Leiden vor. In der überwiegenden Mehrheit der Fälle ist er jedoch das Symptom einer allgemeinen tuberkulösen Erkrankung. Diese zeigt sich oft in einer gleichzeitigen Affektion der Lunge, der Lymphdrüsen oder der Knochen an. Von dieser Erkenntnis aus trachtet man, den Lupus außer durch eine rein örtliche Therapie, auch durch eine Umstimmung des Gesamtorganismus günstig zu beeinflussen. Es kann das auf verschiedene Weise geschehen: durch diätetische Vorschriften, wie kochsalzarme Diät, durch einen Aufenthalt am Meer, wovon VOLK besonders schöne Erfolge sah oder durch eine allgemeine Lichttherapie. Die wirkungsvollste Lichtbehandlung ist die mit natürlicher Sonne. Von den künstlichen Lichtquellen wurden mit den teuren großen Kohlenbogenlampen die besten Erfolge erzielt. Aber auch die große und mittlere Quarzlampe ist für die Allgemeinbestrahlung gut geeignet. Die große Bedeutung der Allgemeinbelichtung beim Lupus hat vor allem JESIONEK hervorgehoben. Er fand, daß man mit dieser allein, ganz ohne örtliche Bestrahlung, ebenfalls ausgezeichnete Heilerfolge erzielen kann. Ja, er wies die indirekte Lichtwirkung, die über dem Blutweg die lokalen Herde beeinflußt, dadurch nach, daß er Lupusherde mit Verbänden zudeckte und dennoch Heilungen dieser gar nicht vom Licht getroffenen Hautstellen zu erreichen vermochte. Auch die Allgemeinbestrahlungen müssen jahrelang fortgesetzt werden. Man macht eine 6wöchige Kur (S. 45), pausiert 4—6 Wochen und beginnt dann auf der wieder lichtempfindlich gewordenen Haut eine neue Bestrahlungsreihe. Das kann monatelang fortgesetzt werden.

2. Ekzem.

Es gibt einige Formen des Ekzems, bei denen Quarzlichtbestrahlungen wertvolle Dienste leisten. Da ist vor allem das **chronische Ekzem** zu nennen und zwar insbesondere der **Lichen chronicus simplex Vidal.** Die Wirkung der Bestrahlung besteht im baldigen Nachlassen des Juckreizes und später in der anatomischen Rückbildung der Anomalien der Epidermis und der Lichenifikation. Nach SCHULTZE und MENZ soll man vor der Bestrahlung eine Abwaschung mit Lanolinseife und warmem Wasser vornehmen. Die Bestrahlung geschieht unter Abdeckung der gesunden Haut und muß ein Erythem erzeugen. Dadurch erreichen wir eine Überführung des behandlungsrefraktären Zustandes in einen frisch entzündlichen, der einer Heilung leichter zugänglich ist. Die Sitzungen erfolgen etwa 2mal wöchentlich. Man kann die Bestrahlungen außer mit dem Normalmodell auch mit der Kromayerlampe vornehmen. STÜMPKE empfiehlt Distanzbestrahlungen aus 10 cm Entfernung, 10 Minuten lang, ohne Filter.

Auch das **Eczema ani et vulvae** kann mit Quarzlicht gebessert werden. Insbesondere was den quälenden Juckreiz anbelangt. Die Bestrahlung geschieht in Steinschnittlage, die am leichtesten auf einem gynäkologischen Untersuchungstisch einzunehmen ist. Es müssen Erytheme gesetzt werden, wozu die gesunden Hautpartien sorgsam abzudecken sind. Vor der Bestrahlung empfehlen SCHULTZE und MENZ ein Seifenbad, zwischen den Sitzungen Umschläge mit 2%igem Borwasser.

Das Eczema seborrhoicum gibt ebenfalls ein dankbares Behandlungsobjekt ab. Nach der JESIONEKschen Schule wird zuerst einige Tage eine vorbereitende Kur mit Seifenbädern und 10%iger Salizylsalbenbehandlung gemacht. Die Bestrahlungen werden mit schwachen, nicht erythemerzeugenden Dosen verabreicht. Das UV-Licht begünstigt die Regelung der Verhornung. Die Bestrahlungen erfolgen am besten täglich, mindestens aber zweimal wöchentlich. Zwischen den Bestrahlungen sollen Bäder und Salbenmassagen weiter verabfolgt werden. Schwefel- und Wismutsalben dürfen bei einer gleichzeitigen Lichtbehandlung nicht verwendet werden, da es sonst zu einer grauen Verfärbung der Hornschichte kommt. Kleinere Herde können auch mit der Kromayerlampe behandelt werden. In Betracht kommen Distanzbestrahlungen, die am besten mit Filterung vorzunehmen sind (STÜMPKE).

Von der guten Beeinflussung des **neurogenen Ekzems** der Gelenksbeugen wurde bereits im Abschnitt Kinderheilkunde berichtet (S. 117).

Neben der UV-Lichttherapie des Ekzems müssen stets auch die anderen dermatologischen Anwendungen herangezogen werden. Kontraindiziert ist das Quarzlicht beim akuten Ekzem jeder Ätiologie.

3. Mykogene Dermatosen.

Eine Abtötung von Pilzen durch UV-Licht findet, wenn überhaupt, so nur in geringem Maße statt. BLUMENTHAL u. a. sahen gar keine, TAKAHASHI und TOKIMURA u. a. fanden jedoch Schädigungen von Pilzen durch UV-Bestrahlungen. Jedenfalls werden nur die auf der Haut und in den oberflächlichen Schichten der Epidermis gelegenen Pilze beeinflußt. Hingegen vermag eine kräftige Schälwirkung, wie sie durch starke Erytheme zu erzielen ist, auf rein mechanische Weise die Pilze zur Abstoßung zu bringen. Der Vorteil des Quarzlichtes bei der Therapie der Dermatomykosen besteht in seiner reinlichen und eleganten Arbeitsweise. Sein Nachteil in seiner beschränkten Tiefenwirkung, die zuweilen zur Heilung nicht ausreicht.

Die Trychophytie ist ausschließlich bei oberflächlicher Form eine Anzeige für die Lichttherapie. Die **Pityriasis rosea** und **versicolor** heilen auf Quarzlichtbestrahlungen oft rasch und vorzüglich aus. Auch das Erythrasma, das Eczema marginatum bieten eine Anzeige für das Quarzlicht.

Die Bestrahlungstechnik ist für alle Pilzerkrankungen die gleiche. Man muß intensive zur Schälung führende Erythemdosen geben. Diese müssen, um Rezidiven vorzubeugen, mehrmals an derselben Stelle wiederholt werden. Bei großer Ausdehnung der Herde kann man hintereinander felderweise bestrahlen. Wählt man eine Kromayerlampe, so sind Distanzbestrahlungen vorzunehmen. Die Abheilung soll mit Puder unterstützt werden. Nicht bestrahlen darf man solche mykogene Dermatosen, die sich in einem Reizungszustand befinden.

4. Kokkogene Dermatosen.

Obwohl eine sterilisierende Wirkung des UV-Lichtes auf Kokken im Laboratoriumsversuch nachgewiesen ist (BIE, GATES, LARSEN u. a.), tritt sie klinisch bei der Behandlung der staphylo- und streptogenen Hauterkrankungen nicht deutlich in Erscheinung. Es ist mehr die hyperämisierende, serotaktische Eigenschaft des Lichtes, welche hier in Betracht kommt.

Furunkel und **Karbunkel** werden mit Erythemen behandelt. Sind sie vereinzelt, so muß auch die gesunde Umgebung mitbestrahlt werden. Das kann auch durch Kompressionsbestrahlungen mit der Kromayerlampe geschehen. Tiefe Infiltrate werden dadurch allerdings nicht beeinflußt. Bei Furunkulose sind große Hautgebiete felderweise zu bestrahlen. Es gelingt so häufig, eine raschere Rückbildung der Effloreszenzen zu erreichen (SCHINDLER). Die Sycosis coccogenes ist kein empfehlenswertes Objekt für das Quarzlicht.

Die UV-Lichttherapie der Pyodermien findet meistens nur als Unterstützungsmittel der Hyperämie-Chemovakzine und Reizkörpertherapie Verwendung.

5. Akne.

Bei der **Akne vulgaris** verdient das Quarzlicht in ausgiebiger Weise benützt zu werden. Es wirkt bei Lokalbestrahlungen allerdings nur in symptomatischer Weise und es ist daher stets auch die Ursache des Leidens, sei diese eine Magen-Darmaffektion, Anämie oder eine innersekretorische Störung, mit den üblichen Mitteln zu bekämpfen. Außerdem ist die chirurgische Eröffnung tiefer Knoten und die mechanische Entfernung von Komedonen zu beachten.

Die Wirkung der Bestrahlung soll in einer Schälung bestehen, soll also die sonst üblichen Schälpasten ersetzen, was ja auch oft in vollkommener Weise gelingt. JESIONEK erblickt auch in der Wiederherstellung normaler Verhornungsverhältnisse ein wesentliches Moment der Heilwirkung.

Die Technik besteht somit in Erythembestrahlungen. Sie werden felderweise am zumeist befallenen Stamm und Gesicht verabreicht. Man halte sich dabei an die auf S. 48 und S. 91 angeführten Grundsätze. SCHULTZE und MENZ entfetten die Haut vor der Bestrahlung mit Äther oder Benzin. Besonders bei gleichzeitiger Anämie sind auch allgemeine Bestrahlungen sehr zu empfehlen. Bei Verwendung einer Kromayerlampe zur örtlichen Behandlung werden Distanz-, und bei tieferen

Knoten mit gutem Erfolg auch Kompressionsbestrahlungen geübt (STÜMPKE). Letztere können die Einschmelzung von Infiltraten bewirken.

Bei der Akne rosacea sind zur Thrombosierung und Obliteration von Gefäßen Kromayerdruckbestrahlungen ratsam. Es kann dadurch auch zur Rückbildung von hypertrophischem Bindegewebe kommen.

6. Juckende Dermatosen.

Die den Juckreiz stillende Wirkung des Quarzlichtes wurde schon beim Ekzem erwähnt. Sie tritt auch bei anderen Hauterkrankungen auf, beruht aber keineswegs auf einer allgemeinen Herabsetzung der Erregbarkeit der Nervenendigungen, denn es werden, wie ROTHMAN hervorhebt, die urtikariellen und prurigoähnlichen Dermatosen durch das Licht häufig verschlimmert. ROTHMAN meint, daß die antipruriginöse Lichtwirkung bei trockener Haut auf der Besserung der Talg- und Schweißsekretion beruht.

Beim **Lichen ruber planus** (und **accuminatus**) ist das Quarzlicht nach der JESIONEKschen Schule[1] die Methode der Wahl. Auch nach BRANDWEINER, SCHERBER u. a. ist es bei dieser Affektion sehr aussichtsreich. Es wird gemeinsam mit einer Arsenkur verabreicht. Bald nach den ersten Bestrahlungen mildert sich der Juckreiz, verlieren die Effloreszenzen ihre weinrote Farbe, werden braun und vor allem flacher. Es werden schwache Erytheme gegeben, wobei der Reihe nach große Hautfelder zu bestrahlen sind. Man soll auf diese Weise allmählich den ganzen Körper in die Bestrahlung einbeziehen, da beim Lichen ruber planus, so wie bei der Psoriasis auch die äußerlich unveränderte Haut im Sinne einer Dysfunktion gestört ist, welche durch die Lichtbehandlung reguliert werden kann (JESIONEK).

Beim **Pruritus senilis** können schwache Erytheme Erleichterungen verschaffen (SCHULTZE und MENZ), zuweilen aber auch Verschlechterungen hervorrufen (VOLK).

Der **diabetische Pruritus** ist nach ROTHMANs Erfahrungen[2] zuweilen schlagartig durch UV-Lichtbäder zu beheben. Es handelt sich hier offenbar um die Verquickung einer indirekten Lichtwirkung auf den Stoffwechsel im Sinne einer Blutdrucksenkung und einer direkten Lichtwirkung auf die trockene Haut der Diabetiker, welche eine Hebung ihrer sekretorischen Funktionen erfährt.

7. Psoriasis.

Das Quarzlicht ist für die Behandlung der Schuppenflechte ein beachtenswertes Hilfsmittel. Freilich sind seine Erfolge nicht gleichmäßig, was aber bei der unberechenbaren Verlaufsart der Psoriasis für alle Mittel gilt. Auch vermag es vor Rezidiven keine Sicherheit zu bieten. Es bringt aber bei geeigneter Technik den Ausschlag oft gut zur Rückbildung.

Zuerst werden Schuppenauflagerungen durch (Schmierseifen-) Bäder und (Salizyl-) Salben entfernt. Dann folgt eine allgemeine Bestrahlung, welche höchstens eine schwache Rötung hervorrufen soll. Stärkere Reaktionen können Verschlimmerungen auslösen. Nach H. HAXTHAUSEN[3]

---

[1] SCHULTZE, W. u. A. MENZ: Strahlenther. **35**, 220—238 (1930).
[2] ROTHMAN, ST.: Strahlenther. **24**, 465—473 (1927).
[3] HAXTHAUSEN, H.: Strahlenther. **34**, 40—45 (1929).

ist die genaue individuell durchgeführte Verabreichung schwacher, langsam steigender Dosen, die nie bis zur stärkeren Erythembildung gehen dürfen, sehr wesentlich für den Heilungserfolg. M. Oppenheim hat darauf aufmerksam gemacht, daß man die Wirkung der Bestrahlung durch unmittelbar vorher verabreichte intravenöse Injektionen von Trypaflavin (5—10 ccm) erhöhen kann. Der Farbstoff Trypaflavin ist ein Sensibilisator für UV-Licht. Oppenheims Beobachtung wurde u. a. von Margot Hecht-Eleda[1] bestätigt, welche die kombinierte Trypaflavin-Quarzlichtbehandlung besonders in akuten und subakuten Fällen von disseminierter Psoriasis für sehr empfehlenswert fand. Bei einer Spitalbehandlung soll man nach Jesionek die Lichtbäder noch mit einer Massage mit weißer Präzipitatsalbe kombinieren. Einzelne besonders hartnäckige Plâques können mit Druckbestrahlungen mit der Kromayerlampe angegangen werden. Doch vermeide man auch hierbei intensive Reizungen. Akute Proruptionen dürfen nicht bestrahlt werden.

Auch bei der Parapsoriasis en plâques (Rost und Keller u. a.) und bei Pityriasis lichenoides chronica kann Quarzlicht zuweilen helfen. Ehrmann empfahl bei letzterem Leiden vor den Bestrahlungen zur Sensibilisierung Arsenpräparate zu verabreichen.

8. Pemphigus vulgaris, Dermatitis herpetiformis Duhring.

Bei diesen schweren Leiden ist ein Versuch mit Quarzlicht gerechtfertigt. Brandweiner, Jesionek und Scherber haben hierbei in einzelnen sogar schweren Fällen von Pemphigus vulgaris davon überraschende Besserungen gesehen. Keller, Scherber, Thedering u. a. teilten von manchen Besserungen durch Quarzlicht bei der Dermatitis herpetiformis Duhring mit.

Die Behandlungstechnik hat in äußerst vorsichtigen, wochenlang durchzuführenden Allgemeinbestrahlungen zu bestehen, die keinesfalls eine stärker reizende Hautrötung erzeugen dürfen. Die Bestrahlungen können auch im Wasserbett vorgenommen werden, so daß man auf diese Weise den Kranken die wundreinigende Wirkung des Wassers und des Quarzlichtes gleichzeitig zukommen lassen kann (J. Konrad und K. F. Pollaczek[2]). Die Erythembildung ist nämlich im Wasserbett nur um ein geringes schwächer als unter sonstigen Verhältnissen. Es hängt das mit der hohen Temperatur des Badewassers von 38—40° C zusammen, welche eine Hyperämie der Haut hervorruft. Diese erhöht nach Hausmann und Kowarschik, Peemöller, Stahl und Siemsch die Stärke der Lichtreaktion. Im kalten Badewasser ist dagegen die Lichtwirkung nur sehr gering. Volk hält die Verbindung einer Quarzlichtkur mit Arsen- und Chinindarreichungen für empfehlenswert.

9. Alopezien.

Schon Beobachtungen von Jersild und Kromayer mit Bogenlampen haben die ausgezeichnete Wirkung des UV-Lichtes auf Alopezien erwiesen. F. Nagelschmidt[3] fand diese auch bei Verwendung der Quarzlampe. Wenngleich sein überaus günstiges Urteil als zu optimistisch bezeichnet werden muß, bedeutet seine Monographie ein bleibendes Verdienst.

---

[1] Hecht-Eleda, Margot: Strahlenther. **30**, 391—394 (1928).

[2] Konrad, J. u. K. F. Pollaczek: Z. physik. Ther. **37**, 33 (1929).

[3] Nagelschmidt, F.: Die Lichtbehandlung des Haarausfalls. Berlin: Julius Springer 1913.

Aussicht auf Besserung können nur solche Alopezien haben, bei denen noch deutliche Follikelbildungen vorhanden sind. Daher beziehen sich die schönsten Erfolge vor allem auf Fälle von **Alopecia areata** und **Alopecia seborrhoica,** und zwar bei diesen auch wieder auf die frischen Formen. Der Nutzen der Bestrahlung besteht nämlich in der Schaffung günstiger Ernährungsbedingungen der Haarfollikel durch die entzündliche Hyperämie des Haarbodens. Die ersten Zeichen der Neubildung von Haaren tritt erst nach einigen Wochen auf. Beweisend für ihre lichtbewirkte Entstehung ist, daß sie bei probeweiser Abdeckung eines Teiles der Kopfhaut auf dieser nicht auftritt, wovon sich auch KOWARSCHIK überzeugen konnte.

Bei Haarmangel auf Grund von Lupus erythematosus, Favus, Folliculitis decalvans capitis und anderen schweren Haarleiden ist infolge der dabei anzunehmenden völligen Follikelatrophie kein Erfolg zu erwarten. Daß eine solche aber klinisch nicht immer festzustellen ist, geht aus den beachtenswerten Berichten KROMAYERS, NAGELSCHMIDTs und STÜMPKEs hervor, welche in einzelnen Fällen von jahrelang bestehenden totalen Alopezien nach allerdings monatelangen Bestrahlungen doch noch ein Neuwachstum von Haaren erreichen konnten.

Die Technik der Bestrahlung hat kräftigste Erytheme anzustreben, welche bis zur Ödembildung gehen sollen und selbst Blasenbildungen verursachen dürfen. Wenn dabei Kopfschmerzen oder (bei Bestrahlungen der Augenbrauen) Lidschwellungen auftreten, so sind diese bald vorübergehenden Behelligungen mit Antineuralgika, Borwasserumschlägen zu behandeln. Bei Männern sollen vor den Bestrahlungen die Haare aufs kürzeste geschnitten oder rasiert werden. Kann das nicht geschehen, so wird das Haar in Scheitel geteilt. Bei einer Sitzung werden etwa 3 Scheitel gemacht. Als Anfangsdosis empfehlen wir bei 220 Volt Wechselstrom, neuem Brenner, und einer Entfernung von 50 cm, eine Bestrahlungszeit von 5 Minuten für einen Scheitel. Die nächste Bestrahlung kann erst nach Abklingen der Reaktion erfolgen, das ist in 1—2 Wochen. Die Zahl der nötigen Bestrahlungen schwankt sehr. Besonders bei der Alopecia areata sind Kromayerbestrahlungen zweckmäßig. Diese können in den hartnäckigsten Fällen als Druckbestrahlungen ausgeführt werden (STÜMPKE). Neben der Quarzlichtkur wird man auch die übliche medikamentöse Therapie zur Beschleunigung des Heilungsvorganges berücksichtigen.

10. Purpura haemorrhagica.

Da das Quarzlicht die Zahl der Thrombozyten vermehrt und die Gerinnungszeit des Blutes beschleunigt (S. 76), so versuchten SOOY und MOISE Quarzlichtbestrahlungen bei Patienten mit Purpura haemorrhagica. Tatsächlich konnten sie in einigen Fällen die Hautblutungen zum Stillstand bringen und die Zahl der Thrombozyten erhöhen. Diese stieg z. B. bei einer Kranken von 108 000 auf 546 000 Blutplättchen an.

11. Perniones.

Die Behandlung der ,,Frostbeulen" wurde schon auf S. 90 im Zusammenhang mit der Therapie auch anderer Gefäßlähmungen besprochen.

12. Ulcus cruris.

Bei diesem nützt das Quarzlicht bei torpiden Formen mit schlaffen Granulationen noch manches Mal, wenn schon der ganze sonstige Heilschatz erschöpft ist. Auch bei Geschwüren und Wunden traumatischer und anderer Art ist das Quarzlicht bei stockendem Heilungsverlauf als Hilfsmittel anzuraten.

Gilt es bei schmierigem Wundgrund schlaffe Granulationen zu neuer Tätigkeit anzutreiben, so wird man diese durch kräftige Erythembestrahlungen in entzündliche Reizung versetzen. Das kann in besonders torpiden Fällen auch mit Kromayerdruckbestrahlungen geschehen (STÜMPKE): Gilt es jedoch, bei bereits gereinigtem Wundgrund, die Epithelisierung vom Rande her anzuregen, so wird man vor allem diesen samt seiner Umgebung bestrahlen, was jedoch nur mit schwächsten Erythemen geschehen darf, um die Lebensfähigkeit der wachsenden Zellen nicht zu schädigen.

13. Vitiligo.

Obwohl das UV-Licht unter normalen Verhältnissen stark pigmentbildend ist, gelingt es beim pathologischen Pigmentmangel, wie er bei Vitiligo besteht, nicht, diesen durch Bestrahlungen erheblich zu beseitigen. Das ist auf Grund von Untersuchungen BLOCHs verständlich, der bei Vitiligo einen Schwund der Dopaoxydase feststellte, welcher Substanz für die Pigmentbildung die Rolle eines Fermentes zukommen soll.

Man kann immerhin bei der Aussichtslosigkeit sonstiger Mittel einen Versuch unternehmen. Für einen solchen ist es noch am aussichtsreichsten, die vitiliginösen Stellen, einem Vorschlag UHLMANNs folgend, knapp vor der Bestrahlung mit Kölnisch Wasser Nr. 4711 „Glockengasse" zu betupfen, welches durch seinen Gehalt an Bergamottöl für sich schon eine Hautverfärbung erzeugen kann. Ob diese allerdings mit echter Melaninbildung etwas zu tun hat, ist zweifelhaft. Vor der Bestrahlung muß die normale Haut auf das sorgfältigste vor Belichtung geschützt werden, was teilweise mit Tüchern, bei unregelmäßigen Konturen aber am besten mit Antiluxsalbe geschehen kann. Es könnte sonst zu einer kosmetisch sehr unangenehmen Überpigmentierung der Ränder kommen. Die Dosen sollen kräftige Erythemgaben sein und müssen etwa zweimal wöchentlich verabfolgt werden. Kromayerlampen sind hier besonders gut verwendbar.

14. Naevus vasculosus, Keloid.

Oberflächlich gelegene, aus blauroten feinen Venen zusammengesetzte Naevi vasculosi können durch Kromayerdruckbestrahlungen zur Rückbildung gebracht werden (KROMAYER, STÜMPKE, VOLK). Das beruht auf den die Intima schädigenden Wirkungen des stark angewandten UV-Lichtes, welche von GLEBOWSKY histologisch nachgewiesen wurde. Die Behandlungsdauer beträgt 20 bis später 60 Minuten, wobei nach STÜMPKE ein Blaufilter verwendet werden soll. Man soll die nächste Bestrahlung erst nach Abgeklungensein der Reaktion vornehmen. 4 bis 5 Bestrahlungen genügen meistens. Die tiefer gelegenen aus rötlich durchschimmernden feinen Arterien bestehenden Naevi eignen sich nicht für das Quarzlicht.

Keloide (hypertrophische Narben) können, auch bei Lupösen, durch eine intensive Hyperämiebildung etwa mit Kromayerdruckbestrahlungen zurückgehen (KROMAYER, STÜMPKE, THEDERING, VOLK). STÜMPKE verwendet hierfür Blaufilter.

15. Erysipel, Erysipeloid.

Bei dem Erysipel der Erwachsenen verdienen Quarzlichtbestrahlungen ebenso versucht zu werden, wie beim Säuglingserysipel. Man soll dabei nach BECKER (S. 116) Erythembestrahlungen bis ins gesunde Hautgebiet hinein verabfolgen. Auch beim Erysipeloid sind nach H. MÜHLPFORDT[1] intensive Erythembestrahlungen aussichtsreich.

---

[1] MÜHLPFORDT, H.: Münch. med. Wschr. 1924, Nr 20, 649.

16. Geschlechtskrankheiten.

Syphilis. Da matte Roseolaflecke im UV-Licht blau bis violett aufglänzen, kann man diese Eigenschaft zur Erleichterung der Diagnosestellung verwenden. Nach KELLER, ROST, SPIETHOFF [1], STÜMPKE, VOLK u. a. hat eine Quarzlichtkur bei Syphilis im wesentlichen nur zur allgemeinen Kräftigung heruntergekommener anämischer Patienten einen Sinn. RAJKA und RADNAI [2], sowie LEHNER fanden jedoch bei einer Reihe schwerer Fälle von Tabes und Gefäßlues, welche vorher schon vergebens oder nur mit geringem Erfolg chemospezifisch behandelt wurden, nach Erythembestrahlungen des Stammes ein Negativwerden der Wassermannreaktion [3] und symptomatische Besserungen. RAJKA und RADNAI kombinierten die Quarzlichtkur mit Injektionen von Eigenblut. Sie bezogen ihre Erfolge auf eine unspezifische Reizkörperwirkung. Bezüglich der progressiven Paralyse siehe S. 105.

Ulcus molle bietet keine Anzeigen für eine Lichtbehandlung (VOLK).

Die **Gonorrhöe** wird im urologischen Abschnitt besprochen.

VII. Chirurgie.

Für die Chirurgie bedeutet die Quarzlampe in manchen Fällen ein brauchbares Hilfsmittel zur konservativen Therapie. Ihre häufigste Anwendung findet sie bei der Behandlung von Wunden, der chirurgischen Tuberkulose und von Erschöpfungszuständen.

1. Wundbehandlung.

Der Weltkrieg hat Gelegenheit geboten, die Wirkung des Quarzlichtes auf Wunden in reichstem Maße zu erproben. Es hat sich gezeigt, daß das Quarzlicht bei der Wundbehandlung in einer Reihe von Fällen Gutes leisten kann. Bei reinen Weichteilwunden mit schweren Gewebszertrümmerungen vermögen Erytheme durch ihre sekretionsanregende Wirkung die Abstoßung von Zelltrümmern zu beschleunigen. Bei schlecht heilenden Wunden mit schlaffen Granulationen fördern kräftige Erythembestrahlungen des Wundgrundes das Neuwachstum von Granulationen. Da ein häufiges Abnehmen des Verbandes zur Bestrahlung frische Granulationen zerstören kann, hat M. MANNHEIM angeregt, die Wunden offen zu lassen und nur mit „Ultravitglas" zu überdecken, welche Glasart für UV-Licht bis zu 260 mμ durchlässig ist und ein Auskochen und Abkühlen verträgt. Das Glas wird an der gesunden Haut mit Leukoplast befestigt. Quarzlichtbestrahlungen können weiterhin zur Anregung einer stockenden Epithelisierung Verwendung finden. Zu diesem Zwecke werden die Wundränder mit schwachen Erythembestrahlungen beschickt. Um die wachsenden Zellen nur ja zu schonen, kann man hier zur Abhaltung der kurzwelligen reizenden UV-Bestrahlungen ein Blaufilter (S. 24) vorschalten.

---

[1] SPIETHOFF: Dermat. Z. **47**, 43—49 (1926).
[2] RAJKA, E. u. E. RADNAI: Z. Neur. **131**, 674—705 (1931).
[3] Hierzu sei erwähnt, daß es im Laboratoriumsversuch gelang, eine positive Wassermannreaktion der Zerebrospinalflüssigkeit unter der Einwirkung von UV-Strahlen negativ zu machen [MEUMANN, E. u. C. RIEBELING: Arch. f. Psychiatr. **90**, H. 2/3 (1930)].

Das UV-Licht entfaltet auch bei **Wundinfektionen** eine schätzenswerte Tätigkeit. Diese beruht teilweise auf der bakteriziden, zum größeren Teil aber auf der hyperämisierenden, serotaktischen Lichtwirkung. EISENBACH, JESIONEK, KOCH und BAEUMER berichteten über günstige Erfolge bei oberflächlichen Wundinfektionen mit dem Bacillus pyocyaneus. Von der Wirkung auf das Erysipel wurde schon S. 116 und S. 126 berichtet.

Bedeutungsvoll ist die Wirkung kräftiger Erythembestrahlungen auf **tetanusinfizierte Wunden.** JACOBSTHAL und TAMM haben durch solche Bestrahlungen den Ausbruch des Starrkrampfes zu verhindern vermocht. Auch JESIONEK beschreibt mehrere solcher Fälle. Bei diesen Erfolgen spielt die bakterizide Wirkung des UV-Lichtes eine beachtenswerte Rolle.

2. Der Einfluß des UV-Lichtes auf die Kallusbildung nach Frakturen.

Entsprechend der fördernden Wirkung des UV-Lichtes auf den Kalkansatz der Knochen bei der Rachitis lag der Gedanke nahe, diese auch zur Anregung der Kallusbildung nach Frakturen zu benützen. Die meisten der diesbezüglichen Untersuchungen, welche mit bestrahlten Ergosterinpräparaten durchgeführt wurden, ergaben jedoch nicht den geringsten Einfluß auf die Kallusbildung von Frakturen (HELLMER, SMART, VARA-LOPEZ). Nur BORS und KNOFLACH wollen Erfolge gesehen haben.

3. Chirurgische Tuberkulose.

Gerade bei der chirurgischen Tuberkulose haben BERNHARD und ROLLIER ihre berühmten Erfolge mit der natürlichen Sonnenbehandlung erzielt. An diesen Resultaten gemessen stehen die Erfolge der künstlichen Höhensonne entschieden nach. Dennoch erweist sich auch die Quarzlampe bei den verschiedenen Formen der chirurgischen Tuberkulose als ein sehr wertvoller Behelf. Vor allem zeigen sich bei der Drüsentuberkulose schöne Wirkungen (BUDDE, SCHÖNBAUER). Aber auch bei Knochen-, Gelenks-, Sehnenscheiden- oder Schleimbeuteltuberkulose ist das UV-Licht empfehlenswert. CHIEVITZ, der allerdings weniger mit der Quarzlampe als mit großen Kohlenbogenlampen arbeitete, hebt besonders seine Erfolge bei der Handgelenkstuberkulose hervor, bei welcher es ihm häufig gelang, die Fingerbewegungen zu erhalten.

Die Technik besteht in Allgemeinbestrahlungen. Außerdem können über erkrankten Stellen noch ab und zu Erytheme verabreicht werden. Bezüglich der Dauer der Behandlung ist es geraten, die Patienten im vorhinein damit vertraut zu machen, daß sie an einer monate- ja selbst jahrelang währenden Krankheit leiden, die wir aber mit Hilfe der Lichttherapie abkürzen können. Wir werden daher eine große Reihe von allgemeinen Bestrahlungskuren benötigen, zwischen welchen wir wochenlange Pausen einschalten müssen.

4. Erschöpfungszustände.

Nach Operationen oder bei sonst erschöpften Kranken sind Allgemeinbestrahlungen sehr vorteilhaft.

VIII. Urologie.

In der Urologie ist die Quarzlampe wie in der Chirurgie zur Wundbehandlung verwendbar. Darüber hinaus ist bisher nur eine äußerst beschränkte Zahl von Indikationen bekannt.

Urogenitaltuberkulose. Cassudo berichtete über Heilerfolge durch UV-Lichtbehandlungen bei Hodentuberkulose mit Skrotalfistel. Crance will schwere Fälle von Nieren- und Blasentuberkulose durch UV-Lichtbestrahlungen gebessert haben, wozu jedoch zu bemerken ist, daß er den Kranken auch Lebertran gab und sie aufs kräftigste ernährte. Bernay hat bei Blasentuberkulose nach Einführung eines Quarzstabes in die Harnblase angeblich einen Erfolg gesehen. Laqueur hält jedoch auf Grund seiner Erfahrungen die Nieren- sowie die Genitaltuberkulose gegenüber dem Quarzlicht für fast vollkommen refraktär!

Gonorrhöe. Es gibt eigene Quarzstäbe, welche zur Einführung in die Urethra dienen und die man an ein Normalmodell der Quarzlampe oder an eine Kromayer-lampe anschalten kann. Bernay und Lüth haben bei dieser Bestrahlungsmethode von guten Erfolgen berichtet. Sie ist aber nicht empfehlenswert, da der Quarz-stab eine nicht unbedenkliche Reizung der Harnröhrenschleimhaut bewirken kann und weil man mit einfacheren und billigeren Mitteln dieselben und bessere Erfolge zu erzielen vermag.

IX. Frauenheilkunde.

Die Bedeutung der Quarzlampe für die Frauenheilkunde. Die Quarz-lampe ist für eine Reihe konservativ zu behandelnder gynäkologischer Erkrankungen ein sehr wertvolles, ja nach der Meinung der Erlanger Schule sogar ein unentbehrliches Hilfsmittel. Sie dient in der Frauen-heilkunde zunächst wie in der Chirurgie zur Wundbehandlung und zur Bekämpfung von Erschöpfungszuständen. Dabei bieten eine besondere Verwendungsmöglichkeit Zustände nach schweren Blutverlusten, wie sie ja gerade in der Gynäkologie und Geburtshilfe so häufig sind. Die Quarz-lampe kann aber auch bei manchen gynäkologischen und geburtshilflichen Leiden, wie sofort näher ausgeführt werden wird, zu Bestrahlungen der Haut des Dammes und Bauches benützt werden. Außerdem ist sie auch, durch Zuschaltung eigener Ansätze, zu intravaginalen Bestrah-lungen, besonders bei Scheidenerkrankungen, sehr gut verwendbar.

1. Gynäkologie.
Bestrahlung der äußeren Haut.

Erkrankungen der Vulva und ihrer Umgebung. Wie schon aus den Ausführungen des dermatologischen Teiles hervorgeht, sind lokale Be-strahlungen bei intertriginösem Ekzem und bei Furunkulose der Vulva zuweilen von Erfolg begleitet (Lang, Laqueur). Auch bei Pruritus vulvae kann Quarzlicht versucht werden. Denn Fromme, Lang und van de Velde u. a. haben davon günstige Resultate gesehen. Laqueur und Schlein konnten dies allerdings nicht finden. Hart berichtete, kleine Condylomata accuminata allein durch Quarzlicht geheilt zu haben, während er angeblich größere Tumoren dieser Kondy-lome so weit zur Erweichung bringen konnte, daß sie leichter als sonst zu kürettieren waren. Flaskamp hält jedoch UV-Bestrahlungen bei

Spitzwarzen für unzureichend, hebt aber den juckreizstillenden Einfluß des UV-Lichtes hervor. LANG macht darauf aufmerksam, daß bei traumatischen Blutergüssen in der Vulva Quarzlichtbestrahlungen die Resorption beschleunigen. In allen oben genannten Fällen sind nur Erythembestrahlungen der erkrankten Partien erfolgversprechend. Sie werden am bequemsten unter Schutz der gesunden Haut am gynäkologischen Stuhl vorgenommen. Als Lichtquelle kann außer dem Normalmodell auch die Kromayerlampe benützt werden. Letztere in Form von Distanzbestrahlungen. Zur Behandlung der Spitzwarzen hat HART neben äußerlichen Bestrahlungen der Vulva auch noch intravaginale Bestrahlungen angewendet.

Genitaltuberkulose spricht nach den Erfahrungen von H. W. FREUND und LAQUEUR zum Unterschied von tuberkulösen Erkrankungen anderer Organe auf eine Quarzlichtbehandlung nicht an.

Chronische Adnexitis. Es verdient betont zu werden, daß FROMME bei chronischen Adnexerkrankungen durch lokale Erythembestrahlungen der Bauchhaut Besserungen bewirkte. Vielleicht spielt hier wieder die im Abschnitt über innere Medizin des öfteren erwähnte Reflexwirkung von der Haut auf innere Organe eine Rolle. Es empfiehlt sich jedenfalls, gemeinsam mit anderen konservativen Maßnahmen, auch Erythembestrahlungen zu versuchen. Man wird bei Abdeckung der übrigen Haut abwechselnd je einen Bauchquadranten bestrahlen und die Sitzungen etwa zweimal in der Woche vornehmen. Als weiteres Bestrahlungsfeld kann man, besonders bei gleichzeitigen Kreuzschmerzen, auch die Kreuzbeingegend heranziehen.

Menstruationsbeschwerden. Allgemeine Quarzlichtbestrahlungen bewirken bei normal menstruierenden Frauen öfters einen beschleunigten Eintritt der Periode. Dies fiel THEDERING auf, als er eine große Zahl von Patientinnen behandelte, die an Blutarmut, Tuberkulose und anderen Leiden erkrankt waren. Aber auch bei pathologischer Menstruation kann das Quarzlicht die Periode beeinflussen, und zwar im Sinne einer Regelung derselben (BACH, LANG, OSTERMANN, THEDERING, WAGNER). Solche Heilwirkungen wurden sowohl bei Dysmenorrhöe, als auch bei Amenorrhöe und bei Menorrhagie beobachtet. Sie sind allerdings nur dann zu erwarten, wenn das Leiden auf einer Allgemeinerkrankung beruht, welche durch die umstimmende Wirkung des UV-Lichtes günstig beeinflußbar ist. Das ist besonders bei Tuberkulose, bei mancher Anämie und bei Erschöpfungszuständen der Fall. LANG sah auch bei Regelstörungen aus endokriner Ursache Besserungen durch eine UV-Lichttherapie. Die Behandlungstechnik muß in einer allgemeinen Bestrahlungskur bestehen. Diese kann besonders bei Amenorrhöe durch Erythembestrahlungen der über den Ovarien gelegenen Hautstellen unterstützt werden.

Es hat also eine UV-Lichtbehandlung öfters einen Einfluß auf die Menstruation. Umgekehrt hat aber diese wiederum eine Beziehung zur Lichtreaktion. Denn DIETERICH konnte nachweisen (S. 65), daß die individuelle Lichtempfindlichkeit für Erythembestrahlungen im prä- und menstruellem Stadium stärker ist als im postmenstruellen und im Intervall. Damit hängt die Vorschrift zusammen, während der Periode mit der Behandlung auszusetzen, da während dieser Zeit Fieberanstiege und unerwünschte Reaktionen besonders leicht möglich sind.

Bestrahlung der Scheidenschleimhaut.

Instrumentarium der intravaginalen Bestrahlung. WINTZ hat, um das innere Genitale direkt belichten zu können, zum Normalmodell

der Quarzlampe[1] eigene Vaginalansätze angegeben. Diese bestehen aus
drei Teilen (Abb. 63). Erstens aus einem Sockel, der federnd an die
Verschlußkappe des Lampengehäuses angeschlossen werden kann. Der
zweite Ansatzteil ist ein Metalltrichter. Er ist das Übergangsstück zum
dritten Teil, zum Quarzrohr. Dessen Seitenwände sind so geschliffen,
daß sie das Licht total zurückreflektieren, so daß dieses zu seiner Gänze
am Rohrende austritt. Die Ansätze sind in verschiedener Größe vorhanden (Abb. 64). Durch die Befestigung des ganzen Ansatzes an der
Verschlußkappe ist dieser durch die Drehung derselben um ihre Achse

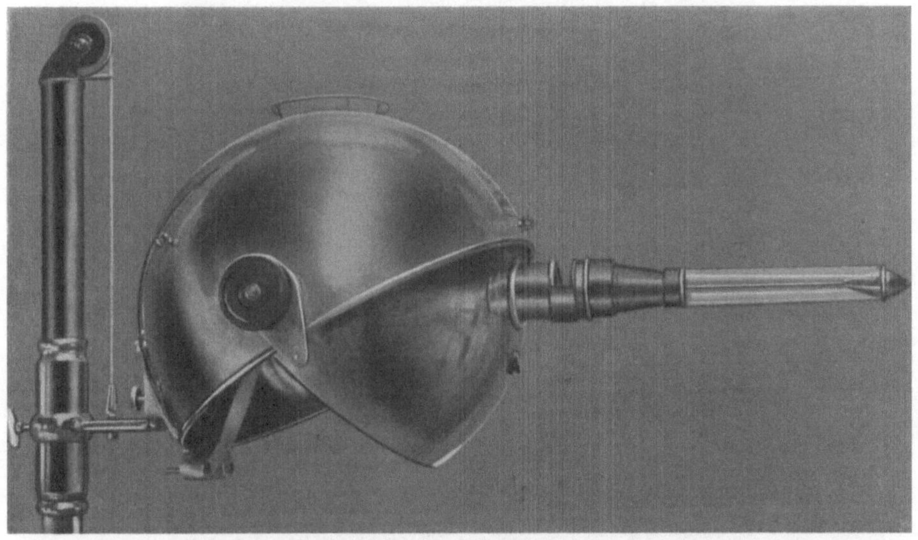

Abb. 63. Vaginalansatz zur Quarzlampe nach WINTZ. (Nach E. LANG: Handbuch der
Lichttherapie, herausgeg. von W. HAUSMANN u. R. VOLK. Berlin: Julius Springer 1927.)

vertikal auf- und abzubewegen. Zur Feineinstellung nach allen Richtungen
hin gibt es ein Präzisionsstativ.

Technik der intravaginalen Bestrahlung. Die intravaginale Bestrahlung
erfolgt auf dem gynäkologischen Stuhl. Der Behandlung geht unmittelbar
eine gynäkologische Untersuchung voran. Nun wird das größte passende
Quarzrohr, oder wenn man nur mit dem Metalltrichter als Spekulum
bestrahlen will, dieser gegen die betreffende Stelle gelenkt. Man erleichtert sich das durch einen in die Vagina eingeführten Zeigefinger.
Ist das geschehen, so wird erst jetzt die Lampe herangerückt und mit dem

---

[1] Intravaginale UV-Lichtbestrahlungen können übrigens außer mit der Quecksilberdampflampe auch mit Kohlenbogenlampen ausgeführt werden, und zwar
entweder mit der am meisten bekannten Landeker-Steinberglampe oder
mit der Jupiterlampe. Auch mit diesen Lampen sind sehr gute Wirkungen
erzielt worden. Doch sind bei ihnen die Bestrahlungszeiten, die man zur Erreichung
eines Erythems benötigt, bedeutend länger als bei der Quarzlampe. Es gibt auch
intravaginale Heizlampen, wie die von SEITZ angegebene. Doch stellt die Methode
der Wahl für intravaginale Wärmeanwendungen meistens die Diathermie dar.

bereits in der Scheide liegenden Ansatzteil vorsichtig vereinigt. Das Quarzrohr und der Metalltrichter sind nur halblose miteinander verbunden, damit bei plötzlichen Bewegungen der Patientin weder sie noch die Lampe Schaden leidet. Lang macht noch darauf aufmerksam, daß es nach der Vereinigung des Ansatzes mit der Lampe vorteilhaft ist, diesen soweit gegen das zu bestrahlende Schleimhautstück anzupressen,

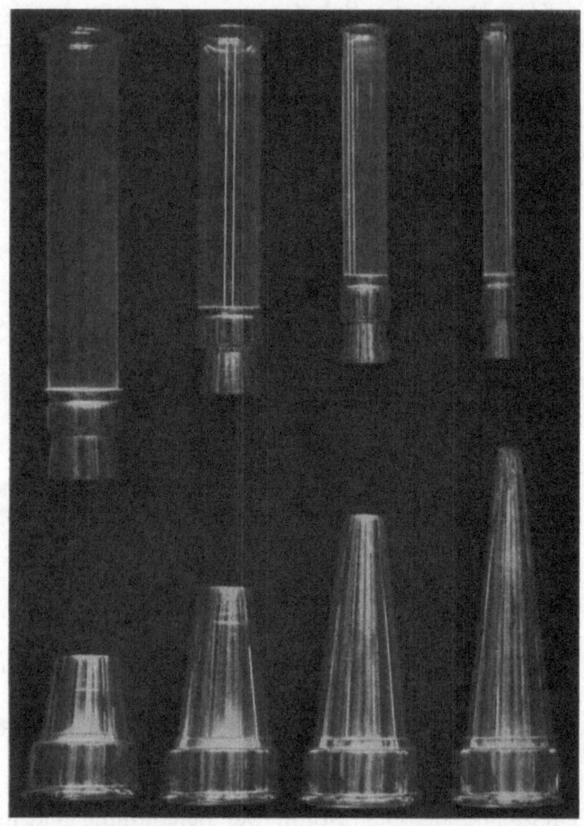

Abb. 64. Verschieden große Vaginalansätze nach Wintz. (Nach E. Lang: Handbuch der Lichttherapie, herausgeg. von W. Hausmann u. R. Volk.)

als es ohne Schmerzen möglich ist. Man erreicht dadurch eine Druckanämie, welche eine größere Tiefenwirkung des UV-Lichtes gewährleistet.

Zur Dosierungsfrage ist es wichtig zu wissen, daß Schleimhäute eine größere Toleranz gegen UV-Licht besitzen als die äußere Haut, also daß sie viel größere Dosen vertragen als diese. Der Grund hierfür liegt, rein physikalisch genommen, in der großen Dicke des Schleimhautepithels. Dazu ist aber noch biologisch die ausgezeichnete Durchblutung der Umgebung der Schleimhäute bedeutungsvoll, im Falle der Scheide die Durchblutung des Beckens. Der kräftige Blutstrom treibt nämlich offenbar die absorbierte UV-Lichtenergie rascher fort als an weniger durchbluteten Stellen, so daß an den Schleimhäuten eine stärkere Bestrahlung möglich wird. Es liegen hier ähnliche Verhältnisse vor, wie bei der Diathermie von Schleimhäuten, bei welcher der starke Blutstrom der Umgebung eine vermehrte Kühlung bedingt und daher gleichfalls eine höhere Dosierung ermöglicht. Die Lichttoleranz der Scheidenschleimhaut wird von Lang und Wintz etwa auf das Doppelte derjenigen der äußeren Haut geschätzt. Nach Untersuchungen von H. Guthmann und M. Weichsel[1] bewirkt eine Quarzlampe mit der drei- fachen Dosis, die an der Innenseite des Oberschenkels ein Erythem erzeugt, an der Vaginalschleimhaut noch keine Rötung und tritt ein mittelstarkes Schleimhauterythem erst etwa bei der fünffachen Hauterythemdosis auf. Man wird gut tun, vor einer Vaginalbestrahlung zuerst die indi- viduelle Lichtempfindlichkeit der Patientin an der äußeren Haut fest- zustellen, wie dies auf S. 50 geschildert wurde. Dann kann man gleich bei der ersten Vaginalbestrahlung auch bei Anwendung größter Vorsicht mindestens das Doppelte der gefundenen Dosis verabreichen. Ein Ery- them muß jedenfalls erreicht werden (Lang). Die Bestrahlungen erfolgen nach Abgeklungensein der gesetzten Reaktion, d. i. durchschnittlich zweimal wöchentlich. Lang bestrahlt meistens 12mal, um dann eine Behandlungspause einzuschalten. Die Bestrahlungen haben häufig Temperatursteigerungen und öfters zunächst vermehrte Schmerzen in den betroffenen Organen zur Folge, welche Möglichkeiten den Patien- tinnen vorher mitzuteilen zweckmäßig ist (Lang).

Kolpitis. Zur Behandlung geeignet sind unter den verschiedenen Formen der Scheidenkatarrhe nach Lang die Kolpitis granularis, die Kol- pitis senilis, adhäsive Formen der Kolpitis und die Vaginitis kleiner Kinder.

Das lichtbewirkte Erythem ruft einen starken Saftstrom der Vaginal- schleimhaut hervor. Dadurch werden in der Tiefe sitzende Keime an die Oberfläche geschwemmt, so daß sie nun durch das UV-Licht direkt zerstört werden können. Denn wie Guthmann zeigte, setzen UV-Licht- bestrahlungen die Keimzahl des Fluors herab, was man an vaginalen Ausstrichen vor und nach der Behandlung ersehen kann. Der Ausfluß wird durch die Bestrahlung auch zellärmer und daher dünnflüssiger. Dabei wird seine Menge anfangs erhöht, später aber vermindert. Bei der Kolpitis granularis schwinden die roten Stippchen. Subjektiv tut sich das Schleimhauterythem in einem Spannungsgefühl kund. Oft haben Bestrahlungen Temperaturerhöhungen zur Folge.

Die Behandlung kann erst nach Ablauf des akuten Stadiums begonnen werden, da ansonsten die Einführung des Ansatzes eine gefährliche Reizung der Schleimhaut bedeutet. Der Bestrahlung hat eine Reinigung der Scheide unmittelbar voranzugehen. Zuerst wird die Portio bestrahlt. Dann zieht man das Quarzrohr stufenweise von 2 cm zu 2 cm zurück und bestrahlt so die Vaginalwände. Da die Lichttoleranz der Portio noch bedeutend größer ist als die der Vaginalschleimhaut, so wird bei- spielsweise bei einer Belichtung der Portio von 5 Minuten je eine Scheiden- schleimhautstelle eine Minute lang bestrahlt.

---

[1] Guthmann, H. u. M. Weichsel: Strahlenther. **31**, 527—545 (1929).

Scheidengeschwüre, die durch Dekubitus infolge von Pessaren oder durch Dehnungen bei Prolapsen verursacht werden, reagieren vorzüglich auf Quarzlicht (LANG).

Portioerosionen. Bei diesen erzielt die intravaginale UV-Lichtbehandlung ihre besten Erfolge. Es tritt schon nach wenigen Behandlungen Überhäutung und Heilung ein (LANG, VAN DE VELDE, WAGNER). Bei den sog. Pseudoerosionen sind Belichtungen erfolglos (LANG).

Hier möge ein von VAN DE VELDE berichteter Fall von Tuberkulose der Portio Erwähnung finden, der durch Lichtbehandlung geheilt wurde.

Zervizitis. Kräftige Bestrahlungen der Portio vermögen zur Verflüssigung des zervikalen Schleimpfropfes beizutragen und so die Einführung von Medikamenten in den Gebärmutterhals wirksam vorzubreiten.

Intraurethrale Bestrahlungen. Es sind dünne Quarzstäbe zur Einführung in die Harnröhre konstruiert worden, die sowohl an die Kromayerlampe, als auch an das Normalmodell der Quarzlampe anzuschließen sind. Der Anschluß an die Lampe erfolgt erst nach der Einführung in die Urethra. Da das Licht nur am Ende des Stabes austritt, trifft die Bestrahlung nur jeweils ein kleines Schleimhautstück, weshalb der Stab bei einer Sitzung stufenweise herausgezogen werden muß. Wir halten diese Bestrahlungsform, welche insbesondere zur Gonorrhöetherapie gedacht ist, aus den schon auf S. 129 angeführten Gründen nicht für empfehlenswert.

2. Geburtshilfe.

Schwangerschaft. Quarzlichtbestrahlungen sind in der Form einer allgemeinen Bestrahlungskur bei schwächlichen, anämischen Schwangeren angezeigt. HOLMANN verwendete das UV-Licht bei Hyperaemesis gravidarum, allerdings vereint mit Brom und noch anderen Mitteln, und begründete sein Vorgehen mit einem Hinweis auf das Fehlen des Erbrechens Schwangerer bei Völkern sonnenreicher Gegenden, wie Südafrikas, Honolulus. Quarzlichtbestrahlungen sind aber auch, worauf GUTHMANN und SCHOL, HESS, WEINSTOCK u. a. aufmerksam machten, bei jenen Beschwerden empfehlenswert, die auf einer Kalk- und Phosphorarmut des Blutes beruhen. Das sind vor allem Zahnerkrankungen und Krampfzustände. Denn die Bestrahlungen vermögen einen Kalkabfall zu verhindern oder bei eingetretenem Kalkmangel den Kalkgehalt zu erhöhen. Damit hängt zusammen, daß sie auch eine etwa vorhandene galvanische Übererregbarkeit zum Verschwinden bringen können.

Eklampsie. Es ist A. HOCHENBICHLERS[1] Verdienst gezeigt zu haben, daß man durch Quarzlichtbestrahlungen sowohl eklampsiebedrohte Frauen vor den Anfällen bewahren kann, als man damit auch bereits ausgebrochene Eklampsieanfälle günstig zu beeinflussen vermag. HOCHENBICHLER berichtete sogar, daß er zwei Patientinnen mit schwersten Anfällen durch Quarzlichtbestrahlungen das Leben gerettet habe! Von Erfolgen des UV-Lichtes bei der Eklampsie haben auch A. MAYER, GUTHMANN und SCHOL Mitteilungen gemacht.

Die Wirkung des UV-Lichtes gegen die Eklampsie ist zum Teil durch seine Eigenschaften verständlich, den Blutkalk zu erhöhen und den Blutdruck zu senken, da ja Kalkmangel und Blutdruckerhöhung wichtige Zeichen der Eklampsie darstellen. HOCHENBICHLER sah auch eine lichtbewirkte Förderung der Diurese, die bei den Ödemen der Eklampsie von größter Bedeutung wäre.

Bezüglich der Behandlungstechnik verabreichte HOCHENBICHLER starke Erytheme über die gesamte Körperhaut. Zu diesem Zwecke

---

[1] HOCHENBICHLER, A: Mschr. Geburtsh. **62**, 269 (1923); **69**, 206 (1925); Zbl. Gynäk. **1927**, Nr 26.

empfahl er die Körperoberfläche in vier gleich große Abschnitte zu teilen und sie der Reihe nach alle in einer Sitzung zu bestrahlen. Seine Technik stellt für die Quarzlichttherapie eine Höchstdosierung vor, die Temperaturerhöhungen und andere Zwischenfälle wohl zur Folge haben kann. Sie ist aber in Anbetracht der damit möglichen Erfolge gerechtfertigt. A. MAYER milderte übrigens die energische Prozedur insoferne ab, als er in einer Sitzung nur je eine Körperhälfte in zwei Abschnitten mit mäßig starken Erythemen beschickte.

Dammrisse. Obwohl wir die oft günstige Wirkung des Quarzlichtes auf Wunden schon erwähnt haben, verdient seine Anwendung zur Behandlung schlecht heilender Dammrisse (LANG) besondere Betonung.

Erkrankungen der Brustdrüse. Hypogalaktie. Nach KOWARSCHIK u. a. leisten Erythembestrahlungen der Mammae gegen mangelnde Milchbildung gute Dienste. Andere Untersucher konnten das nicht bestätigen. LAQUEUR ist der Ansicht, daß eine lichtbewirkte Besserung der Milchproduktion nur dann zu erwarten ist, wenn der Milchmangel auf einer schwächenden Allgemeinerkrankung beruht. Von diesem Standpunkt aus hat daher die Behandlungstechnik in Allgemeinbestrahlungen zu bestehen. Man kann außerdem noch lokale Erythembestrahlungen über die Haut der Brüstdrüsen verabreichen. Dabei ist zu achten, daß die lichtempfindliche Brustwarze durch Bestreichen mit Antilux oder Vaseline geschützt wird.

Fissuren und Exkoriationen der Mamilla. Bei diesen sind jedoch nach R. TAMARINA Quarzlichtbestrahlungen der Brustwarzen gerade angezeigt. Er erzielte damit bessere Erfolge als mit den üblichen Salbenanwendungen. Die Heilwirkung des UV-Lichtes beruht hier offenbar auf der Bildung einer widerstandsfähigeren Hornschicht.

Mastitis puerperalis. TAUBER teilte mit, bei beginnender Mastitis durch Erythembestrahlungen der Brustdrüse eine Abszedierung verhindert zu haben. LAQUEUR empfiehlt bei eingetretener Abszedierung auf die Wunde milde Erytheme zu setzen.

Coccygodynie. Die oft sehr schmerzhaften Steißbeinschmerzen, die nach Entbindungen häufig sind und auf einer traumatisch verursachten Neuralgie beruhen dürften, werden durch Erythembestrahlungen der Kreuzbeingegend oft ausgezeichnet beeinflußt.

X. Kehlkopf-, Nasen- und Ohrenheilkunde.

Die Bedeutung der Quarzlampe für die Kehlkopf-, Nasen- und Ohrenheilkunde. Auch in der Laryngo-Rhino-Otologie ist die Quarzlampe eine wichtige Waffe im Rüstzeug der konservativen Therapie. Ihre häufigste Anwendung findet sie bei tuberkulösen Affektionen. Hier wird sie sowohl zu Bestrahlungen des ganzen Körpers als auch zu Lokalbestrahlungen erkrankter Gegenden verwendet. Letzteres geschieht mit Hilfe eigener Vorrichtungen, die eine Bestrahlung von Innenräumen ermöglichen. Zu lokalen und inneren Bestrahlungen werden in der Laryngo-Rhino-Otologie auch Kohlenbogenlampen erfolgreich verwendet, und zwar die Finsen-Reynlampe und die Wesselylampe.

1. Bestrahlung der äußeren Haut.

Kehlkopf-, Nasen- und Ohrentuberkulose. Es ist vor allem O. STRANDBERG, der sich bei Kehlkopf-, Nasen- und Ohrentuberkulose entschieden für UV-Belichtungen des ganzen Organismus eingesetzt hat. Wenngleich sich seine Erfahrungen vorwiegend auf die großen Bogenlampen der nordischen Länder beziehen, sind sie doch ebenso auch für die Quarzlampenbehandlung maßgebend. Es gelang STRANDBERG, Kehlkopftuberkulose und Lupus der Nase allein mit allgemeinen Lichtbädern, ohne jeden sonstigen Eingriff, zu heilen. Dabei waren diese Erfolge keine bloß äußerlichen Ausheilungen, sondern wurden auch histologisch bestätigt.

Auch unserer Auffassung nach ist bei lokalen tuberkulösen Prozessen in erster Linie eine Lichtbehandlung des gesamten Körpers auszuführen. Da die Tuberkulose des Kehlkopfes, der Nase und ihrer Nebenhöhlen, des Mundes und Rachens und des Ohres häufig mit Lungentuberkulose verbunden ist, so gelten für die vorzunehmenden allgemeinen Quarzlichtbestrahlungen die auf S. 101 ausgeführten Grundsätze. Mit einer allgemeinen Lichtbehandlung als ausschließlicher Therapie wird man jedoch einen Erfolg nur langsam oder nur unvollkommen erreichen. Sie ist daher noch mit anderen Maßnahmen, und zwar allgemeiner wie lokaler Natur zu vereinigen. Zur allgemeinen Kräftigung sollen diätetische und klimatische Kuren mithelfen, zur lokalen Behandlung chirurgische und medikamentöse Mittel. Außerdem können zur Lokalbehandlung aber auch noch innere Lichtbestrahlungen herangezogen werden. Diese werden wegen ihrer nicht einfachen Technik wohl meistens dem Facharzt vorbehalten bleiben.

Wunden. Es sei mit Hinweis auf die Angaben im chirurgischen Abschnitt (S. 127) noch eigens erwähnt, daß sich örtliche Erythembestrahlungen bei schlecht heilenden Wunden, z. B. nach Operationen des Warzenfortsatzes oder des Ohres, als nützlich zeigen.

Ekzeme. Auch auf die ebenfalls schon und zwar im dermatologischen Abschnitt (S. 120) erwähnte gute Wirkung des UV-Lichtes auf Ekzeme sei hier hingewiesen, da gerade an der Nasen- und Ohröffnung sehr hartnäckige Ekzeme häufig sind, die mit dem Normalmodell oder der Kromayerlampe unter Abdeckung der gesunden Partien durch Erythembestrahlungen zurückgehen können.

2. Bestrahlung der Schleimhäute.

Innere Bestrahlung des Kehlkopfes.

Instrumentarium und Technik der endo-laryngealen Bestrahlung. CEMACH hat zu laryngologischen Zwecken eine eigene Armatur zur Kromayerlampe, den sog. „Photostaten" gebaut. An das Gehäuse der Lampe wird ein Kehlkopfrohr angeschaltet, das bei geeigneter Haltung des Patienten das Licht unmittelbar in den Kehlkopf wirft. Der Kranke muß Rückenlage einnehmen, den Kopf weit senken und den Mund öffnen. Die Behandlung geschieht also in der Stellung der Schwebelaryngoskopie. Die Bestrahlungszeit beträgt anfangs 1—2, später bis 10 Minuten. Verträgt der Patient die Behandlung gut, so kann man nach Vorschaltung eines Blaufilters noch eine Weiterbehandlung mit dem weniger reizenden langwelligen UV-Licht anschließen. Die Gesamtdauer einer Sitzung darf dabei höchstens 20 Minuten erreichen.

Die Wirkung der Kehlkopfbestrahlung. CEMACH konnte mit seiner Methode Infiltrate rückbilden, Ulzera vernarben und Dysphagien weitgehend bessern. Er bestrahlte hauptsächlich Kehlkopftuberkulosen, aber auch einfache hartnäckige Laryngitiden. STRANDBERG erblickt in der Schwebelaryngoskopie, welche für die meist schwerkranken Patienten sehr anstrengend ist, einen Nachteil des Verfahrens. Er ist überhaupt kein Freund innerer Belichtungen, die er für unnötig, kompliziert und durch schonendere Methoden ersetzbar hält.

CEMACH hat auch Bestrahlungen des Rachens vorgenommen und zwar bei Erkrankungen der Tonsillen (PLAUT-VINCENT) und chronischer Pharyngitis.

Innere Bestrahlung der Nase.

Instrumentarium. Zur Nasenbehandlung wird die Kromayerlampe in Verbindung mit einem gleichfalls von Cemach angegebenen Präzisionsstativ verwendet, das alle nötigen Einstellungen auf das feinste gestattet (Abb. 65). Am Fenster der Kromayerlampe wird eine Fassungsscheibe befestigt, die eine Schaltvorrichtung zur Lichtfilterung besitzt. Der Scheibe sitzt ein Nasenstift aus Quarzglas auf (Abb. 66 u. 67), der mit der Scheibe in leicht federnder Verbindung steht, wodurch die Beweglichkeit und Sicherheit der Vorrichtung bedeutend erhöht wird. Dieser Nasenstift reflektiert das Licht an seinen Wänden total, so daß es nirgends als am Ende des Stiftes, der sog. Stirnseite, austreten kann. So ist es möglich, das gesamte in den Stab eintretende Licht fast ohne Verlust an eine bestimmte Stelle zu lokalisieren.

Die Technik der endonasalen Bestrahlung. Zur bequemen Lagerung des Kopfes ist eine am Behandlungsstuhl angebrachte Kopfstütze zweckmäßig. Zunächst wird die Nasenschleimhaut mit einer 20%igen Kokainlösung anästhesiert. Dann wird das Naseninnere von Schleim und eventuell von Borken gereinigt. Die Nasenspitze und die Oberlippe sollen mit einer lichtschützenden Salbe (Vaselin, Antilux) bestrichen werden, da diese Teile bei der Behandlung vom Lichte mitgetroffen werden. Nun erst wird die Lampe herangebracht und der an dieser armierte Quarzstift in die Nase eingeführt. Der Stift muß ganz rein sein, besonders an seiner Stirnseite. Die Reinigung des Stiftes erfolgt durch Abwaschen mit Wasser und Alkohol, da wohl das Quarzglas, nicht aber die Spiralfeder ein wiederholtes Auskochen vertragen würde. Die Einführung geschieht unter leitenden Drehbewegungen am Zahnradstativ, die mit der rechten

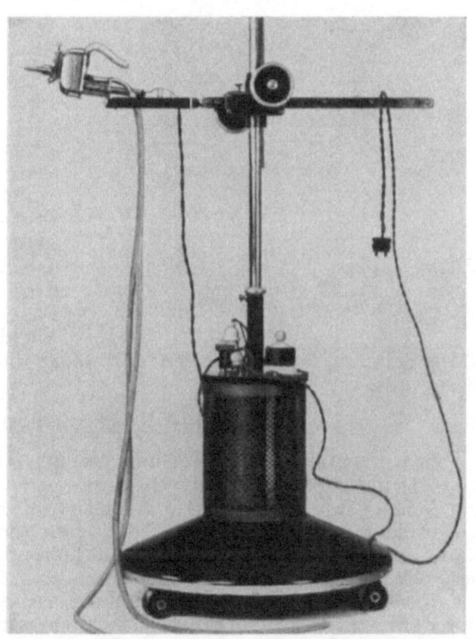

Abb. 65. Kromayerlampe mit einem Quarzstab nach Cemach auf dem Cemachschen Präzisionsstativ. (Nach O. Strandberg: Handbuch der Lichttherapie, herausgeg. von W. Hausmann u. R. Volk. Berlin: Julius Springer 1927.)

Hand ausgeführt werden, während die linke Hand den Stift zuerst ins Vestibulum, dann horizontal weiter, bis an die Rachenwand hineinbringt. Während der Bestrahlung wird der Stift nach bestimmten Zeiten jeweils um 1 cm herausgeschoben, was durch eine Zentimeterskala, die in den Stift eingraviert ist, erleichtert wird. Die Bestrahlungszeiten hängen von der Art der Erkrankung ab und werden unten noch besprochen werden. Nach der Bestrahlung wird in die Nase durch eine Stunde eine Fetteinlage gebracht.

Die Wirkung der Nasenbestrahlung. Nach Cemach leistet die endonasale Quarzlichttherapie außer bei Nasentuberkulose auch bei Heuschnupfen und bei Ozaena Gutes.

Beim Heuschnupfen besteht eine Überempfindlichkeit der Nasenschleimhaut gegen Licht. Man darf daher nur ganz milde dosieren, um ja keine Reizung auszulösen. Deshalb soll nur mit Blaufilter gearbeitet werden. Die Einschaltung desselben geschieht durch einen Hebeldruck auf die Fassungsscheibe. Bei neuem Brenner soll die Bestrahlungszeit anfangs für jede Nasenseite höchstens 2 Minuten betragen. Die weitere Dosierung muß ganz individuell vorgenommen werden.

CEMACH beobachtete nach einer solchen Behandlung Besserungen der Sekretion und der Niesanfälle.

Ein anderes Verhalten ist bei der Therapie der Ozaena am Platz. Denn bei dieser ist die Nasenschleimhaut meistens lichtunterempfindlich und bedarf daher einer intensiveren Reizung. Man wird daher bei neuem Brenner mit mindestens 4 Minuten für jede Nasenhälfte beginnen. Dabei muß jede Nasenhälfte in einer Sitzung sowohl in der oberen, als auch

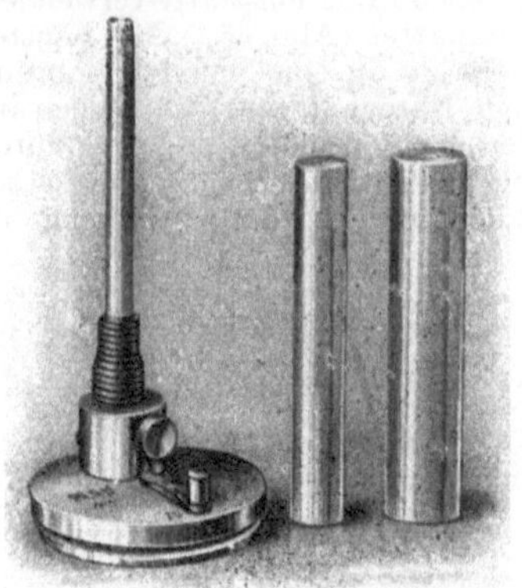

Abb. 66. Nasenstifte nach CEMACH mit Fassungsscheibe und Schaltvorrichtung zur Lichtfilterung.
(Quarzlampenges. m. b. H. Hanau.)

Abb. 67. Nasenstift nach CEMACH.
(Quarzlampenges. m. b. H. Hanau.)

in der unteren Partie durchbestrahlt werden, was viel Zeit und Geduld erfordert. Es soll jedesmal eine starke Erythembildung der Schleimhaut erreicht werden, nach deren Abklingen erst weiterbehandelt wird. Im ganzen besteht eine Kur durchschnittlich aus 10 Sitzungen. Das Quarzlicht bewirkt vor allem ein Nachlassen des qualvollen Fötors. Die Borkenbildung wird hingegen nur wenig und die Schleimhautatrophie gar nicht beeinflußt.

Innere Bestrahlung des Ohres.

Instrumentarium und Technik der inneren Ohrbestrahlung. Auch zur inneren Ohrbestrahlung wird die Kromayerlampe mit dem CEMACHschen Präzisionsstativ verwendet. Zur Einführung in den Gehörgang hat CEMACH spezielle Ohrenstifte mit abgerundetem Ende angegeben, die so wie die Nasenstifte bef·stigt und ähnlich wie diese eingeführt werden. Wegen der hohen Lichtempfindlichkeit des Gehörganges soll nur gefiltertes Quarzlicht Verwendung finden.

Die Wirkung der Ohrbestrahlung. CEMACH erzielte mit seinem Ohrenstift bei Ekzemen des Gehörganges, Nachbehandlungen von Operationshöhlen und bei chronischen Narbenprozessen des Mittelohres Erfolge. KRAGH bekam bei Anwendung derselben Technik den Eindruck einer guten Beeinflussung einiger Fälle von Otosklerose.

XI. Augenheilkunde.

Die Bedeutung der Quarzlampe für die Augenheilkunde. Man hat früher gegen die Anwendung des UV-Lichtes bei Augenkrankheiten Bedenken gehabt, da man es für die Bildung des Stars mitverantwortlich machte. Seit aber VOGT und seine Schule nachgewiesen haben, daß der Glasbläserstar nicht durch UV-Strahlen, sondern durch die Wärme, also durch Infrarotstrahlen zustande kommt, hat man diese Bedenken verloren, so daß heute das UV-Licht auch in der Ophthalmologie als Heilmittel Verwendung findet.

Als Quelle des ultravioletten Lichtes wird jedoch in der Augenheilkunde im Gegensatz zu anderen Disziplinen gerade die Quarzlampe nur wenig benützt. Diese ist zu reich an kurzwelligen UV-Strahlen, welche am Auge oft unerwünschte Zellschädigungen erzeugen. Insbesondere sind es, wie BIRCH-HIRSCHFELD nachgewiesen hat, die Strahlen zwischen den Wellenlängen 330 mμ und 300 mμ, welche die als Ophthalmia electrica bekannte Augenschädigung hervorrufen. Es hat daher KOEPPE eine Kohlenbogenlampe gebaut, die nur langwelliges, wenig reizendes UV-Licht oberhalb der Wellenlänge 350 mμ aussendet, welche Lampe zur direkten Behandlung des Auges meistens Verwendung findet.

Die Quarzlampe wird in der Augenheilkunde vor allem zur Hebung des Allgemeinzustandes benützt, also zu Vollbestrahlungen des ganzen Körpers. Sie kann aber auch zu manchen lokalen Anwendungen herangezogen werden, und zwar dann, wenn man absichtlich stärkere Zellreize ausüben will. Dazu ist die Kromayerlampe am handlichsten.

1. Allgemeinbestrahlung.

Die Kerato-Conjunctivitis eczematosa (phlyctaenulosa) und ihr verwandte Krankheiten geben die häufigste Anzeige für allgemeine Bestrahlungen ab. Zahlreiche Berichte, wie von DUKE-ELDER, KOEPPE, STREBEL u. a. heben die beschleunigende Wirkung des UV-Lichtes auf den Heilungsablauf hervor. KOEPPE gab die Anregung, bei den Allgemeinbestrahlungen Augenkranker keine Schutzbrillen zu verwenden, sondern nur die Augenlider schließen zu lassen, was allerdings gewissenhaft überwacht werden muß. Er will dabei bessere Wirkungen gesehen haben.

Auch bei Keratitis parenchymatosa bieten die damit häufig einhergehenden Anämien und Erschöpfungszustände Gelegenheit zu allgemeinen Quarzlichtbestrahlungen.

Hemeralopia idiopathica, Keratomalazie. Diese Erkrankungen beruhen unter anderem auf einer Ernährungsstörung und zwar, wie man meint, auf einem Mangel des Vitamin A-Faktors. Man verordnet ja auch deswegen den Genuß von Leber. A. FUCHS[1] hat nun, da das UV-Licht bei der Rachitis, die ja ebenfalls als Avitaminose angesehen wird, ausgezeichnete Heilwirkungen erzielt, bei den oben genannten Erkrankungen Quarzlichtbestrahlungen vorgenommen. Er bestrahlte größere Gebiete der Rumpfhaut, ohne dabei Erytheme zu erstreben. Tatsächlich haben bei einem Fall von idiopathischer Hemeralopie drei Bestrahlungen, und bei einem Fall von Keratomalazie etwa 20 in drei Wochen verabfolgte Bestrahlungen eine auffallende Besserung bewirkt. Im Falle der Keratomalazie wurde auch die Brust der Mutter des kranken Kindes und die diesem gegebene Milch bestrahlt. Dabei wurde die Kost der Patienten während der Lichtkur nicht verändert. Wir halten die Anregung von A. FUCHS für sehr wertvoll, würden aber bezüglich der Durchführung der Behandlung empfehlen, die gesamte Körperoberfläche zu bestrahlen.

2. Lokalbestrahlung.

Die Technik der örtlichen Bestrahlung des Auges. Als Lichtquelle ist hier die kleine Kromayerlampe sehr zweckmäßig. Man kann die Bestrahlungen mittelst Quarzstäben vornehmen, die entweder dem kranken Augenteil direkt aufgesetzt werden oder die man in einiger Entfernung von demselben wirken läßt.

---

[1] FUCHS, A.: Wien. klin. Wschr. **1927**, Nr 25.

Dabei sind die gesunden Augenpartien sorgsamst vor dem UV-Lichteinfall zu schützen. Das kann etwa durch Wachsleinwandstücke geschehen, in die man eine der kranken Gegend entsprechende Öffnung schneidet und welche dem Auge aufgelegt werden. Dies ist besonders dann vorteilhaft, wenn man das Licht der Quarzlampe unmittelbar (also ohne Zuhilfenahme eines Quarzstabes) auf das Auge auffallen lassen will, wie DUKE-ELDER [1] das empfahl.

Die Wirkung der Bestrahlung. Das UV-Licht ruft auf der Bindehaut ähnliche Erscheinungen hervor wie auf der Körperdeckenhaut, d. h. bei stärkerer Einwirkung ein Erythem. Auf der Hornhaut erzeugt es je nach seiner Intensität leichte Trübungen, Blasen und Epitheldefekte, die aber meistens in etwa drei Tagen wieder verschwinden.

Trachom. CHOTZEN und KUNITZKY [2], HEGNER und BAUM [3], DUKE-ELDER, HUME u. a. berichteten von Erfolgen der UV-Lichttherapie beim Trachom. Sie haben erythematöse Schwellungen der Bindehaut erzeugt, die zur Bildung von Membranen führten, nach deren Abstoßung eine glatte von Follikeln freie Bindehaut zurückblieb. Auch Aufhellungen von Pannus trachomatosus wurden beobachtet. Diesen Mitteilungen gegenüber betont jedoch URBANEK, daß das wesentlichste Symptom des Trachoms, nämlich die Narbenbildung, durch eine Lichtbehandlung nicht zu beeinflussen ist, weshalb von einer Heilung des Trachoms durch UV-Licht nicht gesprochen werden kann.

Augentuberkulose. SCHANZ hat bei Lupus des Auges, der zur Pannusbildung geführt hat, Quarzlampenbestrahlungen mit Erfolg verwendet, wobei er die kurzwelligen UV-Strahlen durch einen Filter fernhielt. JENDRALSKI berichtete von der Heilung eines tuberkulösen Konjunktivalgeschwürs durch Distanzbestrahlungen mit der Kromayerlampe in 2 Sitzungen. Die Lichtbehandlung der Wahl bei tuberkulösen Augenleiden ist die Allgemeinbestrahlung.

Geschwüre, Herpes und andere Erkrankungen der Hornhaut wurden von DUKE-ELDER in zahlreichen Fällen mit direktem Quarzlampenlicht erfolgreich behandelt. Auch G. HUME [4] und SCHANZ [5] berichteten bei diesen Leiden Günstiges. Die Keratitis parenchymatosa ist UV-Licht-refraktär.

XII. Zahn- und Mundheilkunde.

Auch die Zahnheilkunde und die Stomatologie bieten Gelegenheiten zu Quarzlichtbestrahlungen, die allerdings bis jetzt noch wenig ausgenützt werden. Es gibt für den Zahnarzt zur intraoralen UV-Lichttherapie ein eigenes Modell der „kleinen künstlichen Höhensonne" (S. 26), das Dentalmodell (Abb. 68). Dieses besitzt ein fahrbares, 165 cm hohes Bodenstativ mit einem beweglichen, schwenkbaren Tragarm. Zur Lokalisierung der Lichtstrahlen dient eine tellerartige Verschlußkappe, die in der Mitte eine Öffnung aufweist. An diese sind verschiedene, sterilisierbare Porzellanansätze anzubringen, die das Licht leiten. Um die zu bestrahlende Mundpartie freizulegen und um ihre Umgebung vor den UV-Strahlen zu schützen, werden eigene Mundspekula verwendet. Zu odonto-stomatologischen Zwecken wird auch die Kromayerlampe benützt, die wohl teurer und durch ihre Wasserkühlung im Betrieb umständlicher ist als die Dentalsonne, dafür aber eine etwa 10mal so starke Lichtintensität besitzt als diese. Die Kromayerlampe benötigt zu zahnärztlichen Zwecken eigens gebaute Quarzstäbe, die das Licht

---

[1] DUKE-ELDER, W. ST.: Brit. J. Ophthalm., Juli **1928**, 353—373.
[2] CHOTZEN u. KUNITZKY: Klin. Mbl. Augenheilk. **60,** 198 (1918).
[3] HEGNER u. BAUM: Berl. klin. Wschr. **1910**, Nr 29.
[4] HUME, G.: Internat. Congr. Light a. Heat London 1927.
[5] SCHANZ: Münch. med. Wschr. **59,** 1341 (1922).

in die Mundhöhle leiten. Diese Quarzstäbe sind so gebaut, daß das Licht nur am Stabende austritt.

Erweichung von Narbensträngen. Eine der wertvollsten Wirkungen des Quarzlichtes für die Zahnheilkunde ist nach H. Seidel[1] sein erweichender Einfluß auf Narben. Er ist besonders für jene hartnäckigen, drahtseilartigen Strangbildungen in der Mundhöhle bedeutungsvoll, welche auch durch Dehnbehandlungen und chirurgische Maßnahmen nicht zu beeinflussen gehen. Da die Lichtbehandlung der Narben eine Tiefenwirkung erzielen muß, so ist eine Kromayerlampe zu verwenden, an die ein von Seidel angegebener konischer Quarzstab angesetzt wird, der kräftig an den Narbenstrang anzupressen ist. Die erste Bestrahlung soll etwa drei Minuten betragen. Man bestrahlt etwa jeden 3. Tag und steigt allmählich

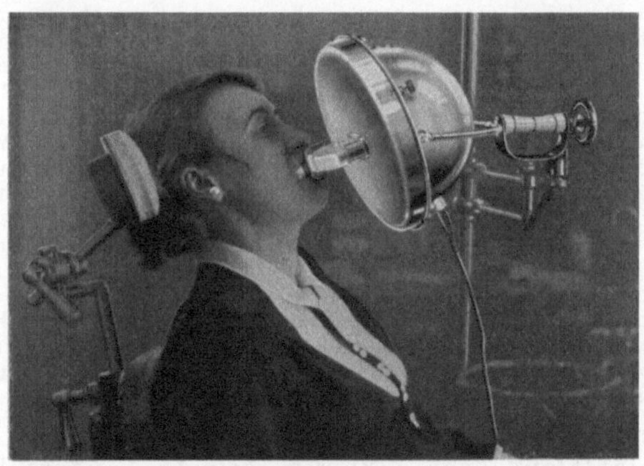

Abb. 68. Bestrahlung mit dem Dentalmodell der „kleinen künstlichen Höhensonne". Man beachte die Verschlußkappe und den Porzellanansatz der Lampe, sowie das Mundspekulum (Quarzlampenges. m. b. H. Hanau).

bis zu 20 Minuten. Eine Behandlung dauert bis zwei Monate. Rezidive sollen danach ausbleiben.

Sehr bemerkenswert ist es, daß man bei **Zahnlockerung (Paradentose)** durch UV-Lichtbestrahlungen ein Festerwerden der Zähne beobachten konnte (Rüsewald, Sampson). Die Bestrahlungen können sowohl mit der Dentalsonne, als auch mit der Kromayerlampe ausgeführt werden, wobei man in letzterem Fall massive Quarzstäbe an das Zahnfleisch andrückt. Das Zahnfleisch soll in den Zwischenräumen der Zähne, sowohl von der lingualen, als auch von der bukkalen bzw. labialen Seite bestrahlt werden. Es ist sehr wichtig, daß man sehr kräftige Erytheme des Zahnfleisches erzielt, die sogar bis zur Blasenbildung gehen sollen.

Bleichen von Zähnen. Das UV-Licht erhöht nach P. Rosenthal die zahnbleichende Wirkung des Wasserstoffsuperoxyds. Aussicht auf Erfolg bieten jedoch nur organisch bedingte Verfärbungen wie sie etwa durch Petrefaktionssubstanzen des Zahnbeines oder durch Speisereste entstehen, nicht aber anorganische, durch

---

[1] Seidel, H.: Dtsch. Zahnheilk., Forschg u. Praxis **1920**.

Metalle oder Metallsalze hervorgerufene Verfärbungen. Zunächst wird der betreffende Zahn durch einen Spanngummi isoliert. Dann wird er mit Perhydrol betupft und, bei Benützung der Kromayerlampe, der Quarzstab angelegt. Bei abgestorbenem Zahn wird auch der Zahnkanal mit einem perhydrolhaltigen Docht ausgefüllt. Das Perhydrol muß säurefrei sein, damit keine Entkalkung des Zahnes eintritt. Zum Schutz der Gesichtshaut ist eine Abschirmung des Lichtes oder eine Bestreichung der Haut mit einer Lichtschutzsalbe empfehlenswert. Die Augen sind mit Brillen zu versehen. Die Bestrahlungszeiten sind individuell sehr verschieden. Sie betragen bei lebenden Zähnen bloß wenige Minuten, bei toten Zähnen bis zu einer Stunde. Es sollen zu einer Bleichung meistens 3 Sitzungen genügen.

Entzündliche Munderkrankungen. LAKE und LEIX haben bei Stomatitis durch Bestrahlung mit der Kromayerlampe Erfolge gehabt. Der Mund wird vor der Bestrahlung gereinigt, nach LEIX mit Wasserstoffsuperoxyd und Alkohol. Der Quarzstab kann der erkrankten Stelle direkt angedrückt werden. Man soll eine Erythembildung der Schleimhaut erreichen. Bei größeren Krankheitsflächen muß man den Stab an mehreren Stellen nacheinander ansetzen. LEIX hat auch Fälle mit schwerer Gingivitis behandelt, bei welcher Erkrankung auch FRANKEL Erfolge erzielte. Letzterer sah auch bei Periostitis (und auch bei Angina Vincenti) Günstiges. Vom guten Einflusse des Quarzlichtes auf Zahnabszesse hat I. FOLSTEIN berichtet. Es gelang ihm, eine Reihe von Zähnen zu erhalten, die ansonsten hätten extrahiert werden müssen. Er bestrahlte nach Eröffnung und Drainage des Abszesses von der Wangen- und von der Zungenseite her 2—3 Minuten lang täglich, 3 Wochen hindurch. Dann machte er die nötige Wurzelfüllung. Er hat auch fistulöse Wurzelprozesse ähnlich behandelt. Zur Unterstützung von Wurzelbehandlungen hat auch LAKE das Quarzlicht empfohlen. ZILZ verwendete mit Erfolg einen selbstkonstruierten bajonettartigen Quarzstab zur Kromayerlampe für die Behandlung von Kieferostitis, Lupus der Mundhöhle, ja auch von Aktinomykose und selbst von Alveolarpyorrhöe. Bei Alveolarpyorrhöe will auch FOLSTEIN durch Quarzstäbe Besserungen gesehen haben. Er bestrahlte nach gründlicher Reinigung 6 Minuten lang etwa 3mal wöchentlich und beobachtete, wie innerhalb von drei Monaten die Eiterung versiegte, die Blutungen aufhörten und Peridentalmembranen wie Alveolarfortsätze sich neu entwickelten.

Chirurgische Nachbehandlungen finden in Quarzlichtbestrahlungen eine wertvolle Stütze, LEIX empfahl sie nach Zystenoperationen, Aufmeißelungen, Schleimhautaufklappungen, LAKE nach eröffneten Peridentalabszessen. ZILZ leisteten sie bei der Behandlung von Kieferschutzverletzungen wertvolle Dienste.

Die Wärmelampen.

I. Die Geschichte der Wärmelampen.

Als Edison zu Ende des vorigen Jahrhunderts die elektrische Glühlampe erfand, kam der Amerikaner Kellog auf den Gedanken, die
Wärmewirkung dieser neuartigen Lichtquelle zu therapeutischen Zwecken
zu benützen. Er baute mit Glühlampen versehene
Kasten, in denen der Kranke zur Erwärmung
eingeschlossen wurde und welche das Urbild aller
in der Folgezeit aufgekommenen ähnlich gebauten
Glühlichtkasten, der sog. „Lichtbäder"
darstellen. Bald darauf machte die ebenfalls sehr
einfache Idee Minins auf der ganzen Welt großes
Aufsehen, eine Edisonsche Glühlampe mit einem
Reflektor zu umgeben und die auf diese Weise
gesammelte Wärme freistrahlend auf Kranke
einwirken zu lassen. Diese Mininsche Lampe
(Abb. 69) war die Mutter aller später nach dem
gleichen Prinzip erzeugten Wärmelampen.

Die älteren Wärmelampen waren ausschließlich Glühlampen mit Kohlenfaden, wie sie
heute nur mehr noch selten verwendet werden.
Die modernen Wärmelampen besitzen Glühlampen mit Metallfaden. Diese verhindern
nämlich, besonders wenn sie statt im Vakuum
in einer Gasatmosphäre leuchten, das rasche
Zerstäuben des Fadens, ermöglichen eine stärkere
Beleuchtung und liefern so mehr Licht und
Wärme als die Kohlenfadenlampen.

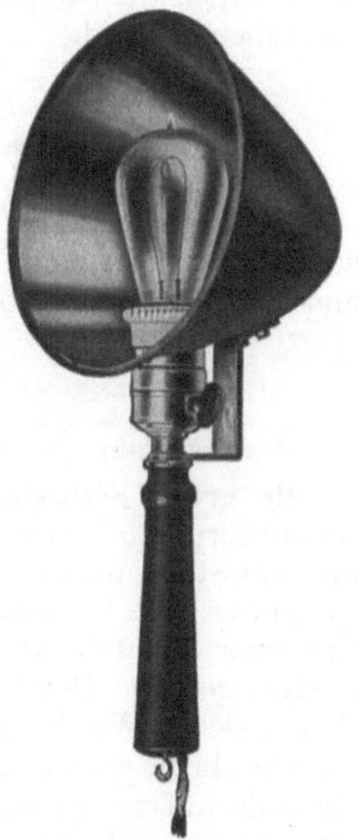

Abb. 69. Mininsche Lampe
(Siemens - Reiniger-Veifa).

Der Typus dieser modernen Wärmelampen
ist die Solluxlampe. Sie wurde zu dem Zwecke
gebaut, um das kalte Quarzlampenlicht mit Wärmestrahlen zu ergänzen.
Denn es wurde der Mangel an Infrarotstrahlen im Spektrum der Quarzlampe vielfach als ein Nachteil derselben angesehen. Man wies nämlich
auf die Bedeutung der Wärmestrahlen bei der natürlichen Sonnenbestrahlung und auf die Erfahrung hin, daß eine UV-Lichtbestrahlung
bei gleichzeitiger Wärmeanwendung stärkere Wirkungen entfaltet. Es
sei jedoch hier darauf hingewiesen, daß dieser an und für sich richtige
Einwand für manche therapeutische Verwendungen der Quarzlampe

keine Bedeutung hat. So kommt es bei der Behandlung der Rachitis ausschließlich auf die vitaminbildende Wirkung der UV-Lichtstrahlen an und so empfinden manche Kranke das Fehlen einer gleichzeitigen Wärmewirkung sogar als angenehm. Aber für viele Fälle ist die Erweiterung des Quarzlampenspektrums gegen die infrarote Seite zu tatsächlich erwünscht. Es hat daher zunächst HAGEMANN einen Ring von Glühlampen angegeben, der kranzartig am Gehäuse der Lampe befestigt wurde. Dieser Glühlampenring ist nun später wegen seiner verhältnismäßig geringen Wärmewirkung und wegen seiner unbeholfenen Form von der handlicheren Solluxlampe abgelöst worden. Die Solluxlampe war also ursprünglich nur als Ergänzungsgerät zur Quarzlampe gedacht. Sie hat sich jedoch später bei vielen Krankheiten als so vorteilhaft erwiesen, daß sie sich schließlich zu einem selbständigen Heilbehelf entwickelt hat.

In letzter Zeit ging man dazu über, durch die Wahl eines für UV-Licht durchgängigen Lampenglases außer der Wärmewirkung der Glühlampen auch deren Lichtwirkung zur Therapie heranzuziehen. Diesem Bestreben geht die schon auf S. 11 besprochene Vitaluxlampe nach.

II. Der Bau der Wärmelampen.

Die Wärmelampen sind elektrische Glühlampen, die neben dem sichtbaren Licht eine starke Wärmestrahlung entfalten. Unter ihnen sind für die Praxis von großer Bedeutung:

Die Solluxlampen.

Diese werden als große, mittlere und als kleine Modelle verwendet.

Die große Solluxlampe (nach OEKEN [Abb. 70]) besteht aus dem Leuchtkörper mit seinem Gehäuse, aus einem System von Reflektoren, aus dem Stativ und aus einem vorgeschalteten Widerstand. Der Leuchtkörper ist eine Metallfadenglühlampe mit einer Leistung von 1000 Watt, was einer Lichtstärke von 2000 Kerzen entspricht. Er ist mit Stickstoffgas gefüllt. Der Leuchtfaden besteht aus einem Wolframdraht, der in zahlreichen Windungen angeordnet ist. Der Draht bildet an der Kuppe der Glühbirne einen offenen Ring. Es ist nun beim Einschrauben der Birne darauf zu achten, daß die Öffnung dieses Drahtringes von vorne betrachtet gerade unten zu liegen kommt. Das wird dadurch erleichtert, daß an der Oberseite der Birne das Wort „oben" eingraviert ist. Die Solluxlampe ist in einen Tubus einzuschrauben. Dieser ist von einem Metallmantel, dem Gehäuse, umgeben. In diesem Gehäuse kann die Röhre samt ihrem Tubus vor- und zurückgeschoben werden. Dadurch und durch die Wirkung des Reflektors ist es möglich, die Strahlen divergierend, parallel und konvergierend auf eine Fläche auftreffen zu lassen und diese somit verschieden stark zu erwärmen. Das Gehäuse ist durch eine Traggabel mit der Stativstange verbunden.

Die Reflektoren (Abb. 71). An das Gehäuse schließt unmittelbar der große Parabolreflektor an. Er dient vorzugsweise zur Erwärmung des ganzen Körpers bei allgemeinen Quarzlichtbestrahlungen. Zur Erwärmung einzelner Körperteile sind kleinere Reflektoren bestimmt, die an den Parabolreflektor angesetzt werden. Für verhältnismäßig große Flächen, wie die Brust oder den Rücken, dient der „große konische" Reflektoransatz. Er besitzt 3 Arme, die mittelst Schrauben an den Rändern des Parabolreflektors anzubringen sind. An diesen Ansatz kann man noch Farbgläser vorschalten. Man muß aber zu diesem Zweck an der Öffnung des Konus einen Rahmen anschließen, in dem nun ein blaues oder rotes Glas eingesetzt werden kann. Soll eine kleinere Fläche erwärmt werden, so bedient man sich des „kleinen konischen" Reflektoransatzes, der die Kegelverlängerung des großen bildet. Er wird an dessen Rand angeschraubt. Der Filterrahmen muß in diesem Fall entfernt werden. An der Mündung des Trichters befindet sich ein Korkring, also ein schlechter Wärmeleiter, der den Patienten vor zufälligen Berührungen mit dem heißen metallischen Teil schützt. Da die Korkringe sich schwer reinigen lassen, gibt es hygienische ringförmige Papierauflagen, die so billig sind, daß man für jeden Gebrauch einen neuen nehmen kann.

Für besonders scharfe Lokalisationen, besonders am Kopf, hat KIEFFER noch einen Tubus angegeben, der an den Korkring des kleinen konischen Reflektors

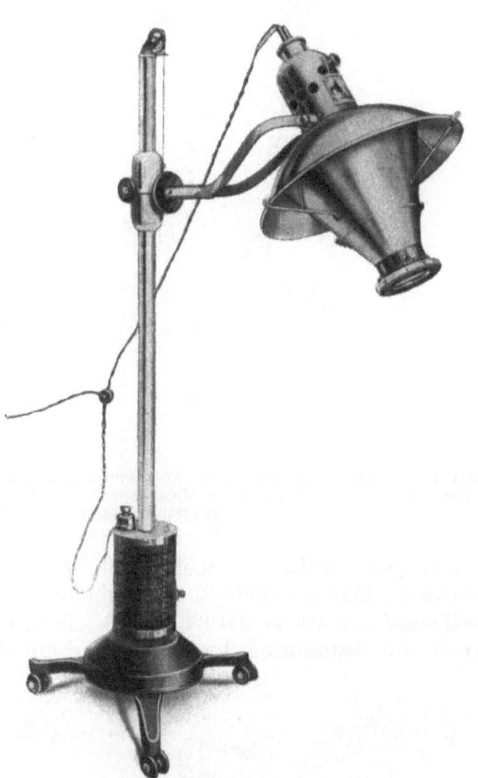

Abb. 70. Große Solluxlampe (Quarzlampenges. m. b. H. Hanau).

angeschlossen wird (Abb. 72). Er hat die Form eines Zylinders. An seiner Mündung trägt er ebenfalls einen Korkring. Der Tubus kann zusammengeschoben und auseinandergezogen werden, was den Zweck haben soll, die Bestrahlungsdistanz zu verstellen. Der Lokalisationszylinder nach KIEFFER bietet die Möglichkeit, Kranken, die eine Erwärmung des ganzen Kopfes wegen Kopfschmerzen nicht vertragen würden, eine örtliche Hitzeanwendung am Kopfe zu verabfolgen.

Das Stativ der Solluxlampe gleicht dem der Quarzlampe und besteht aus einer Tragsäule mit einer Traggabel. An der letzteren ist die Lampe befestigt. Durch Schiebebewegungen an der Stativstange und durch Achsendrehungen ist es leicht möglich, die Solluxlampe in jede gewünschte Stellung zu bringen. Der Widerstand ist wie bei der Quarzlampe am Fuß der Stativstange angebracht. Er dient zur Regelung der Lichtstärke, indem die Lampe bei voll eingeschaltetem

Widerstand am schwächsten, bei ganz ausgeschaltetem am stärksten
brennt. Die Verstellung des Vorschaltwiderstandes geschieht mittelst
eines Kontaktes, der verschoben werden kann. Es ist zur Schonung der

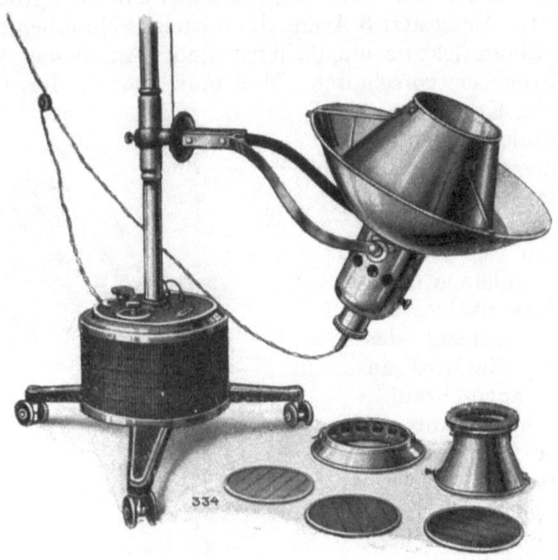

Abb. 71. Große Solluxlampe mit montiertem „großen konischen Reflektoransatz"; daneben
liegen der „kleine konische Reflektoransatz", der Farbglasrahmen und die Farbgläser
(Quarzlampenges. m. b. H. Hanau).

Lampe zu empfehlen, womöglich mit eingeschaltetem Widerstand zu
arbeiten. Das ist auch für Lokalbehandlungen mit Ansätzen anzuraten,
weil sonst die starke Hitze zum Abrücken des Ansatzes zwingt, wodurch
wieder die Sammlung der Wärme auf eine bestimmte Stelle leiden würde.

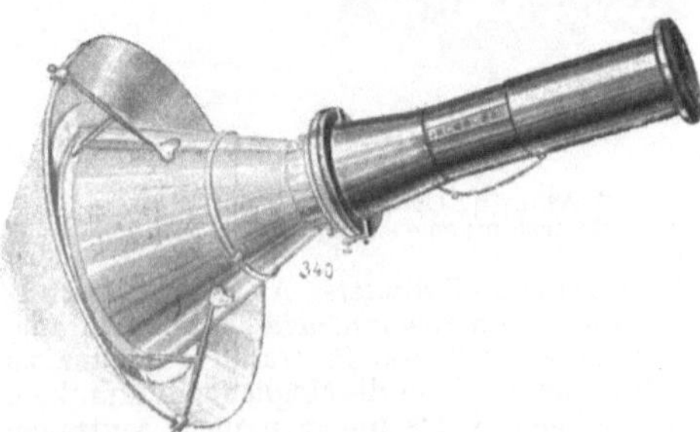

Abb. 72. Lokalisationstubus nach KIEFFER
(Quarzlampenges. m. b. H. Hanau).

Die mittlere Solluxlampe
(nach KOWARSCHIK [Abb. 73]).
Eine einzige Solluxlampe
reicht in der Regel nicht hin,
den ganzen Körper gleich-
mäßig zu erwärmen. Doch
kann man dies durch An-
wendung mehrerer Lampen
erreichen. Diese Lampen
brauchen nicht so stark zu
sein wie die große Solluxlampe. Deswegen werden
schwächere, bloß 1000 Kerzen
starke Lampen hergestellt, die nur mit einer Leistung von 500 Watt
brennen. Zwei solche Glühlampen erzielen, wenn sie entsprechend aufgestellt sind, eine gleichmäßigere Erwärmung des ganzen Körpers als eine
einzige doppelt so starke große Solluxlampe. Die mittleren Solluxlampen
sind entweder an einem eigenen Stativ befestigt, das etwas einfacher ist als

das der großen Lampe. Sie können aber auch direkt an das Stativ der Bach- oder der Jesioneklampe angeschlossen werden. Die Verbindung mit der Stativstange vermitteln Tragmuffen mit entweder einem einzigen Gabelarm für eine Lampe, oder mit zwei Gabelarmen für ein Lampenpaar. Man kann an einem Stativ auch drei oder selbst vier Lampen anbringen. Wenn man die Kosten einer großen Solluxlampe scheut oder keinen Platz für eine solche hat, so kann man sich auch mit einer mittleren Solluxlampe begnügen, die für die Zwecke des praktischen Arztes durchaus genügt.

Die kleine Solluxlampe (nach CEMACH [Abb. 74]) kann wegen ihrer beschränkten

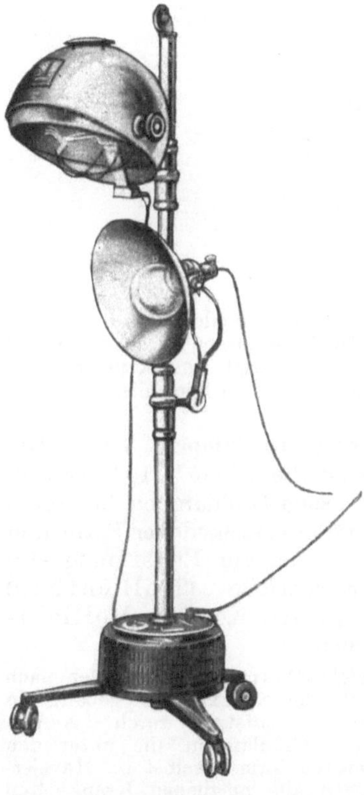

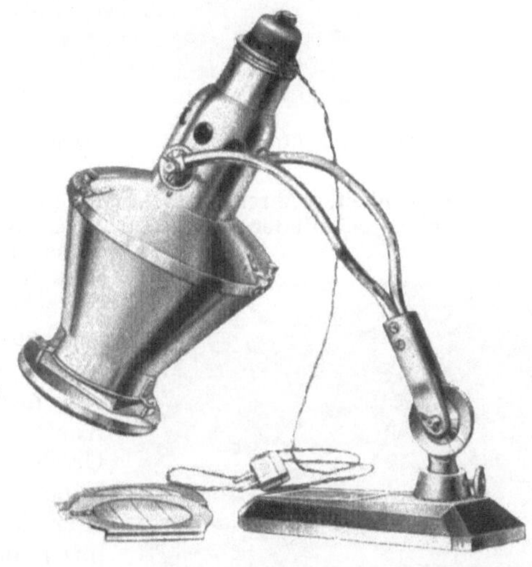

Abb. 74. Kleine Solluxlampe
(Quarzlampenges. m. b. H. Hanau).

Abb. 73.
Mittlere Solluxlampe, am Stativ einer
Normalquarzlampe angebracht.
(Quarzlampenges. m. b. H. Hanau).

Wärmewirkung zur ergänzenden Wärmebehandlung bei allgemeinen Quarzlichtbestrahlungen nicht benützt werden und dient daher ausschließlich zu lokalen Erwärmungen. Die kleine Solluxlampe besteht aus einer Leuchtröhre, die sich in einem Gehäuse befindet. An dessen Mündung ist ein Korkring angebracht. An diesen kann noch der zylindrische Tubus von KIEFFER befestigt werden. Ein Rahmen dient zum Vorschalten farbiger Glasfilter. Das Gehäuse steht durch einen Tragarm mit einer gußeisernen Fußplatte in Verbindung. Die ganze Lampe kann bequem auf einen Tisch gestellt werden, ist also leicht an ein Krankenbett heranzubringen. Die kleine Solluxlampe ist vor allem für otolaryngologische und für stomatologische Erkrankungen geeignet.

Recht zweckmäßig ist der jüngst aufgekommene Sulluxkleinstrahler (nach LENNEBERG). Es ist dies eine so kleine Metallfadenglühlampe, daß sie

10*

unmittelbar am kranken Körperteil befestigt werden kann, wobei der Abstand der Strahlenquelle von der Haut bloß 1 cm beträgt. Der Vorteil dieser Lampe besteht

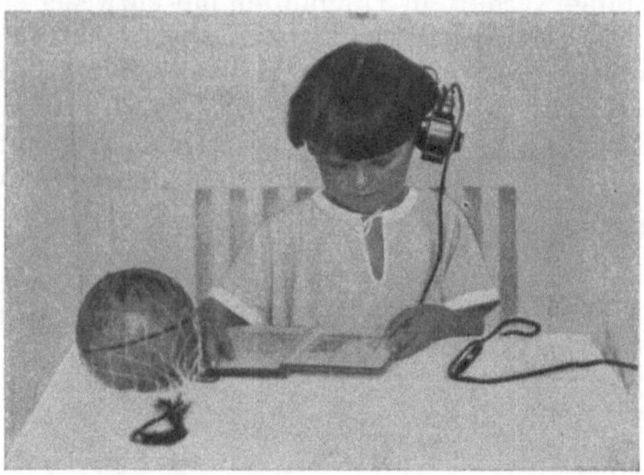

Abb. 75. Sollux-Kleinstrahler (Quarzlampenges. m. b. H. Hanau).

in der Möglichkeit, während der Bestrahlung bequem lesen oder essen zu können, was besonders bei Kindern angenehm ist (Abb. 75). Die Lampe wird einfach mit einem Band befestigt und kann mittelst eines Kugelgelenkes in verschiedene Lagen gebracht werden.

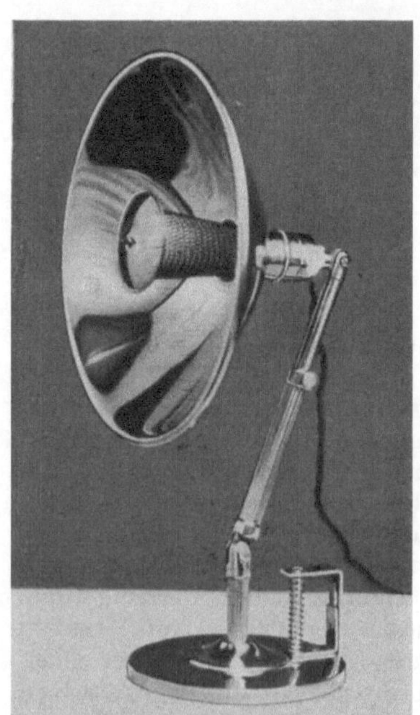

Abb. 76. Profunduslampe.

Andere Wärmelampen. Viel in Gebrauch sind die schon S. 143 erwähnten, mit vielen Glühlampen besetzten Kasten, die in verschiedener Form und Größe entweder zur Erwärmung einzelner Körperteile (Teillichtbad) oder des ganzen Körpers (Vollichtbad) dienen.

Zahlreiche Wärmelampen wurden nach dem Vorbild der Solluxlampen gebaut. In der letzten Zeit entstand durch das Auftauchen von Glühlampen, die unter den verschiedensten Namen selbst im Hausierhandel gegen alle möglichen Krankheiten angeboten werden, ein ähnlicher Unfug, wie er mit den kleinen Hochfrequenzapparaten besteht. Dabei werden diese Lampen mehr oder weniger bewußt auch als Lichttheilquellen gepriesen, obwohl sie außer sichtbarem Licht nur Wärmestrahlen und keine UV-Strahlen liefern.

Die zur örtlichen Erwärmung öfters herangezogene Profunduslampe[1] (Abb. 76) ist keine Lampe im gewöhnlichen Sinn, sondern besteht aus einem Drahtwiderstand, der beim Stromdurchgang erwärmt, aber nicht bis zum Glühen erhitzt wird. Sie erzeugt daher nur unsichtbare infrarote Strahlen. Ein Reflektor dient zur Sammlung dieser Wärmestrahlung.

[1] Hersteller: E. Körner, Wien, IV, Rainerg. 29.

III. Die Technik der Wärmelampenbestrahlung.

Wir unterscheiden Allgemein- und Lokalbehandlungen.

Zur **Allgemeinerwärmung** des ganzen Körpers sind die große und mittlere Solluxlampe geeignet. Die Allgemeinerwärmung stellt eine Zusatzbehandlung zur allgemeinen Quarzlichtbestrahlung dar. Die große Solluxlampe wird knapp neben der Quarzlampe aufgestellt, und zwar etwa in Nabelhöhe des Kranken, während die Quarzlampe, wie schon auf S. 41 gesagt wurde, in der Höhe der Oberschenkel postiert sein soll. Verwendet wird der große Parabolreflektor. Es muß darauf geachtet werden, daß er nicht in den Lichtkegel der Quarzlampe hineinragt und die UV-Strahlen abfängt. Die Glühbirne wird in einer solchen Entfernung vom Patienten eingestellt, daß er eine angenehme, nicht zu starke Wärmeempfindung hat. Das ist meistens bei weniger als 1 m der Fall. Die große Solluxlampe erwärmt wohl den ganzen Patienten, jedoch nicht gleichmäßig. Sie erwärmt nämlich vorzugsweise die direkt angestrahlten Körperteile, während die übrigen Gebiete verhältnismäßig wenig Wärme empfangen. Das spielt besonders bei großen Personen eine Rolle. Eine gleichmäßigere Verteilung der Wärme über dem Körper erreicht man bei Verwendung von zwei oder mehreren mittleren Solluxlampen. Diese werden je nach Bedarf an der Stativstange der Quarzlampe in der nötigen Höhe, Richtung und Anzahl befestigt.

Als alleinige Heizquelle eines größeren Raumes sind Solluxlampen nicht empfehlenswert, da sie den Raum nicht so gleichmäßig erwärmen, wie etwa eine gute Ofen- oder Warmwasserheizung. Die Solluxlampen sind nur eine Zusatz- oder Notwärmequelle.

Zur **örtlichen Erwärmung** eines begrenzten Körperteiles wird, je nach der Größe desselben, entweder die große Solluxlampe mit einem ihrer Reflektoransätze oder eine der anderen angeführten Lampen verwendet. Der Patient nimmt je nach der Art seiner Erkrankung eine sitzende oder liegende bequeme Stellung ein. Man richtet die Achse des Lichtkegels womöglich senkrecht auf den Mittelpunkt der erkrankten Stelle hin. Bei der Einstellung des Lampenabstandes lassen wir uns vom Gefühl des Patienten leiten. Die Lampe kommt in jene Entfernung, bei welcher der Kranke das angenehmste Wärmeempfinden angibt. Das tritt erfahrungsgemäß meistens bei einer Distanz von 10—20 cm ein. Öfters muß nach den ersten paar Minuten wegen zu starker Wärmestrahlung die Entfernung etwas vergrößert werden. Bei Gesichtsbestrahlungen sind zum Schutz gegen Blendung die Augen mit Stoffstreifen zu bedecken. Dieser Augenschutz ist bei Verwendung der Solluxlampe mit dem KIEFFERschen Tubus nicht nötig. Zelluloidkämme können durch die Erwärmung Feuer fangen und müssen daher vor der Bestrahlung unbedingt entfernt werden. Die Bestrahlungszeit schwankt je nach der vorliegenden Erkrankung zwischen 10 und 60 Minuten. Was die Häufigkeit der Sitzungen anbelangt, wird man manche Fälle mehrmals an einem Tage, andere wieder bloß jeden zweiten Tag bestrahlen.

Chromotherapie. Unter Chromotherapie versteht man die Behandlung mit farbigem Licht. Man kann sie mit den der Solluxlampe beigegebenen roten und blauen Farbgläsern ausführen (s. Abb. 71). Was geschieht, wenn wir dem weißen

Solluxlicht z. B. ein rotes Farbglas vorschalten? Hier sei zunächst daran erinnert, daß das weiße Licht die Summe aller farbigen Lichtarten darstellt. Das rote Farbglas wirkt nun als Strahlenfilter. Es läßt von den optisch sichtbaren Lichtstrahlen bloß das rote Licht hindurch und hält die anderen, also die gelben, grünen und blauen Strahlen zurück. So ist also das rote Licht durch Subtraktion aller anderen farbigen Lichtarten aus dem weißen Licht entstanden. Diese Feststellung ist deshalb zu betonen, weil man vielfach auf die laienhafte Vorstellung stößt, daß das aus einem Farbglas austretende farbige Licht im Verhältnis zum „gewöhnlichen“ weißen Licht eine neu hinzugetretene Lichterscheinung sei. — Welche Wirkung hat nun das rote im Verhältnis zum weißen Licht? Erinnern wir uns daran, daß die sichtbaren Lichtstrahlen, wie schon auf S. 8 gesagt wurde, auch Wärmewirkungen besitzen, die allerdings geringer sind als die der infraroten Strahlen. Dann wird uns sofort verständlich, daß das rote Licht, als Teil des weißen Lichtes, eine geringere Wärmewirkung aufweisen muß, als das weiße Licht. Was die infraroten Strahlen des Solluxlichtes anbelangt, so gehen diese durch die Farbgläser ungehindert hindurch. — Wodurch unterscheidet sich nun das rote vom blauen Licht? Bei diesem werden nur die blauen Strahlen durch das Blauglas hindurchgelassen, während die grünen, gelben und roten Strahlen absorbiert werden. Nun ist aber die Wärmewirkung des roten Lichtes größer als die des kleinerwelligen blauen Lichtes. Es wird daher der Verlust an Wärmestrahlen beim Blaulicht noch größer sein, als er es beim Rotlicht war.

Wir besitzen also in den farbigen Gläsern ein Mittel zur Abstufung der Wärmereaktion. Wollen wir eine schwächere Hyperämie erzielen, so können wir das durch eine Bestrahlung mit rotem Licht erreichen. Das kann sich bei Pleuritiden, Bronchitiden und beim Bronchialasthma empfehlen oder bei der Behandlung Kranker mit offenen Wunden, sowie seniler Patienten. Wollen wir eine noch mildere Erwärmung anwenden, so können wir uns dazu des blauen Lichtes bedienen. Wir tun dies bei der Bestrahlung von Personen mit hochgradiger vasomotorischer Erregbarkeit, auch zur Behandlung von Kopfschmerzen. LAQUEUR benützt Blaulicht zur Behandlung von Neuralgien und von Pruritus. Es sei betont, daß auch das blaue Licht, eine, wenn auch geringe, Hyperämie erzeugt entgegen der Behauptung von anderer Seite, daß dieses eine anämisierende Wirkung besitzen soll.

Neuestens werden zur Rotlichtbestrahlung mit Neongas gefüllte Elektronenröhren benützt, wie sie zu Reklamezwecken in Geschäftsauslagen verwendet werden. So eine Lampe ist die von R. Burger & Co., Berlin-Pankow, erzeugte Frigisolarlampe [1]. Sie liefert keine infraroten, sondern nur sichtbare fast kalte Rotstrahlen und ist daher zur Bestrahlung von Schleimhäuten besonders geeignet. Zu diesem Zweck ist zur Einführung in die Scheide eine röhrenförmige Vaginallampe gebaut worden. LANDEKER [2] hebt hervor, daß das von den Neonröhren gelieferte Rotlicht eine besondere Fähigkeit zur Aufsaugung von Exsudaten besitze. Diese Eigenschaft soll übrigens nach Ansicht mancher Autoren auch dem Solluxrotlicht in einem gewissen Grade zukommen.

IV. Die physiologischen Wirkungen
der infraroten Strahlen.

Die Glühlampen enthalten in ihrem Spektrum unsichtbare infrarote und sichtbare, leuchtende Strahlen. Die infraroten Strahlen sind die kalorischen Strahlen, sie verleihen der Lampe ihre Wärmewirkung. Von der therapeutischen Bedeutung des sichtbaren Lichtes weiß man bisher nur, daß es die Wärmewirkung der infraroten Strahlen in der Tiefe der Gewebe erhöht. Die wichtigste physiologische Wirkung der Wärmestrahlen ist die Hyperämie, die gleich näher besprochen werden soll.

---

[1] BARDELEBEN, H. v.: Med. Welt **1928**, Nr 46.
[2] LANDEKER: Vortr. 5. internat. Kongr. physik. Ther. Lüttich, Sept. **1930**.

1. Die Wirkung der Wärmestrahlen auf die Haut.

Die Wärmestrahlen erzeugen auf der Haut eine Wärmereaktion, die ebenso wie die Lichtreaktion der UV-Strahlen durch eine Reihe von Eigenschaften ausgezeichnet ist.

Das Aussehen und der Verlauf der Wärmereaktion der Haut. Die auffallendste Erscheinung der Wärmereaktion ist eine Hautrötung, ein Erythem. Ein solches rufen die infraroten Strahlen ebenso hervor wie die UV-Strahlen. Das Infraroterythem (IRE) zeigt jedoch gegenüber dem Ultravioletterythem (UVE) in vielen Punkten ein gegensätzliches Verhalten. So hat es keine Latenzzeit, sondern entsteht schon im Verlauf der Bestrahlung, oft schon nach wenigen Minuten (Abb. 77). Ist die bestrahlte Hautfläche bloß wenige Quadratzentimeter groß, so ist die Rötung homogen und derjenigen eines UVE ähnlich, wenn sie vielleicht auch einen etwas düstereren Farbenton aufweist. Bei größeren Bestrahlungsflächen

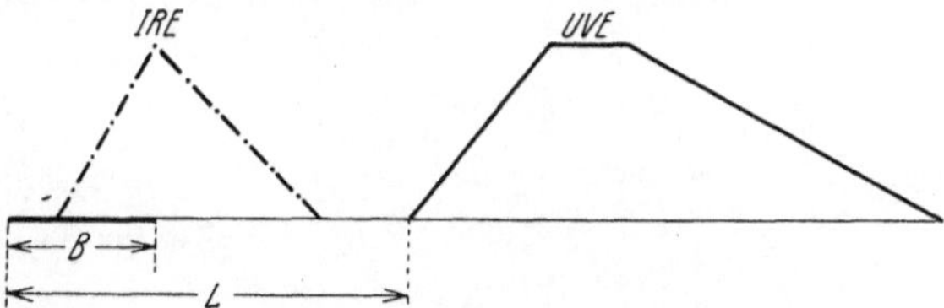

Abb. 77. Verlaufsschema eines UVE und eines IRE. B Behandlungszeit, L Latenzzeit.
—·—·— IRE, ——— UFE.

tritt dagegen eine sehr deutlich fleckige oder netzförmige Zeichnung auf, die um so ausgesprochener ist, je stärker die Bestrahlung war. Diese eigenartige Form der Hyperämie wird dadurch bedingt, daß die tiefer als das UV-Licht eindringenden infraroten Strahlen auch die subpapillaren und tiefer liegenden feinen Arterien und Venen erreichen und sie relativ erweitern. Wird die Bestrahlungszone umgrenzt, so ist die Begrenzung des IRE viel weniger scharf als die eines UVE und zwar um so unschärfer, je stärker die vorausgegangene Wärmewirkung war. KELLER unterscheidet ein hell- bis düsterrotes Erythem, das genau dem Einstrahlungsfeld entspricht, und ein stets hellrotes Erythem, welches das erste überlagert und außerdem über dessen Grenze hinaus irradiiert. Diese zweite Rötung sah er ausschließlich an normal innervierter Haut, nicht aber an sensibel gelähmter, nach Eintritt der lokalen Nervendegeneration. Er hält dieses irradiierende Erythem für einen Axonreflex, d. h. für einen Reflexvorgang, der nicht über das Rückenmark, sondern nur über periphere Nerven verläuft. Auch bei dem IRE spielt die individuelle und regionäre Hautempfindlichkeit eine Rolle. Eine Abhängigkeit des IRE von der Wellenlänge der infraroten Strahlen ist bisher noch nicht erwiesen. Was den Verlauf des Wärmeerythems betrifft, so kann dieses nach leichten Erwärmungen in kurzer Zeit wieder verschwinden, es kann aber nach stärkeren Bestrahlungen auch stundenlang bestehen bleiben. Nach sehr starken und langen Wärmeanwendungen kann das IRE sogar durch Tage hindurch sichtbar sein. Diese Art des Dauererythems ist schon einer Verbrennung ersten Grades gleichzusetzen.

Eine Pigmentierung tritt nach einem flüchtigen Wärmeerythem nicht ein. Wir sehen sie jedoch nach einzelnen starken oder nach wiederholten Bestrahlungen mittlerer Stärke. Die Pigmentierung ist gleich der Hyperämie netzförmig (Abb. 78). Sie ist dunkler als die durch UV-Strahlen erzeugte. Eine Gewöhnung, wie sie bei der UV-Wirkung schon nach kurzer Zeit eintritt, wird nur nach oft wiederholten, intensiven Wärmeanwendungen beobachtet.

Bei der Erwärmung mit der Solluxlampe werden nach Messungen KELLERs Temperaturen der Hautoberfläche bis 49°C vertragen. Die normale Temperatur der Hautoberfläche beträgt durchschnittlich 30°C.

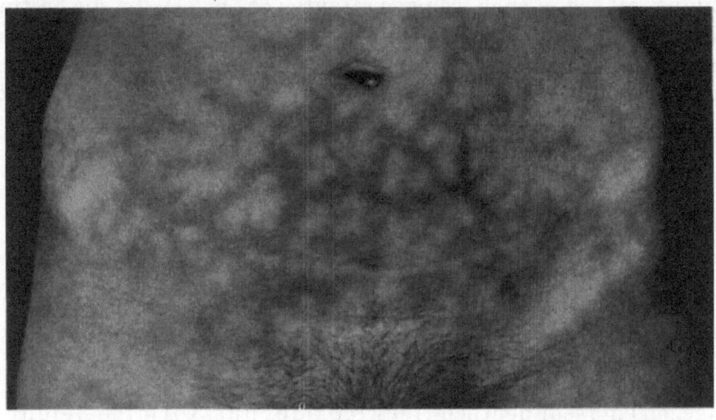

Abb. 78.
Netzförmige Pigmentierung der Bauchhaut nach häufiger örtlicher Wärmeanwendung. (Nach ROST, G. u. PH. KELLER: Handbuch der Haut- und Geschlechtskrankheiten Bd. V/2 (1929).)

Die Unterscheidung der Wärme- von der Lichtwirkung kann infolge mancher Ähnlichkeiten der beiden Reaktionen zuweilen zu Verwechslungen Anlaß geben. Das ist besonders bei der Beurteilung einer kombinierten Wärme- und Lichtanwendung möglich. Eine solche ist z. B. bei Benützung von Kombinationsstrahlen gegeben, das sind Lichtquellen, die gleichzeitig infrarote und UV-Strahlen aussenden, wie verschiedene Bogenlampen und die Glühlampen mit einem für UV-Licht durchlässigem Glas. Um die wesentlichsten Unterschiede der Wärme- von der Lichtwirkung dem Gedächtnis besser einzuprägen, seien in der Tabelle 4 einander gegenübergestellt: die für den Arzt wichtigsten physikalischen Unterschiede zwischen infraroten Strahlen und UV-Strahlen, die wichtigsten Unterscheidungsmerkmale des Aussehens und Verlaufes der Wärme- und der Lichtreaktion und die wichtigsten Unterschiede in den therapeutischen Wirkungen zwischen einer Wärme- und einer UV-Lichtlampe.

Die therapeutischen Wirkungen der Hauthyperämie. Das Wärmeerythem bedeutet für die Therapie dasselbe wie jede andere Hyperämiebildung der Haut. Die eindrucksvollste therapeutische Wirkung der Hyperämie ist ihre Schmerzlinderung. Diese tritt fast sofort mit

Tabelle 4. Die Unterscheidung der Wärme- von der Lichtwirkung.

Physikalische Eigenschaften	IR-Strahlen	UV-Strahlen
Wellenlänge	1 mm bis 800 mμ	400 mμ bis 100 mμ
Durchdringungskraft durch den menschlichen Körper	mehrere Zentimeter	bis 0,65 mm
Aussehen und Verlauf	**Wärmereaktion**	**Lichtreaktion**
Erythem	IRE	UVE
Entstehung	schon im Verlauf der Bestrahlung	nach einer Latenzzeit
Farbe	oft düsterrot	meist hellrot
Struktur	fleckig oder netzförmig	homogen
Begrenzung	unscharf	scharf
Dauer	Minuten bis Stunden	Tage, selten Stunden
Pigment	IRP	UVP
Farbe	schwarzbraun	graubraun
Struktur	fleckig oder netzförmig	homogen
Gewöhnung	hinterbleibt bloß zuweilen	hinterbleibt immer
Therapeutische Wirkungen	**IR-Lampe**	**UV-Lampe**
Hyperämiewirkung	tritt sofort auf, geht nach Minuten bis Stunden wieder vorüber	tritt nach einer Latenzzeit auf, dauert stunden- bis tagelang an
Spezifische Wirkung	fehlt	Vitamin D-Bildung. Antirachitisch
Unspezifische Reizkörperwirkung	schwach	stark, besonders bei Erythembestrahlung

Einsetzen der Bestrahlung ein, verebbt jedoch nach Beendigung dieser
bald wieder. Wieso die Schmerzstillung zustande kommt, weiß man
bis heute noch nicht genau. Vielleicht beruht sie auf der quantitativen
Blutvermehrung als solcher, da nach NOTHNAGEL, GOLDSCHEIDER und
L. R. MÜLLER eine Ischämie Schmerzen hervorruft. Vielleicht beruht
sie jedoch auf der Dilatation der Gefäße, da nämlich der Entzündungs-
schmerz nach HIGIER auf einen Krampf der Arteriolen zurückzuführen
sein soll. Vielleicht aber entsteht sie durch die verbesserte Blutver-
sorgung gereizter sensibler Nerven, wie W. RUHMANN es für möglich
hält. Sehr bedeutsam ist ferner die entzündungshemmende Eigenschaft der Hyperämie, welche durch den vermehrten Zustrom von

Antikörpern ins erkrankte Gewebe bedingt ist. Es kann auf Grund der Hautreizung durch die infraroten Strahlen auch an eine schwache unspezifische Reizkörperwirkung derselben gedacht werden.

2. Die Wirkung der Wärmestrahlen auf innere Organe.

Die Durchdringungsfähigkeit der infraroten Strahlen durch den menschlichen Körper ist erstaunlich groß, besonders wenn man sie mit der minimalen Penetrationskraft der UV-Strahlen vergleicht, die nicht einmal 1 mm beträgt. FINSEN hat schon gefunden, daß infrarote Strahlen ein Ohrläppchen passieren, ONIMUS, daß sie eine Hand, SARASON, daß sie eine Wange durchdringen können und GOTTHEIL-FRANKLIN hat angegeben, daß sie selbst durch einen Oberarm, ja durch ein Abdomen hindurchzugehen vermögen. Diese letzten Angaben stehen allerdings im Widerspruch zum Befunde von BUSCK, der nur eine Durchdringungsfähigkeit von höchstens 5 cm gefunden hat. Der Nachweis der Durchdringung der infraroten Strahlen durch einen Körper erfolgt durch infrarotempfindliche photographische Spezialplatten, welche das infrarote Licht registrieren.

Ist also die Durchdringungsfähigkeit der infraroten Strahlen eine sehr erhebliche, so reicht die von ihnen erzeugte Erhöhung der normalen Tiefentemperatur nur bis in viel geringere Tiefen. So haben LOEWY und DORNO den erwärmenden Einfluß der infraroten Strahlen eben noch in einer Gewebstiefe von 2,5 cm feststellen können. Die tiefer dringenden infraroten Strahlen erzeugen nur mehr unmeßbar kleine Wärmemengen. KELLER erklärt dies auf Grund von Messungen dadurch, daß die größte Masse der infraroten Strahlen bereits in der Gegend der Hautpapillen absorbiert wird und dort ihre größte Wärmewirkung entfaltet. Die in der Tiefe erzeugte Temperatur hängt übrigens von der Art der Strahlenquelle ab. Sie ist, wie SONNE und KELLER gezeigt haben, bei Verwendung leuchtender Wärmestrahlen größer als bei der bloßen Verwendung dunkler Wärmestrahlen. Es erwärmt somit die Solluxlampe die Tiefe besser als die sog. ,,Profundus‘‘-Lampe. Die Tiefentemperatur wird auch bei stärkerer Intensität der Strahlung größer. Die Intensität und damit die Tiefenwirkung kann nach KELLER dadurch erhöht werden, daß man die subjektive Erträglichkeit der Haut für Hitzanwendungen durch Kühlung mit kalter strömender Luft steigert.

Was die therapeutische Bedeutung der **direkten Tiefenwirkung** der infraroten Strahlen auf innere Organe anbelangt, so muß betont werden, daß sie meist nur gering ist. Denn erstens braucht man zu einer merklichen Temperaturerhöhung innerer Organe durch äußere Wärmeanwendungen stundenlang und zweitens beträgt sie auch dann nur (im Magen gemessen) etwa 1° C (LÜDIN, WINTERNITZ u. a.). Die direkte Wärmewirkung hängt übrigens vom Blutgehalt des bestrahlten Organes ab (HILL und CAMPBELL). So ist sie bei der Bestrahlung der Leber gering, bei der des Gehirns größer. Auf letzterer Wirkung wird ja der Sonnenstich zurückgeführt.

Eine weit größere therapeutische Bedeutung müssen wir der **indirekten oder reflektorischen Wirkung der infraroten Strahlen auf die inneren**

Organe zuschreiben. Diese beruht auf einem sensorisch-viszeralen Reflexvorgang von der Haut auf die Eingeweide, also auf einem analogen Vorgang, wie wir ihn für die UV-Strahlen annehmen. Ihr Nachweis wurde durch klassische Untersuchungen von W. RUHMANN[1] und seinem Mitarbeiter E. FREUDE[2] erbracht.

RUHMANN erzeugte auf der Bauchhaut Wärmerötungen und beobachtete dabei das Verhalten des Magens im Röntgenbild. Er sah nun bei diesen Versuchen eine prompte Zunahme des Tonus und der Peristaltik der Magenmuskulatur. Für die reflektorische Natur dieses Vorganges sprach zunächst die Raschheit ihres Eintretens binnen weniger Sekunden. Dann der Umstand, daß er nur von der Haut des Hypogastriums und der unteren Rückengegend auszulösen war, also nur von den den

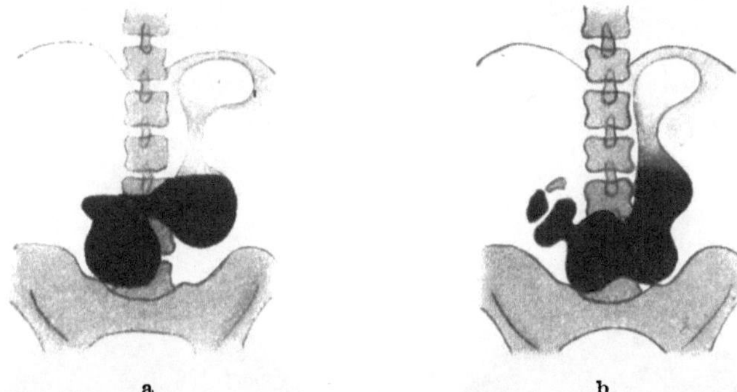

Abb. 79. Antispasmodische Wirkung der Wärmestrahlen nach W. RUHMANN. a Tiefe Preßwelle bei Pylorotonie (Stadium heftigsten „Magenkrampfes"). b Wärmeeffekt (mit Fortfall subjektiver Beschwerden) einige Sekunden nach Erwärmung des Epigastriums. [Z. exper. Med. 57 (1927).]

Dorsalsegmenten (10), 11, (12) entsprechenden und sonst von keinen anderen Hautstellen, daß also der Vorgang segmentären Charakter besitzt. Schließlich auch noch die Tatsache, daß der Erfolg der Wärmereizung im Eingeweide nach einer paravertebralen Wurzelunterbrechung ausblieb.

Es ist von Bedeutung, daß die Reflexwirkung ausschließlich bei Anwendung starker zu einem kräftigen IRE führender Reize zu beobachten war. Denn auch beim UV-Licht tritt ein therapeutisch merklicher Reflexvorgang nur nach Erzeugung eines UVE auf. RUHMANN konnte dieselben Wirkungen wie nach Wärmerötungen auch nach mechanisch und chemisch erzeugten Hautrötungen sehen, ein Zeichen dafür, daß jedem Erythem Reflexwirkung zukommen dürfte. In den vasomotorischen vegetativen Nerven ist auch der Beginn des anatomischen Reflexbogens zu erblicken, der mit dem auf S. 83 beschriebenen vielleicht identisch ist.

Die auffallendste Wirkung des Wärmereflexes ist die Linderung des Eingeweideschmerzes. RUHMANN wies nach, daß diese Schmerzlinderung auf dreifache Weise möglich ist. Erstens durch einen tonus-

[1] RUHMANN, W.: Z. exper. Med. **52**, H. 3/4 (1926); **57**, H. 5/6 (1927).
[2] FREUDE, E.: Z. exper. Med. **53**, H. 5/6 (1926).

vermindernden Einfluß bei Krampfbewegungen von Hohlorganen,
wie sie z. B. in Form von „Preßwellen“ beim Krankheitsbild des Pyloro-
spasmus, oder wie dieser nach RUHMANN besser heißen sollte, der Pylorotonie, vorkommen. Diese antispasmodische Wärmewirkung zeigen die
anschaulichen Abb. 79a u. b. Eine solche Tonusverminderung ist allerdings nur bei pathologisch übererregten Organmuskeln zu beobachten.
Bei orthotonischer und auch bei schlaffer Muskulatur bewirkt Wärme
die früher angeführte Tonuszunahme und Anregung der Muskel-

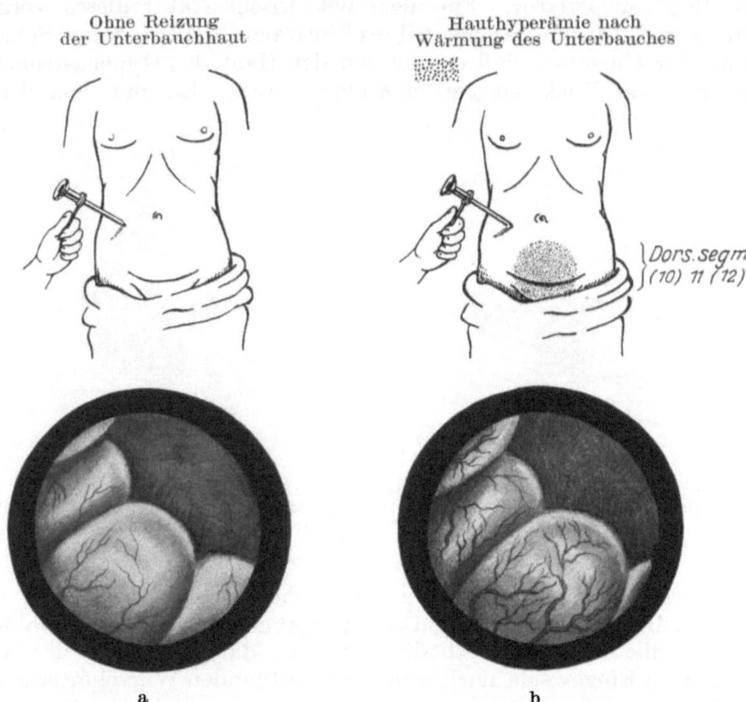

Abb. 80. Reflektorische Wirkung der IR-Strahlen nach W. RUHMANN. a Laparoskopisches
Bild eines Dickdarmstückes ohne Hautreizung. b Das gleiche Dickdarmstück 8 Sekunden
nach Wärmung der Unterbauchhaut. [Z. exper. Med. 57 (1927).]

bewegungen. Die reflektorische Linderung des Eingeweideschmerzes ist
zweitens durch die Entstehung einer Hyperämie der Eingeweide-
gefäße möglich. Es ist RUHMANN gelungen, durch Bauchhöhlen-
spiegelung mit dem Laparoskop eine Hyperämie von Dickdarmgefäßen
8 Sekunden nach kräftiger Wärmeeinwirkung direkt zu beobachten
(Abb. 80a u. b). Damit hat er den schlagendsten Beleg für das Vorhandensein des Wärmereflexes geliefert. Drittens kann der Wärme-
reflex durch die „Umstimmung“ schmerzleitender Nerven im Sinne
einer hypästhetischen Wirkung Eingeweideschmerzen lindern. Nach
GOLDSCHEIDER soll nämlich der Eingeweideschmerz sehr häufig auf
einen hyperästhetischen Zustand sympathischer Nervengeflechte zurück-
führbar sein.

3. Der Antagonismus zwischen infrarotem-rotem und und blauem-ultraviolettem Licht.

Das infrarote-rote und das blaue-ultraviolette Licht zeigen bei verschiedenen biologischen Reaktionen ein antagonistisches Verhalten. Diese Gegensätzlichkeit ist deshalb besonders eigenartig, weil ja beide Strahlenarten, wenn sie gleichzeitig wirken, wie im Sonnenlicht oder bei künstlichen Lichtquellen, einander im Effekt verstärken.

F. LUDWIG und J. v. RIES [1] haben nachgewiesen, daß Phosphoreszenzerscheinungen an Leuchtplatten, welche durch ultraviolettes, violettes oder blaues Licht entstehen, durch rote oder durch infrarote Strahlen getilgt werden. Sie haben auch festgestellt [2], daß Vigantol durch Rotlichtbestrahlungen inaktiviert und durch nachfolgende UV-Belichtungen wieder aktiviert werden kann. In späteren Versuchen [3] haben die genannten Forscher wahrgenommen, daß in den antagonistischen Beziehungen zwischen infrarotem-rotem und blauem-ultraviolettem Licht, das letztere keineswegs stets die aktivierende und das erstere immer die zerstörende Rolle inne hat, sondern, daß bei der Bestrahlung des weiblichen Zyklushormons Progynon dem Rotlicht eine wirkungsfördernde, dem UV-Licht aber eine wirkungstilgende Fähigkeit zukommt. Ein Antagonismus scheint jedoch nur bei bestimmten biologischen Prozessen vorhanden zu sein. Denn DOGNON und TSANG, welche Askarideneier einmal mit UV-Licht allein und dann mit UV-Licht in Gemeinschaft mit infrarotem Licht bestrahlten, fanden, daß die Anzahl der dadurch geschädigten Embryonen in beiden Fällen etwa die gleiche war, daß also keine Änderung des UV-Lichteffektes durch das infrarote Licht bewirkt wurde.

Haben die angeführten Experimente ergeben, daß das Rot-Infrarotlicht dem Blau-UV-Licht gegenüber in einer Reihe biologischer Reaktionen sich antagonistisch verhält, so zeigten die schon auf S. 54 erwähnten Versuche mit Rot-Infrarotlicht- und mit UV-Lichtbestrahlungen der menschlichen Haut, daß auf dieser der Antagonismus nur in geringem Maße nachweisbar ist. Ja, M. SCHUBERT [4] hat ihn überhaupt nicht vorfinden können. Deutlicher erscheint die antagonistische Wirkung der infraroten Strahlen auf die Haut in Beziehung zu Röntgen- und Radiumstrahlen vorhanden zu sein. Das geht aus einem Bericht von HALKIN und LAPIÈRE hervor, dem zufolge Wärmestrahlen die Folgen von Röntgen- und Radiumüberdosierungen zu verhindern, bzw. zu bessern oder zu heilen vermögen.

Es ist im Anschluß an die vorgenannten Erscheinungen interessant, daß schon GOETHE antagonistische Beziehungen zwischen dem roten und dem blauen Abschnitt des sichtbaren Lichtspektrums aufgefallen waren. Er schilderte diese in seiner Beschreibung der sinnlich - sittlichen Wirkung der Farben. Er war der erste, der von der „Wärme" und der „aktivierenden Seite" der roten Farbe und von der „Kälte" und der „beruhigenden Wirkung" der blauen Farbe gesprochen hat. Es besteht rein gefühlsmäßig kein Zweifel, daß diese Farbenwirkung für unser ganzes Leben von hoher Bedeutung ist. Aber wir besitzen zur Zeit erst wenige konkrete Belege für spezifische Wirkungen des farbigen Lichtes. Der für die Medizin bisher wichtigste Beleg ist die ungünstige Wirkung des blauen (und ultravioletten) Lichtes auf die Pocken, welche dem roten Licht fehlt. Diese schon Jahrhunderte alte Erfahrung hat FINSEN wieder aufgegriffen, der durch Abschluß aller Lichtstrahlen mit Ausnahme der roten („negative Lichttherapie") bei Pocken bemerkenswerte Erfolge erzielen konnte. Interessant in bezug auf die Wirkungen des farbigen Lichtes sind Experimente des Psychiaters PONZA, der an Melancholikern die anregende Wirkung des roten Lichtes und an Manischen die besänftigende Wirkung des blauen Lichtes finden konnte.

---

[1] LUDWIG, F. u. J. v. RIES: Strahlenther. **29**, 581—591 (1928).
[2] LUDWIG, F. u. J. v. RIES: Strahlenther. **32** (1929).
[3] LUDWIG, F. u. J. v. RIES: Schweiz. med. Wschr. **61**, Nr 14, 324 (1931).
[4] SCHUBERT, M.: Strahlenther. **31**, 610—614 (1929).

V. Die therapeutischen Anzeigen der Wärmelampenbehandlung.

Allgemeines über Anzeigen und Gegenanzeigen der Behandlung mit Wärmelampen. Die Wärmelampen sind überall dort angezeigt, wo eine Hyperämiebehandlung am Platz ist. Das ist nach BIER in erster Linie beim großen Heer der schmerzhaften Entzündungen der Fall. Die Hyperämiebehandlung wirkt einerseits schmerzstillend, andererseits resorbierend auf entzündliche Ergüsse ein. Sie leistet ferner bei chirurgischen Nachbehandlungen, vor allem zur Mobilisierung versteifter Gelenke Vorzügliches.

Die Wärmelampenbehandlung ist nur eines der vielen Mittel, mit denen wir eine Hyperämie erzeugen können. Heißluftanwendungen, Schlammpackungen, Dampfduschen usw. können ebenfalls solche und sogar tiefer gehendere Hyperämiewirkungen erzielen. Welchen therapeutischen Vorteil bieten nun gerade die Wärmelampen? Man kann sie zunächst als Zusatzapparat zu einer UV-Lichtlampe verwenden. Sie sind in der Handhabung äußerst einfach, was vor allem dem Praktiker nützlich ist. Außerdem ist ihre Anwendungsweise besonders dann von Vorteil, wenn die Krankheit des Patienten keinerlei direkte Berührungen mit der Hautoberfläche gestattet und wenn feuchte oder, wie bei den Schlammpackungen, unreinliche Prozeduren nicht gemacht werden können.

Kontraindiziert sind die Wärmelampen bei vielen ganz akuten Entzündungen, die mit einer sofortigen Schmerzvermehrung reagieren können, dann bei jenen eitrigen Prozessen, bei denen eine allgemeine Propagierung möglich ist, auch bei Affektionen mit der Neigung zu inneren Blutungen.

Innere Erkrankungen. Die Wärmelampen leisten zuweilen durch Bestrahlungen des Brustkorbes beim Asthma bronchiale gute Dienste. Eine Erklärung dafür bietet die Annahme einer Reflexwirkung des Wärmereizes von der Haut auf Lunge und Bronchien. Es hat schon STRÜMPELL auf den zuweilen heilsamen Einfluß von Glühlampenbestrahlungen auf das Bronchialasthma aufmerksam gemacht. Man bestrahlt die Brust und den Rücken je 10—20 Minuten lang, 1—3mal täglich. Auch Bronchitiden eignen sich zu Wärmelampenbestrahlungen, ebenso Pleuritiden im abklingenden Zustand. Es wird auch die Resorption pleuritischer Exsudate gefördert und der Schmerz bei Pleuraadhäsionen gebessert. Ferner ist bei Magen-, Darm- und Gallenblasenleiden an Wärmelampenbestrahlungen zu denken. Die Schmerzstillung ist oft eine augenblickliche. Gelenkergüsse können wohl ebenfalls günstig reagieren, doch führt man sie meistens anderen thermischen Prozeduren zu. Lumbago und andere Myalgien können vorzüglich beeinflußt werden. Neuralgien werden durch Wärmebestrahlungen meistens nicht gebessert, ja zuweilen sogar verschlechtert. E. FREUND hat bei Hemikranie von schönen Erfolgen berichtet.

Allgemeine Bestrahlungen mit Wärmelampen werden nur gemeinsam mit allgemeinen Quarzlichtbestrahlungen ausgeführt, am häufigsten bei leichteren Formen von Lungentuberkulose, bei der Tuberkulose von

Drüsen, Gelenken und Sinnesorganen, sowie bei Erschöpfungszuständen und bei der Rachitis.

Hauterkrankungen geben für Wärmebestrahlungen im Verhältnis zu Bestrahlungen mit UV-Licht nur wenige Anzeigen ab. Solche sind nach Rost und Keller Furunkeln, Bartfollikulitiden, Schweißdrüsenabszesse, tiefe Trichophytien, ulzeröse und hypertrophische Formen von Lupus. Reyn erwähnt eine gute Beeinflussung von Röntgenulzera.

Chirurgische Erkrankungen. Die Hyperämie der Wärmelampenbestrahlung fördert die Überhäutung und Heilung von Wunden. Sie unterstützt auch nach Inzisionen eitriger Prozesse den Heilungsablauf. Sehr praktisch sind die Wärmelampen bei der Nachbehandlung von Kranken mit offenen Wunden, weil bei diesen die gestrahlte Wärme oft die angenehmste, unter Umständen sogar die einzig mögliche thermotherapeutische Methode darstellt.

Bei den Erkrankungen der Sinnesorgane sind die kleinen Wärmelampen auf das beste verwendbar, da sie gestatten, die Wärme bequem auf ein kleines Gebiet zu lenken. Hierzu ist vor allem die kleine Solluxlampe geeignet. Diese kann bei **Augenerkrankungen** überall benützt werden, wo Wärme angewendet wird. Das heißt vor allem bei Konjunktivitis, besonders wenn sie mit Blepharospasmus kombiniert ist, bei Keratitiden, bei Ulcus cornae, bei Iritis.

Ohren- und Nasenerkrankungen eignen sich für Wärmelampenbestrahlungen besonders mit der kleinen Solluxlampe und dem Solluxkleinstrahler in ausgezeichneter Weise. Cemach konnte bei zahlreichen Fällen von Mastoiditis baldige Schmerzfreiheit und einen günstigen Heilungsablauf erreichen. Nach Oeken soll bei akuter einfacher Otitis media die Wärmelampentherapie nicht nur ein Nachlassen der Schmerzen bewirken, sondern auch in manchen Fällen eine Parazentese überflüssig machen. Auch Otitis externa und Othämatom sind gut zu beeinflussen. Ebenso bieten Entzündungen der Nasennebenhöhlen ein ausgiebiges und dankbares Feld für die Behandlung mit Wärmelampen. Die Bestrahlungen müssen bis zu einer Stunde ausgedehnt und können mehrmals täglich ausgeführt werden. Dabei sind etwa vorhandene Zelluloidkämme zu entfernen und die Augen mit Stoffstreifen vor Blendung zu schützen.

Zahn- und Munderkrankungen. Für zahnärztliche Zwecke wurde von Kieffer der Lokalisationstubus der Solluxlampe (S. 145) angegeben. Doch kann man auch mit dem kleinen konischen Reflektoransatz der großen Solluxlampe oder auch mit anderen kleinen Wärmelampen gut das Auslangen finden. Eine häufige Möglichkeit für Solluxlampenbestrahlungen bieten die Schmerzen bei Periodonitis und Periostitis, gegen welche man ja seit jeher Wärme verwendete. Warnen möchten wir jedoch vor Bestrahlungen hoch akuter Zustände, da bei diesen der Schmerz sich dadurch sogar erhöhen kann. In solchen Fällen leisten feuchtwarme Umschläge das Beste. Auch Nachschmerzen nach Extraktionen oder Wurzelspitzenresektionen werden, wie Blessing und H. Müller angeben, gut beeinflußt. Weitere Anzeigen erblickt H. Müller bei Arsennachschmerzen, Dentitio difficilis, Gingivitis und Stomatitis.

Bücher über Lichtbehandlung und Lichtbiologie.

BACH, H.: Anleitung und Indikationen für die Bestrahlung mit der Quarzlampe „Künstliche Höhensonne". Mit Berücksichtigung der leuchtenden Wärmestrahlen, 22.—23. Aufl. Leipzig: Curt Kabitzsch 1930.

GUTHMANN, H.: Physikalische Grundlagen der Lichttherapie. Strahlenther. 10, Sonder-Bd. Berlin u. Wien: Urban & Schwarzenberg 1927.

HAUSMANN, W.: Grundzüge der Lichtbiologie und Lichtpathologie. Strahlenther. 8, Sonder-Bd. Berlin u. Wien: Urban & Schwarzenberg 1923.

HAUSMANN, W. u. H. HAXTHAUSEN: Die Lichterkrankungen der Haut. Strahlenther. 11, Sonder-Bd. Berlin u. Wien: Urban & Schwarzenberg 1929.

HAUSMANN, W. u. R. VOLK: Handbuch der Lichttherapie. Wien: Julius Springer 1927.

JESIONEK, A.: Lichtbiologie (aus: Die Wissenschaft). Braunschweig: Friedr. Vieweg & Sohn 1910.

KOEPPE, L.: Die Diathermie und Lichtbehandlung des Auges. Leipzig: F. C. W. Vogel 1919.

LIEBESNY, P.: Diathermie und künstliche Höhensonne (aus: Bücher der ärztlichen Praxis). Wien u. Berlin: Julius Springer 1929.

MALTEN, H.: Die Lichttherapie. München: J. F. Bergmann 1926.

PINCUSSEN, L.: Photobiologie. Leipzig: Georg Thieme 1930.

ROST, G. A. u. PH. KELLER: Die Wirkungen des Lichtes auf die gesunde und kranke Haut. Handbuch der Haut- und Geschlechtskrankheiten, herausgeg. von J. JADASSOHN, Bd. 5, II. Teil. Berlin: Julius Springer 1929. (Als Einzelwerk nicht im Buchhandel.)

RUDNITZKY, N. M.: Die Quarzlampe und ihre Heilanwendung (russ.). Leningrad: Medicina 1924.

RUSSEL, E. H. u. W. KERR: Ultra-violet Radiation and Actinotherapy. Edinburg: E. u. S. Livingstone 1928.

SAIDMAN, J.: Les rayons ultraviolets en thérapeutique, 2. Aufl. Paris: Gaston Doin & Cie. 1928.

SCHMIDT, H. E.: Kompendium der Lichtbehandlung, 3. Aufl. Herausgeg. von O. STRAUSS. Leipzig: Georg Thieme 1921.

STÜMPKE, G.: Die medizinische Quarzlampe und Höhensonne, 3. Aufl. Berlin: Hermann Meußer 1922.

THEDERING, F.: Das Quarzlicht und seine Anwendung in der Medizin, 7. Aufl. Oldenburg: Gerhard Stalling 1930.

WAGNER, K.: Die künstliche Höhensonne (Quarzlampe) in der Medizin, 2. Aufl. Graz: Deutsche Vereinsdruckerei u. Verlagsanstalt 1917.

Namen- und Sachverzeichnis.